Klein · Schlag · Stelzner · Sterk

Rektumkarzinom

Rektumkarzinom

Interdisziplinäre Diagnostik und Therapie

P. Klein, P. M. Schlag, F. Stelzner, P. Sterk

unter Mitarbeit von
S. Koswig, A. Kretzschmar
und W. Slisow

mit 136 Abbildungen

URBAN & FISCHER
München • Jena

Zuschriften und Kritik an:
Elsevier GmbH, Urban & Fischer Verlag, Dr. med Aleksandra Klevinghaus, Lekorat Medizin, Karlstraße 45, 80333 München

Wichtiger Hinweis für den Benutzer
Die Erkenntnisse in der Medizin unterliegen laufendem Wandel durch Forschung und klinische Erfahrungen. Herausgeber und Autoren dieses Werkes haben große Sorgfalt darauf verwendet, dass die in diesem Werk gemachten therapeutischen Angaben (insbesondere hinsichtlich Indikation, Dosierung und unerwünschten Wirkungen) dem derzeitigen Wissensstand entsprechen. Das entbindet den Nutzer dieses Werkes aber nicht von der Verpflichtung, anhand der Beipackzettel zu verschreibender Präparate zu überprüfen, ob die dort gemachten Angaben von denen in diesem Buch abweichen und seine Verordnung in eigener Verantwortung zu treffen.
Wie allgemein üblich wurden Warenzeichen bzw. Namen (z.B. bei Pharmapräparaten) nicht besonders gekennzeichnet.

Bibliografische Information Der Deutschen Bibliothek
Die Deutsche Bibliothek verzeichnet diese Publikation in der Deutschen Nationalbibliografie; detaillierte bibliografische Daten sind im Internet über http://dnb.ddb.de abrufbar.

1. Auflage September 2003

Der Urban & Fischer Verlag ist ein Imprint der Elsevier GmbH.

04 05 06 07 08 5 4 3 2 1

Planung und Lektorat: Dr. med Aleksandra Klevinghaus, München
Redaktion: Ulrike Bayerl, München
Herstellung: Dietmar Radünz, München
Zeichnungen: Anneli Nau, München
Satz und Reproduktion: MedienProfis GmbH, Leipzig
Druck und Bindung: Bosch-Druck GmbH, Landshut
Umschlaggestaltung: Spiesz-Design, Neu-Ulm
Titelbild: Dr. med. Thomas Leibecke, Lübeck
Printed in Germany
ISBN 3-437-22760-2

Geleitwort

Der rasante wissenschaftliche und technische Fortschritt in der letzten Dekade, das bessere Verständnis für Anatomie, Physiologie und die Embryologie des Kolorektum haben unser Verständnis und unseren Blick auf das Rektumkarzinom und seine Folgen verändert. Die Medizin allgemein sieht sich darüber hinaus konfrontiert mit neuen Denkschemata, die ihr von außen aufgeprägt werden und die administrative und wirtschaftliche Überlegungen mit einem überwältigenden Gewicht versehen. Vor diesem Hintergrund der Ökonomie und geänderter Abrechnungssysteme wird es mehr und mehr notwendig sein, in Dimensionen von clinical pathways zu denken. Der Patient darf nicht länger fächerspezifisch gesehen werden. Sein Leiden muss sich einordnen in eine fächerübergreifende Gesamtsicht. Der Patient erwartet mit Recht eine auf seinen Fall abgestimmte Strategie in Diagnostik, Therapie, Nachsorge und unter Umständen auch Palliation. Er erwartet eine wissensbasierte Behandlung. Dieser Forderung wird das vorliegende Werk in besonderer Weise gerecht. Hervorragende Experten aus verschiedenen Fachdisziplinen entwerfen eine Gesamtsicht des Problems „Rektumkarzinom" und erlauben es dem Leser, logisch gegliedert von den anatomischen und physiologischen Grundlagen der chirurgischen Therapie über Epidemiologie und Diagnostik bis hin zur chirurgischen Therapie und der adjuvanten bzw. neoadjuvanten Therapie das Wissen auf den neuesten Stand zu bringen. Dabei werden auch Verfahren erwähnt und evaluiert, die sich derzeit noch in Entwicklung befinden.

Lübeck im September 2003 — Prof. Dr. H. P. Bruch

Vorwort

Je schwieriger sich ein Problem wegen der Komplexität der Fakten darstellt, desto nahe liegender ist dessen Aufarbeitung durch ein Team. Entsprechend werden mit der nötigen Gewichtung die Besonderheiten des Rektumkarzinoms von einem interdisziplinären Autorenteam erläutert. Basierend auf der exakten Beschreibung der Morphologie wird mit besonderer Betonung auf interdisziplinäres Planen und Handeln die Diagnostik und Behandlung dieser Tumorerkrankung dargelegt. Die Orientierung an evaluierten Befunden erlaubt Aussagen für praktikable Therapieempfehlungen.

Das vorliegende Ergebnis wäre nicht erreicht worden, wenn nicht ein hohes Maß an Verständnis und Wille zur Zusammenarbeit unter den Autoren in dankenswerter Weise vorhanden gewesen wäre.

Dem Verlag sei gedankt für die hervorragende Ausstattung des Buches. Spezieller Dank gebührt dem die Arbeit immer fördernden Lektorat, für die gezeigte Hilfsbereitschaft und die (nicht immer leichte) Koordination der Bemühungen aller.

Die Verfasser

Ravensburg,
Berlin,
Bonn und
Kempten im September 2003

Inhaltsverzeichnis

Geleitwort V
Vorwort VII
Verfasser- und Autorenverzeichnis XV
Abbildungsnachweis XVI

1 Embryologie, Anatomie und Physiologie von Anorektum und Kolon 1

F. Stelzner

1.1 Embryologie, vergleichende Anatomie und Genetik 1
1.1.1 Der Analkanal und das Rektum 3
Der Analkanal 3
Das Rektum 3
1.1.2 Allgemeines zur vergleichenden Anatomie und Genetik des anorektalen Kontinenzorgans 4
1.1.3 Die Entwicklung der Hüllfaszien der Bauchhöhle und der Grenzlamellen des Mastdarms 7
1.1.4 Die Entwicklung der Blutgefäße 7
1.1.5 Die Entwicklung und die Evolutionsbiologie der Lymphgefäße 8
1.1.6 Die Entwicklung des Nervensystems 9
1.1.7 Die Anatomie des anorektalen Kontinenzorgans 11
Anus 11
Der Musculus sphincter ani internus 12
Der Musculus sphincter ani externus 14
Der Musculus puborectalis und die übrigen Levatormuskeln 16
Das Corpus cavernosum recti 19
Das Rektum 19
Die Faszien der Beckenregion 20
Die Adventitia recti oder die Grenzlamellen des Mastdarms beim Erwachsenen 23
1.1.8 Das Blutgefäßsystem des anorektalen Kontinenzorgans 28
1.1.9 Die Nervenversorgung des anorektalen Kontinenzorgans 34

1.2 Das Lymphgefäßsystem 36
1.2.1 Das Lymphgefäßsystem des Rektums, des Anus und des Colon pelvinum 38
Rektum 38
Analregion 40
Kolon 41

1.3 Die Funktion des anorektalen Kontinenzorgans 42

1.4 Gibt es eine Problematik der totalen mesorektalen Exzision (TME)? 46

2 Epidemiologie, präoperative Diagnosik und Kontrolle des operierten Mastdarms 51

P. Sterk

2.1 Epidemiologie 51

2.2 Risikofaktoren 52
2.2.1 Exogene Faktoren 52
Ernährungs- und Umweltfaktoren 52
Erworbene Prädisposition 52
2.2.2 Endogene Faktoren 52
Kolorektale Adenome 52
Chronisch entzündliche Darmerkrankungen 52
Positive Familienanamnese 52

2.3 Ätiologie 52
2.3.1 Hereditäre Karzinome 53
FAP (Familiäre adenomatöse Polyposis) 53
HNPCC 53
2.3.2 Sporadische Karzinome 54
2.3.3 Flache Adenome 55
2.3.4 De-novo-Karzinome – Frühkarzinome 55
2.3.5 Metastasen 55

2.4 Histopathologie 56
2.4.1 Tumor-Typisierung 56
Makroskopische Einteilung 56
Mikroskopische Einteilung 56
Tumor-Grading 56
2.4.2 Tumor-Staging 57

2.5 Tumor-Prävention 59
2.5.1 Primärprävention 59
2.5.2 Sekundärprävention 59
2.5.3 Tumor-Screening 60
Test auf okkultes Blut im Stuhl 60
Rekto-Sigmoidoskopie 60
Koloskopie 60
Kolon-Kontrasteinlauf 61

2.5.4 Risikogruppen 61
Screening bei Risikogruppen 61

2.6 Präoperative Diagnostik 62
2.6.1 Anamnese und körperliche Untersuchung 62
2.6.2 Untersuchungen zur Kontinenzprüfung 63
Digital rektale Untersuchung 63
Anorektale Manometrie
Untersuchungen zur Kontinenzprüfung 63
Einlauf 64

2.7 Endoskopische Verfahren 64
2.7.1 Rekto-Sigmoidoskopie 64
Biopsie des Primärtumors 64
2.7.2 Koloskopie 64
Makroskopische Diagnostik 65
2.7.3 Bildgebende Techniken 65
Sonographie des Abdomens 65
Endosonographie 65
Kolon-Endosonographie 66
Röntgen-Thorax 66
Kolon-Kontrasteinlauf 66
Virtuelle Koloskopie 68
Computertomographie (CT) 68
Magnet-Resonanz-Tomographie (MRT) 69
RIGS (Radio-Immuno-Guided Surgery) 70

2.8 Tumormarker 71

2.9 Ergänzende Untersuchungen 72

2.10 Pathohistologische Untersuchung 72
2.10.1 Postoperative, pathohistologische Diagnostik 72
2.10.2 Makroskopische Beurteilung der TME-Präparate 72
2.10.3 Tuschemarkierung des Mesorektums 73
2.10.4 Präparatangiographie 73

2.11 Postoperative Funktionsstörungen 74
2.11.1 Defäkationsstörungen 74
2.11.2 Urogenitale Funktionsstörungen 74

2.12 Tumornachsorge 76

2.13 Rezidivdiagnostik 76
2.13.1 Basisdiagnostik 78
2.13.2 Endoskopische Verfahren 78
Rekto-Sigmoidoskopie 79

2.13.3 Bildgebende Techniken 79
Abdominelle Sonographie 79
Computertomographie 80
Magnet-Resonanz-Tomographie 81
Positronen-Emissions-Tomographie 82
2.13.4 Immunszintigraphie 87

2.14 Therapie der Metastasen 89
2.14.1 Lebermetastasen 89
2.14.2 Lungenmetastasen 89

2.15 Prognose und Fünfjahresüberleben 90

3 Chirurgische Therapie 93

P. Klein

3.1 Einleitung 93

3.2 Resektion am Rektum 93

3.3 Operationen mit Erhaltung des Kontinenzorgans 94
3.3.1 Anteriore Resektion 94
Prognose des Rektumkarzinoms 96
Darmvorbereitung vor Dickdarmeingriffen 97
Empfehlungen zur Operationstaktik 98
Die ultratiefe Anastomose (kolo-anal, kolo-pouch-anal) 107
3.3.2 Rektumtumor als Notfall 108

3.4 Operation mit dauerhaftem Verlust des Kontinenzorgans 110
3.4.1 Die perineale Mobilisation 113
3.4.2 Der übergewichtige Patient mit Rektumkarzinom 115

3.5 Anus-praeter-Anlagen 116
3.5.1 Temporär am Querkolon 116
3.5.2 Temporär am terminalen Ileum (Loop-Ileostomie) 118
3.5.3 Temporär am Zökalpol (Zökostomie) 118
3.5.4 Permanent nach Hartmann 120

3.6 Anastomosenprotektion ohne Anus praeter 120
3.6.1 Perioperative Maßnahmen 120
3.6.2 Intraoperative Maßnahmen zur sicheren Anastomosenheilung 121
Allgemeine Operationstaktik 121

Transanale Drainage 121
Gestielter Peritoneallappen 122
3.6.3 Postoperative Maßnahmen 125

3.7 Spezielle Operationsverfahren 126
3.7.1 Lokale Tumorexzision (W. Slisow) 126
3.7.2 Minimal invasive laparoskopische Operationen (W. Slisow) 130
3.7.3 Operativer Sphinkterersatz 133
3.7.4 Laterale (iliakale) Lymphadenektomie 134

3.8 Operation des lokalen Rektumkarzinom-Rezidivs 134
3.8.1 Die Positronen-Emissions-Tomographie (PET) 135

3.9 Zusammenfassung intra- und postoperativer Komplikationen bei Rektumoperationen 138
3.9.1 Intraoperative Komplikationen 138
3.9.2 Postoperative Komplikationen 139
3.9.3 Urologisch-andrologische Komplikationen 141

3.10 Zusammenfassung 143

3.11 Ausblick 144

4 Adjuvante und neoadjuvante Therapie 149

S. Koswig, A. Kretzschmar, P. M. Schlag

4.1 Hintergrund 149

4.2 Der Stellenwert von Radiosensitizern in der adjuvanten Strahlentherapie des Rektumkarzinoms 151

4.3 Einzelne adjuvante Therapiemodalitäten 152
4.3.1 Adjuvante postoperative Strahlentherapie 152
4.3.2 Postoperative adjuvante Chemotherapie 154
4.3.3 Postoperative simultane Radiochemotherapie 154

4.4 Vorteil von 5-Fluorouracil als Infusion im Vergleich zur Bolusapplikation 157
4.4.1 Infusions-FU – außerhalb der Strahlentherapiephase 157
4.4.2 Dauer der Chemotherapie, Modulation von 5-FU und andere Zytostatika 159

4.5 Zeitliche Einordnung der Bestrahlung 160

4.6 Adjuvante Radiotherapie nach lokaler Tumorexzision 160

4.7 Additive Therapie nach R-1-Resektion 161

4.8 Neoadjuvante und präoperative Therapiestrategien 162
4.8.1 Neoadjuvante oder präoperative Therapie 162
4.8.2 Fraktionierungsregimes der präoperativen Therapie 162
4.8.3 Präoperative Strahlentherapie 162

4.9 Präoperative oder adjuvante Strahlentherapie 165

4.10 Durchführung und Nebenwirkung der Strahlentherapie 167
4.10.1 Durchführung der Strahlentherapie 167
4.10.2 Nebenwirkung der Strahlentherapie 169

4.11 Durchführung der Chemotherapie und Nebenwirkungen 170

5 Lokal inoperables Rektumkarzinom und metastasierte beziehungsweise rezidivierte Erkrankung 175

A. Kretzschmar, S. Koswig, P. M. Schlag

5.1 Einleitung 175

5.2 Behandlung inoperabler Rektumkarzinome 176
5.2.1 Definitive Therapie von medizinisch inoperablen Patienten 176
5.2.2 Behandlung von Patienten mit lokal inoperablen Rektumkarzinomen 176

5.3 Behandlung von Patienten mit Lokalrezidiv 177

5.4 Stellenwert der Strahlentherapie bei lokoregionärem Rektumkarzinom-Rezidiv 178

5.5 Kurativer Ansatz im Stadium der Metastasierung 180

5.6 Palliative Behandlung im Stadium der Metastasierung 184

Verfasser- und Autorenverzeichnis

Prof. Dr. med. Peter Klein
Chefarzt i. R. der Abt. für Allgemein- und Viszeralchirurgie
Oberschwabenklinik gGmbH Ravensburg
St. Elisabeth Krankenhaus
88191 Ravensburg

Prof. Dr. med. Dr. h.c. Peter M. Schlag
Klinik für Chirurgie und Chirurgische Onkologie
Charité, Universitätsmedizin Berlin
Campus Berlin-Buch
Robert-Rössle-Klinik im HELIOS Klinikum Berlin
Lindenberger Weg 80
13122 Berlin

Prof. Dr. med. Dr. h.c. mult. Friedrich Stelzner
em. Direktor der Chirurgischen Universitätsklinik
Rheinische Friedrich-Wilhelms-Universität Bonn
Sigmund-Freud-Str. 25
53127 Bonn / Venusberg

Priv.-Doz. Dr. med. Peter Sterk
Chefarzt der Allgemein-, Viszeral-, und Gefäßchirurgie
mit Departement Kinderchirurgie
am Klinikum Kempten-Oberallgäu
Akademisches Lehrkrankenhaus der Universität Ulm
Robert-Weixler-Straße 50
87439 Kempten

Dr. med. Stephan Koswig
Bereich Strahlentherapie der Robert-Rössle-Klinik im Helios Klinikum Berlin
Charité, Universitätsmedizin Berlin
Lindenberger Weg 80
13122 Berlin

Dr. med. Albrecht Kretzschmar
Klinik für Hämatologie, Onkologie und Tumorimmunologie
Charité, Universitätsmedizin Berlin
Campus Berlin-Buch
Robert-Rössle-Klinik im Helios Klinikum Berlin
Lindenberger Weg 80
13122 Berlin

Dr. med. Wasilij Slisow
Klinik für Chirurgie und Chirurgische Onkologie
Charité, Universitätsmedizin Berlin
Campus Berlin-Buch
Robert-Rössle-Klinik im Helios Klinikum Berlin
Lindenberger Weg 80
13122 Berlin

Abbildungsnachweis

Abb. 2-1 bis 2-3, 2-14 und 2-15
Dr. med. Martin Kraus, Klinik für Chirurgie, Universitätsklinikum Schleswig-Holstein, Campus Lübeck, Ratzeburger Allee 160, 23538 Lübeck

Abb. 2-4 bis 2-8, 2-16 bis 2-21, 2-29 und 2-30
Dr. med. Thomas Leibecke, Institut für Radiologie, Universitätsklinikum Schleswig-Holstein, Campus Lübeck, Ratzeburger Allee 160, 23538 Lübeck

Abb. 2-9, 2-22 bis 2-28
Prof. Dr. med. Manfred Bähre, Klinik für Strahlentherapie und Nuklearmedizin, Universitätsklinikum Schleswig-Holstein, Campus Lübeck, Ratzeburger Allee 160, 23538 Lübeck

Abb. 2-12 und 2-13
Dr. med. Thomas Opitz, Abtlg. Für Radiologie und Strahlentherapie, Oberschwabenklinik GmbH, Elisabethenstraße 15, 88212 Ravensburg

1

Embryologie, Anatomie und Physiologie von Anorektum und Kolon

F. Stelzner

Auch heute noch ist die Anatomie von Täuschungen, Irrtümern und fehlenden Untersuchungen bestimmter für die Klinik wichtiger Strukturen gekennzeichnet. In der Morphologie ist es ein Irrtum, zu meinen, nur das sei existent, was sich dem Auge unmittelbar offenbart. Nein, es existieren sehr wichtige Strukturen, die nur auf Umwegen, z. B. über Gewebsaufhellungen oder über die Funktion (PET) oder nur in situ (Histoacrylgroßschnitt) des Kadavers oder in situ am Lebenden (CT oder MR) erkannt und richtig bewertet werden können. Wir operieren oft noch unter falschen anatomischen Vorstellungen; wir operieren besser unter richtigen.
Die Evolutionsmorphologie lehrt uns, Neues zu entdecken, richtig zu sehen, es zu verstehen und zu werten [26, 29].

1.1 Embryologie, vergleichende Anatomie und Genetik

Die Metazoen (Vielzeller) haben zur Nahrungsaufnahme den Darm entwickelt. Wir unterscheiden den Kopfdarm und den Rumpfdarm. Das Entoderm schließt sich während der Entwicklung zu einem den ganzen Körper durchziehenden Rohr zusammen, von dem der größte Teil aller Verdauungsorgane abstammt. Nur am Anfang und am Ende bei den Abschlusssystemen beteiligen sich alle drei Keimblätter an der Entwicklung der Kontinenzorgane. Während das kraniopharyngeale sehr kompliziert ist, sehen wir das anorektale Kontinenzorgan einfacher gebaut.

Bis zu einem 4,2 mm langen menschlichen Embryo (5. Woche) ist im Proktodaealbereich noch eine Kloake entwickelt, die sich beim Mann und der Frau unterschiedlich differenziert (Abb. 1-1) [18, 23, 24]. Viele Tiergruppen, z. B. die Vögel, behalten diese Kloake, die auch wenigen primitiven Säugetieren, z. B. den weiblichen Beuteltieren, lebenslang eigen ist.

Das Rektum endet in diesen frühen Entwicklungsstadien durch die nach außen abgeschlossene Kloakenmembran blind (Abb. 1-1a). Zwischen den hinteren und vorderen Kloakenanteil schiebt sich in der 5. Entwicklungswoche das Septum urogenitale. Später bei Embryonen, die über 16 mm lang sind, degeneriert die Kloakenmembran, der Analkanal ist entstanden und die untere Kante des Urogenitalseptums wird zum primären Damm (Abb. 1-1b).

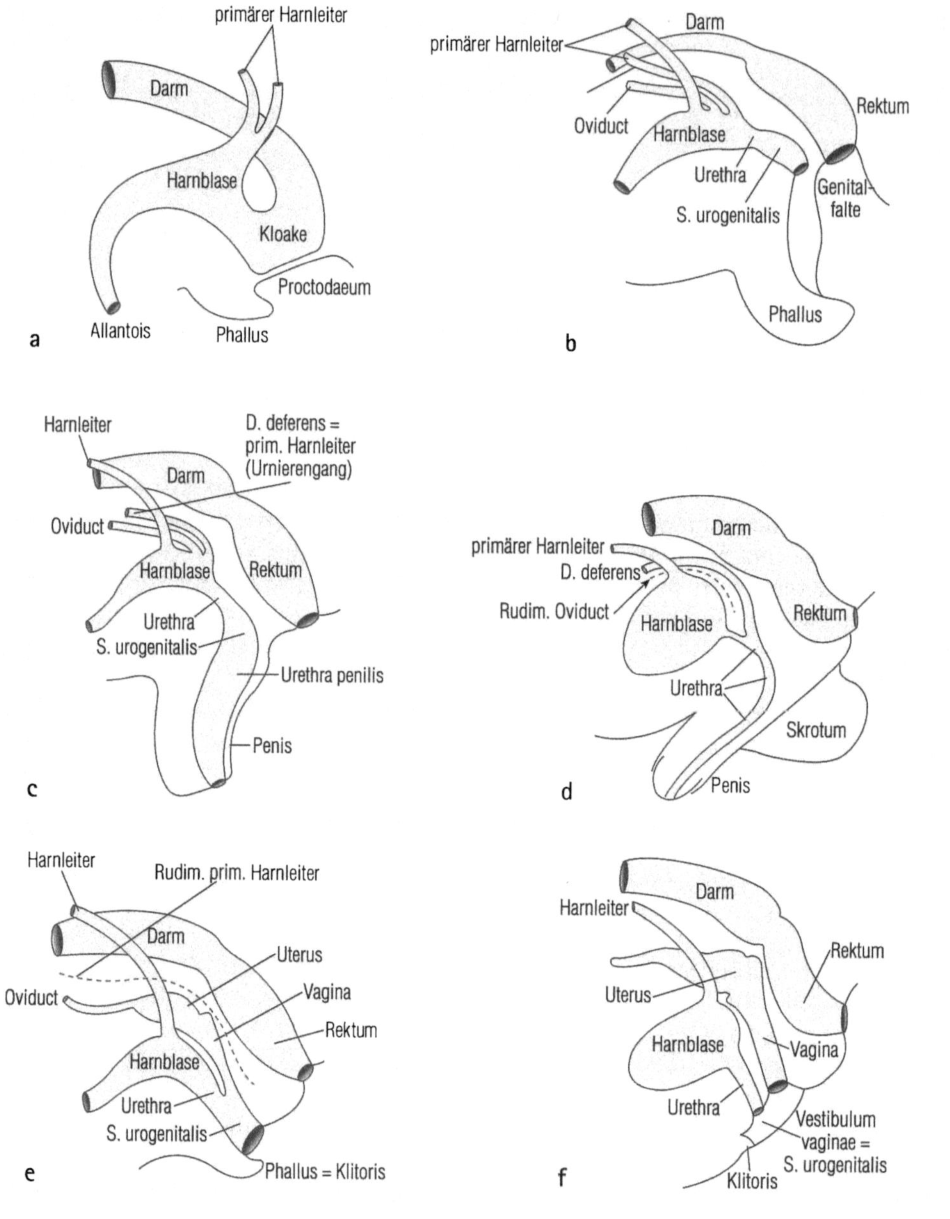

Abb. 1-1
Die Kloakenregion des Menschen (nach Romer).
a Sexuell indifferentes Stadium – ungeteilte Kloake.
b Das Urogenitalseptum ist heruntergewachsen und bildet den Damm. Es trennt Urogenital- und Proktodaealsystem. Die Kloakenmembran ist durchgerissen.
c Frühstadium der männlichen Entwicklung.
d Endstadium der männlichen Entwicklung.
e Frühstadium der weiblichen Entwicklung.
f Endstadium der weiblichen Entwicklung.

Die Differenzierung der männlichen Geschlechtsorgane geht, was die Masse betrifft, erheblich über den morphologischen Differenzierungsgrad des weiblichen Geschlechts hinaus. Das hat für die Leistung des Abschlusses des Mastdarms und sein Versagen wichtige Folgen, denn die Genitalmuskulatur und die Sphinktermuskulatur sind ein einheitliches Muskelsystem (Abb. 1-1c, d, e, f).

Zwischen einem weiblichen Embryo von 48 bis 76 mm Scheitellänge und zwischen einem männlichen Embryo von 52 bis 55 mm Scheitellänge ist diese unterschiedliche und zeitlich immer gegeneinander versetzte Entwicklung zugunsten des männlichen Geschlechts mit dessen äußeren prominenten Geschlechtsorganen und damit seines stärkeren mächtigen Kontinenzorgans zu beobachten.

Beim weiblichen Geschlecht ist ein Nachhinken aller Einzelteile des Kontinenzorgans zu sehen. Es bleibt immer das primitivere kloakenähnliche, muskulär schwächere und deshalb für Störungen viel anfälligere Abschlusssystem (Abb. 1-1) [26].

Vergleichend anatomisch kann man dieses Verhalten durch die ganze Tierreihe hindurch verfolgen, und praktisch hat das für die ärztlichen Korrekturmöglichkeiten bei Störungen oder für die Erhaltung des Kontinenzorgans nach Rektumresektionen in diesem Bereich beim Menschen eine wichtige Konsequenz.

Die meisten anorektalen Missbildungen ergeben sich aus einem abnorm entwickelten Anorektum bzw. der inkompletten Unterteilung des urogenitalen und anorektalen Abschnittes. Für die Pathogenese in dieser Region spielen manchmal schon Andeutungen oder nahezu unauffällige Varianten später im Verlauf des Lebens eine Rolle [18, 26].

1.1.1 Der Analkanal und das Rektum

1.1.1

Der Analkanal

Die oberen (inneren) zwei Drittel des Analkanals stammen vom Entoderm, vom Rektum ab, das äußere Drittel des Analkanals vom Ektoderm, das für die Auskleidung des Analkanals die außerordentlich sensible, dehnbare, trockene Analkanalhaut beisteuert, die unersetzlich ist, wenn sie einmal verlorengegangen sein sollte (s. Abb. 1-7).

An der Grenze von Ektoderm und Entoderm münden zwischen den Columnae rectales (unteren Längsfalten des Rektums) innerhalb der vom Analkanal gebildeten Analkrypten die Proktodaealdrüsen in das Rektumlumen. Sie sind die Quelle der meisten anorektalen Infekte. Im 5. Fetalmonat bilden sich genau an der Grenze der Proktodaealmembran diese Drüsen. In den oberen zwei Drittel des Analkanals ist unter der Schleimhaut ein Schwellkörper angelegt, der lange übersehen wurde. Als sehr mächtiges Corpus cavernosum recti ist es beim Menschen und bei den Primaten besonders auffällig ausgebildet. Dieses Gefäßareal vollendet erst den wasserdichten Abschluss des Analkanals zusammen mit den Sphinkteren (s. Abb. 1-3, 1-7) [12, 26].

Das Rektum

Der vom Entoderm abstammende Mastdarm agiert zwar nach Abschluss der Embryonalentwicklung als Teil des Darmrohrs, als Abschnitt des Dickdarms tatsächlich aber bleibt er teilweise eine Reminiszenz der Kloake. Vor allem sind die stabilen Querfalten, die wir auch bei den anderen Vertebraten sehr schön sehen können, kennzeichnend, ähnlich wie beim Menschen (Abb. 1-2). Bemerkenswert ist, dass das sehr weitlumige Rektum kranial an das sehr enge Colon pelvinum anschließt. Diesen gleichen Kalibersprung sehen wir schon bei den Tieren (z. B. dem Krokodil) (Abb.1-2).

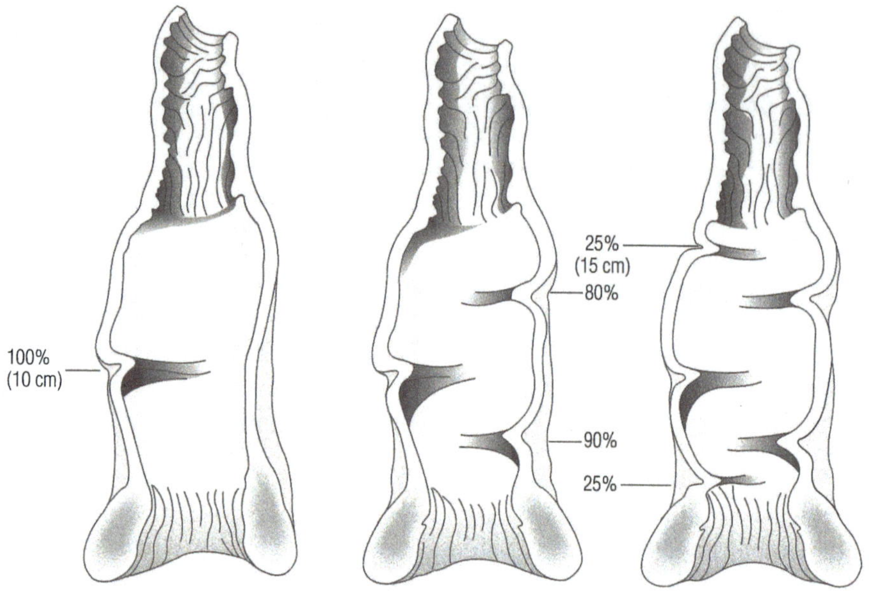

Abb. 1-2
Das Rektum als Kloakenreminiszenz mit den variablen, gewachsenen Querfalten (nach Hughes) [26]. Kalibersprung zum Rectum mobile bzw. Colon pelvinum.

Der Dickdarm des Menschen hat sein größtes Volumen an seinem Beginn, am Zoekum. Dann wird er nach kaudal hin immer enger und die engste Stelle ist das Colon pelvinum. Dann beginnt das sehr weite Rektum, ehedem die Kloakenpartie. Das untere Mastdarmviertel hat deshalb auch kein Mesenterium mehr. Es wird aber überwiegend von abdominal blutversorgt (Abb. 1-2, s. Abb. 1-3 und 1-4).

1.1.2

1.1.2 Allgemeines zur vergleichenden Anatomie und Genetik des anorektalen Kontinenzorgans

Das anorektale Kontinenzorgan ist ein Teil der Bauchhöhlenbegrenzung. Die Stammesgeschichte der Bauchhöhlenmuskulatur zeichnet sich in den Vertebratenreihen, schon von den Fischen ab durch eine erstaunliche Gleichförmigkeit aus. Es sind eigentlich immer alle beim Menschen bekannten flachen Bauchmuskeln angelegt, wenn auch formvariabel. Funktionell ist bedeutsam, dass die Bauchmuskulatur eine sogenannte Ruheaktivität nachweisen lässt und das Kontinenzorgan eine sogenannte natürliche Spontanaktivität, die in der permanenten Kontraktion des Sphincter ani internus und externus ihren Höhepunkt findet. Das gleiche Verhalten der Muskulatur, nämlich die natürliche Spontanaktivität, finden wir auch am craniopharyngealen Abschlusssystem. Nur Zu- und Ausgang des Organismus sind derartig abgesichert und werden durch Ansammlungen muskelsteuernder Ganglienzellen im zentralen Nervensystem in dieser Funktion gehalten. Die nachfolgenden Überlegungen haben auch für die Praxis eine grundlegende Bedeutung [26].

Die bilateral symmetrische Muskelanlage, wie am Bauch, finden wir auch am anorektalen Abschlusssystem im Bereich des Beckens. Diese somatische Muskelanlage ist aus der bilateral symmetrischen Schwanzmuskulatur hervorgegangen. Deshalb gibt es im Bereich des externen Sphinkterkomplexes eine rechte und eine linke bilateral symmetrische Anlage und ebenso beim Beckenboden. Der Sphincter ani internus und der Schwellkörper, dem viszeralen System zugehörig, sind singulär und asymmetrisch. Wir kommen bei der Besprechung der Kontinenzfunktion auf diese evolutionäre Betrachtung noch einmal zurück (s. 1.3, S. 43).

Der Mensch besteht aus einem somatischen und über weite Areale getrennt von ihm aus einem viszeralen Individuum. Somatisch ist der Mensch bilateral symmetrisch aufgebaut. Das somatische Individuum hat zwei Hirnhälften, ein bilateral symmetrisches zentrales Nervensystem, Muskelsystem, Skelettgefüge, Blutgefäß- und Lymphgefäßsystem. Es hat zwei Ohren, zwei Augen, zwei Arme, zwei Lungen, zwei Nieren, zwei Beine, zwei Genitalteile, zwei ableitende Urogenitalsysteme und eine ehemals doppelt angelegte Harnblase. Das viszerale Individuum dagegen wird von dem somatischen Individuum bis zum kleinen Becken hinunter von dorsal her eingehüllt. Bei ihm sind alle Organe singulär, nur in sich symmetrisch und sie liegen asymmetrisch.

Wir haben eine Leber, eine Milz, einen Magen, einen Darm, ein Rektum und mit völlig getrenntem, letztlich asymmetrisch entwickelten Blutkreislauf und Lymphgefäßsystem den Nebenschluss der singulären Pfortader mit ihren Ästen. Nur das Nervensystem macht diese ganz korrekte Teilung im viszeralen Menschen, vor allem in den Übergangszonen des kranialen und hier interessierenden kaudalen Abschlusssystems, nicht ganz mit. Es verbindet die viszeralen Teile integrierend bilateral symmetrisch.

Im Bereich des kleinen Beckens spielt diese Zweiteilung zwischen dem viszeralen Menschen, dem das Rektum zugehört, und dem somatischen Menschen, dem Urogenitalsystem, in der Praxis eine große Rolle. Wir können diese Teilung nicht sehen, wir können uns aber auf diese unterschiedliche Entwicklung bei der Planung einer Radikaloperation sicher verlassen; die Krankheiten respektieren diese unsichtbare Grenze (s. Abb. 1-12a) [26].

Schon in einem frühen Entwicklungsstadium bei einem $7^1/_2$ Wochen alten Embryo mit einer Steißscheitellänge von 22 mm hat der Darm nur noch ein dorsales, also einziges Mesenterium, und die Darmdrehung gegen den Uhrzeigersinn hat begonnen. Bis zur 10. Entwicklungswoche haben sich der Dünn- und Dickdarm differenziert, und das Zoekum steht noch im rechten Oberbauch. Zwischen dem 4. und 5. Entwicklungsmonat hat sich die Anheftung des Kolonrahmens vollendet, und die sehr individuellen fixierten oder freien Mesokolonpartien sind ausgebildet. Das Zoekum steht jetzt im rechten Unterbauch, wo es verbleibt.

Das dorsale Mesenterium bis zum Rektum, dessen unteres Viertel aussparend, ist ein früh entwickeltes Kennzeichen des Darmtraktes. Es gibt keine Ausnahmen oder irgendwelche Varianten. Für die Praxis einer Radikaloperation hat dies eine große Bedeutung (Abb. 1-3a, b, 1-4 a, b).

Der Magen und der Bulbus duodeni behalten zwei Mesenterien (s. Abb. 1-4a) [23, 26].

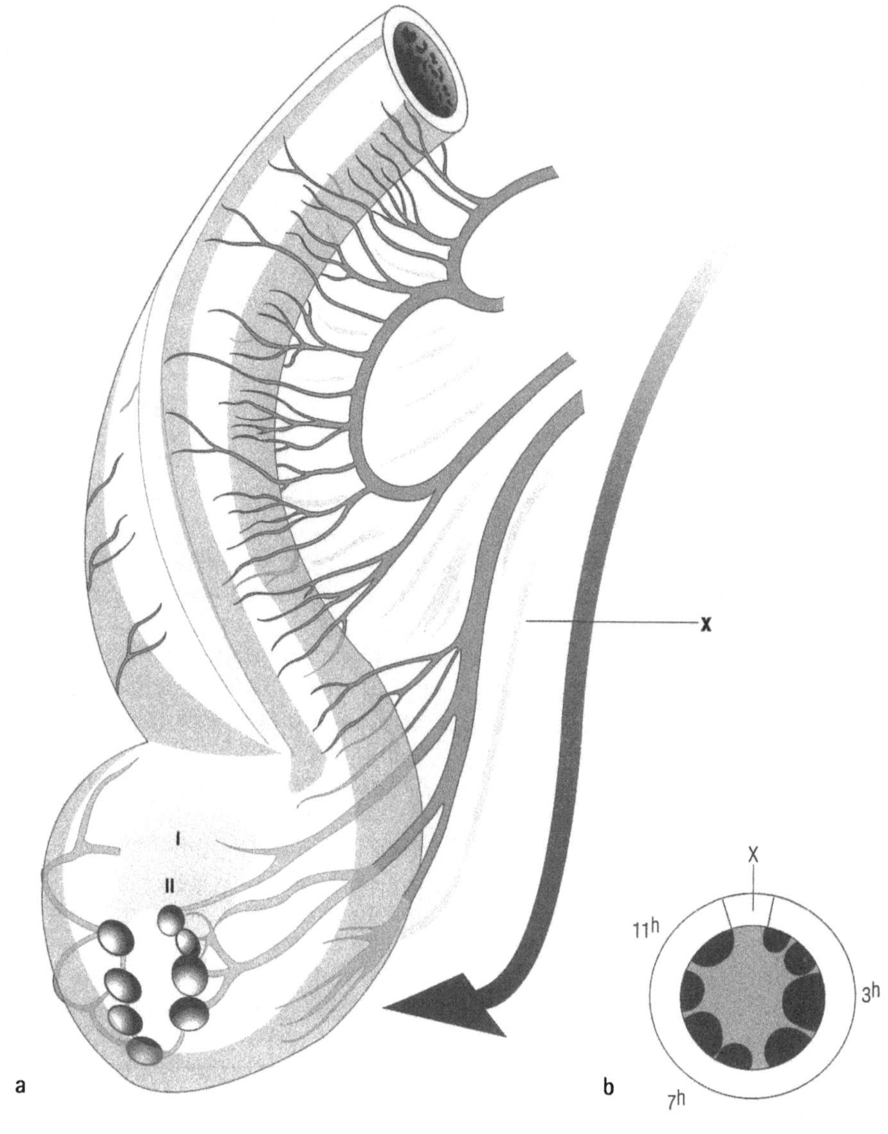

Abb. 1-3 a, b

a Das Mesorektum ist ein Teil des dorsalen Darmmesenteriums. Es endet im unteren Mastdarmviertel. Dort ziehen die Äste der A. rectalis superior **in der Darmwand**, um das Corpus cavernosum recti zu erigieren. Die Mastdarmvorderwand ist zusätzlich von den Aa. rectales mediae (I) und von den Aa. rectales inferiores (II) versorgt. Dieser Bezirk ist ein Reminiszenz an die ektodermale Kloake somatischer Abstammung. Seine Grenzen sind fließend und sehr variabel (s. Abb. 1-16). „X" bezeichnet die hintere Grenzlamelle des Rektums (s. Abb. 1-11 bis 1-14). Der Pfeil zeigt die Mobilisationsrichtung zur Entfernung des Mastdarms hinter der hinteren Grenzlamelle (s. Abb. 1-11, 1-12). Von den somatischen Arterien ist nur das Versorgungsfeld (I und II) gezeichnet.

b Verteilung der Schwellkörpersegmente im Analkanal, von anal gesehen. Bei „X" fehlt der Schwellkörper.

1.1.3 Die Entwicklung der Hüllfaszien der Bauchhöhle und der Grenzlamellen des Mastdarms (Adventitia recti)

Alle Faszien oder Hüllstrukturen entstehen während der Entwicklung des Organismus aus einer einheitlichen Mesenchymanlage zwischen dem Ektoderm und Entoderm durch Verdichtung und Aufspaltung des Bindegewebes, und das gilt auch für die Beckenregion [5, 6, 7, 26, 30].
Wir unterscheiden drei Haupt- oder Kardinalfaszien:

- Die äußere, die wir als subkutane bezeichnen können. Sie spaltet sich
  - in hauchdünne Lamellen auf und hüllt den Unterhautfettkörper und im
  - Bereich des Beckens z. B. die Ischiorektalgruben und die äußeren
  - Genitalorgane ein (Campers', Scarpa' und Colles'sche Faszie).
  - Bei der Frau mit ihren zarteren Genitalorganen und den schwächeren
  - Analsphinkteren fehlt ein ganzes Faszienkompartiment, die Buck'sche Faszie.
- Die mittlere, welche mit ihren Unterteilungen Bauch- und Rückenmuskulatur bedeckt und
- die innerste, die viszerale Faszie, oder Tunica adventitia, oder Fascia pelvis visceralis. Sie überzieht alle retroperitonealen und intraperitonealen Organe (Tunica subserosa). Ihre Faszienabsplitterungen, die Grenzlamellen, überziehen die Fettkörper im kleinen Becken an den extraperitonealen Intestinalorganen und so auch das Mesorektum. Sie verdämmern zur Bauchhöhle hin.

Besonders kompliziert ist die Entwicklung der Denonvilliers'schen Faszie, die sich im kleinen Becken zwischen dem somatischen und viszeralen Organismus hineinschiebt. Die Denonvilliers'sche Faszie ist eine Fusion von Grenzlamellen und einer Peritonealduplikatur (s. Abb. 1-14). Alle diese Faszien und ihre Abspaltungen sind in mehr oder weniger großer Ausdehnung von Fett unterfüttert und dadurch manchmal individuell unterschiedlich weit voneinander auseinandergedrängt. Diese Sonderung der einzelnen Faszienblätter kann man schon in den ersten Entwicklungswochen (6. und 7.) beobachten [8, 26, 31] (s. Abschnitt „Die Faszien der Beckenregion").

1.1.4 Die Entwicklung der Blutgefäße

Bei einem Embryo von 1,3 mm Länge mit 5 bis 6 Ursegmenten beginnen sich aus Blutinseln die Blutgefäße und ihr zentraler Motor, das Herz, zu entwickeln. Schon in diesen frühen Stadien sind die Ansätze von Darmarterien zu sehen. Bei einem Embryo von 15,5 mm Länge ist die singuläre A. mesenterica inferior zu bemerken, aus der die singuläre A. rectalis superior, das Hauptgefäß des Mastdarms, hervorgeht. Immer wieder sei betont, dass der Mastdarm, genau wie der Darm sonst, ein einziges dorsales Mesenterium besitzt und keine Verbindungen zum somatischen Menschen besitzt, bis auf einen winzigen Abschnitt im Bereich der Vorderwand als Erinnerung an die Kloake. Die Lehrbücher irren, wenn dort steht, dass der mittlere Abschnitt des Rektums von den Aa. rectales mediae und der kaudale von den Aa. rectales inferiores blutversorgt wird (s. Abb. 1-3 und 1-4). Schon beim Embryo sieht man, dass vor dem Beginn des Kloakenbereiches das Mesorektum endet. Die drei Äste der A. rectalis superior dringen im unteren Viertel in die Mastdarmwand ein, um den rektalen Schwellkörper aufzufüllen (s. Abb. 1-3).

Schon am 17 mm langen Embryo sind die Arterienverhältnisse wie am fertig entwickelten Individuum erreicht [14, 26, 28].

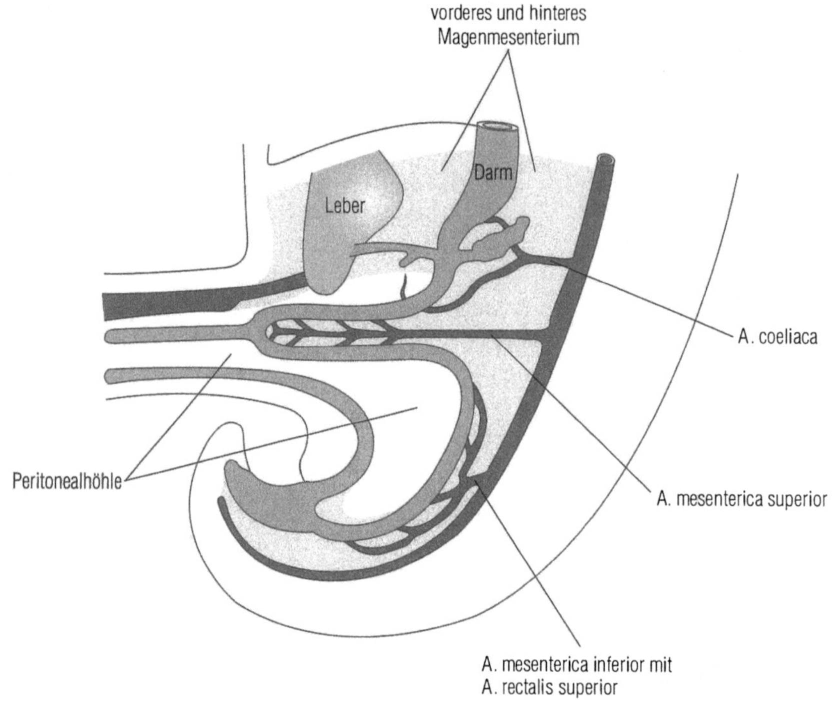

Abb. 1-4a

a Embryonale Arterienentwicklung im Abdomen (Ende der 5. Entwicklungswoche). Die Aa. mesentericae führen nur ein dorsales Mesenterium (s. Abb. 1-3). Es endet vor der Kloake (nach Moore).

Die Entwicklung des Pfortadersystems ist ein weiterer Beweis, dass der Mastdarm ein Abdominalorgan ist. Es drainiert auch das ganze Rektum, auch die Vorderwand mit den dort kaum bedeutsamen (somatisch) doppelt angelegten Venen [18, 26] (s. Abschnitt 1.1.8 „Das Blutgefäßsystem des anorektalen Kontinenzorgans“).

1.1.5

1.1.5 Die Entwicklung und die Evolutionsbiologie der Lymphgefäße

Ihre Entstehung ist mit den Blutgefäßen (Tab. 1-1) in der frühesten Embryonalzeit zu bemerken. Streng parallel mit den Blutgefäßen bildet sich bei einem 10 mm langen Embryo zuerst ein System von Lymphsäcken, wie sie bei vielen niederen Tieren, z. B. bei den Fröschen, lebenslang erhalten bleiben. Der retroperitoneale Lymphsack bei einem Embryo entspricht dem des viszeralen Individuums, und dieser schließt sich an die A. mesenterica inferior an (s. Abb. 1-4 und 1-5).

Die Beurteilung der Lymphgefäße ist sehr viel schwieriger als die der Blutgefäße, denn man kann sie während ihrer Entwicklung und ja selbst ausgebildet sehr schlecht sehen. Sie folgen aber auch ganz bestimmten topographischen Gesetzen, haben aber, wie wir nach unseren PET-Untersuchungen wissen, eigene, mit den Blutgefäßen nicht immer übereinstimmende Varianten. Lymphknoten erscheinen beim Menschen erst, wenn ein Embryo 30 bis 50 mm lang geworden ist. An den Lymphgefäßen entwickeln sich

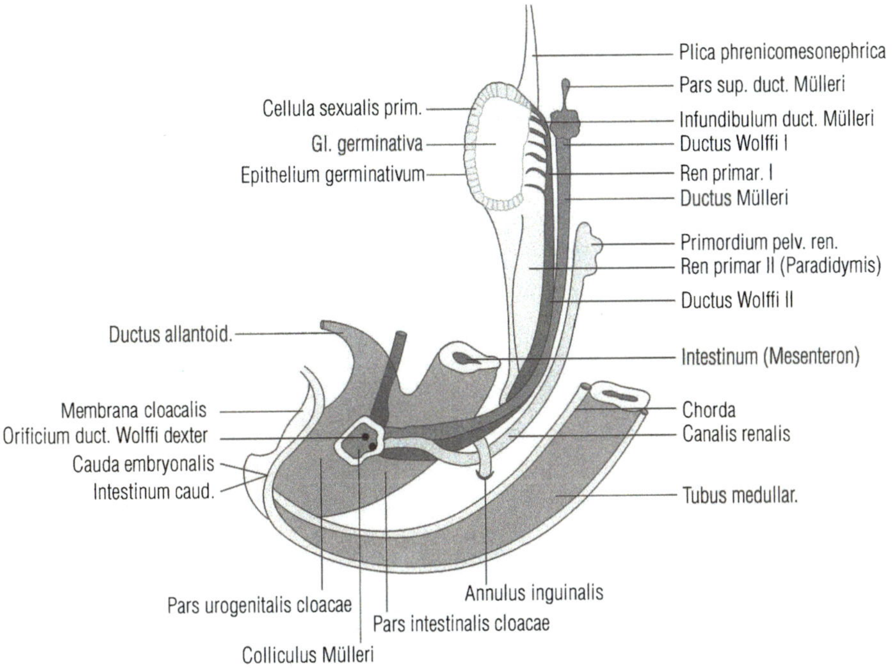

Abb. 1-4b
b Embryonalsitus vor der 9. Entwicklungswoche. Die Pars urogenitalis der entodermalen Kloake und die Pars intestinalis cloacae, an die das Rektum mit einem einzigen Mesenterium angeschlossen ist (s. Abb. 1-1) (nach Waldeyer).

sehr bald in der Peripherie dessen zahllose Bewegungselemente, die bei den Tieren als richtige Lymphherzen sogar makroskopisch zu sehen sind (Tab. 1-1). Eine Sonderung der somatischen von den viszeralen Lymphgefäßen ist eine vollkommene; wie bei den Blutgefäßen [15] (s. Abschnitt 1.2 „Das Lymphgefäßsystem").

1.1.6 Die Entwicklung des Nervensystems

Embryonal sehr früh erscheint beim Embryo das zentrale und das periphere Nervensystem. Schon in der 3. Woche wird das somatische Nervensystem bilateral symmetrisch angelegt. Das vegetative Nervensystem ist erst zu einem späteren Zeitpunkt zu beobachten, ab der 5. Woche, und dann teilt es sich in ein sympathisches und parasympathisches Geflecht, immer zuerst in Anlehnung an die Blutgefäße [18, 26, 28].

Das Nervensystem ist bei allen Vertebraten nach dem gleichen Muster entstanden, aber bei den einzelnen Spezies ist es von ungeheurer und unterschiedlicher Vielfalt. Im ganzen somatischen Individuum ist das zentrale und periphere Nervensystem bilateral symmetrisch entwickelt, auch an den hier uns interessierenden peripheren kaudalen Abschlusssytemen. Das vegetative Nervensystem ist an seinem Ursprung bilateral symmetrisch angelegt und durch seine Zuordnung zu den einzelnen Organen gekennzeichnet. Am viszeralen Menschen findet das vegetative Nervensystem an manchen Organen eine nicht parallele 1.1.6

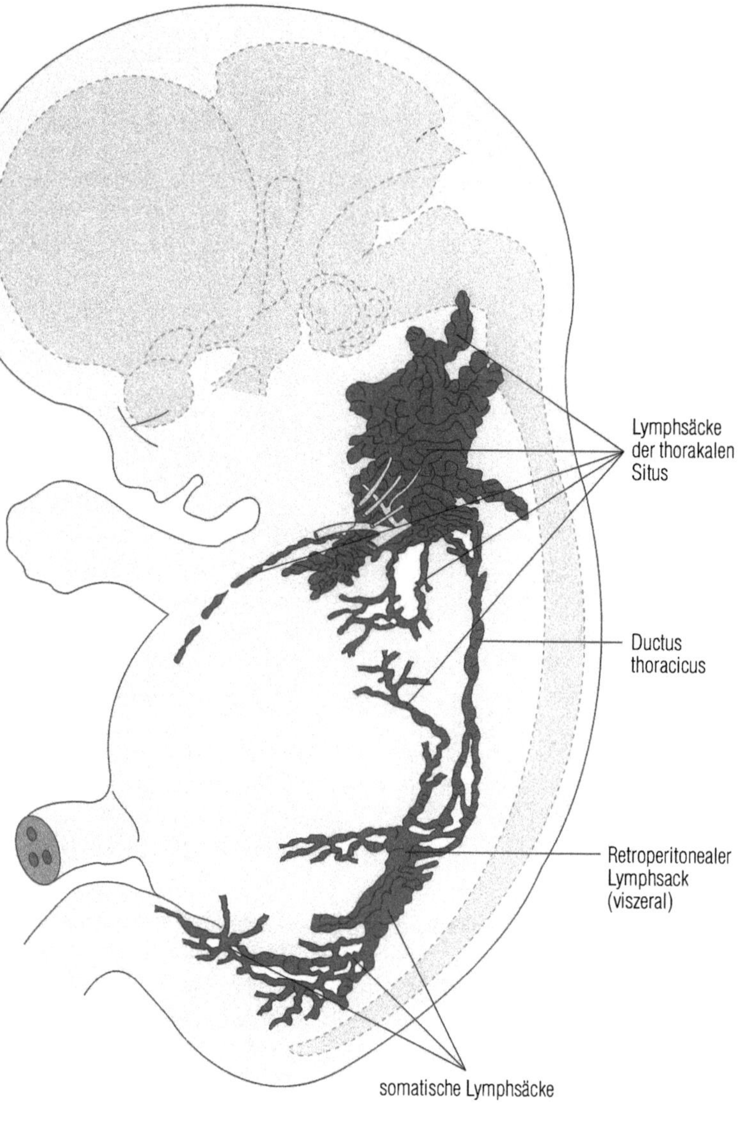

Abb. 1-5
Embryonale Lymphgefäßentwicklung: 8. Woche, 3 cm langer Keim (nach Gaudecker).

singuläre Entwicklung, aber an der Wurzel und im zentralen Nervenstamm oder im Hirnstamm oder im Rückenmark sind die Ursprünge doppelt rechts und links angelegt. Organe mit zwei Mesenterien, im Bereich des Intestinaltraktes nur der Magen, gibt es noch einen rechten und einen linken N. vagus, am Darmmesenterium aber nicht mehr. Am Rektum gibt es wieder eine doppelte vegetative Nervenversorgung. Die Sonderung des somatischen vom viszeralen Nervensystem ist auch im kleinen Becken eine vollkommene. Nur hinter der Urethra membranacea kommt es zu einer Vermischung der Nerven. Diese ist für den Operateur von Bedeutung [25, 26, 28] (s. Abschnitt 1.1.9 „Die Nervenversorgung des anorektalen Kontinenzorgans").

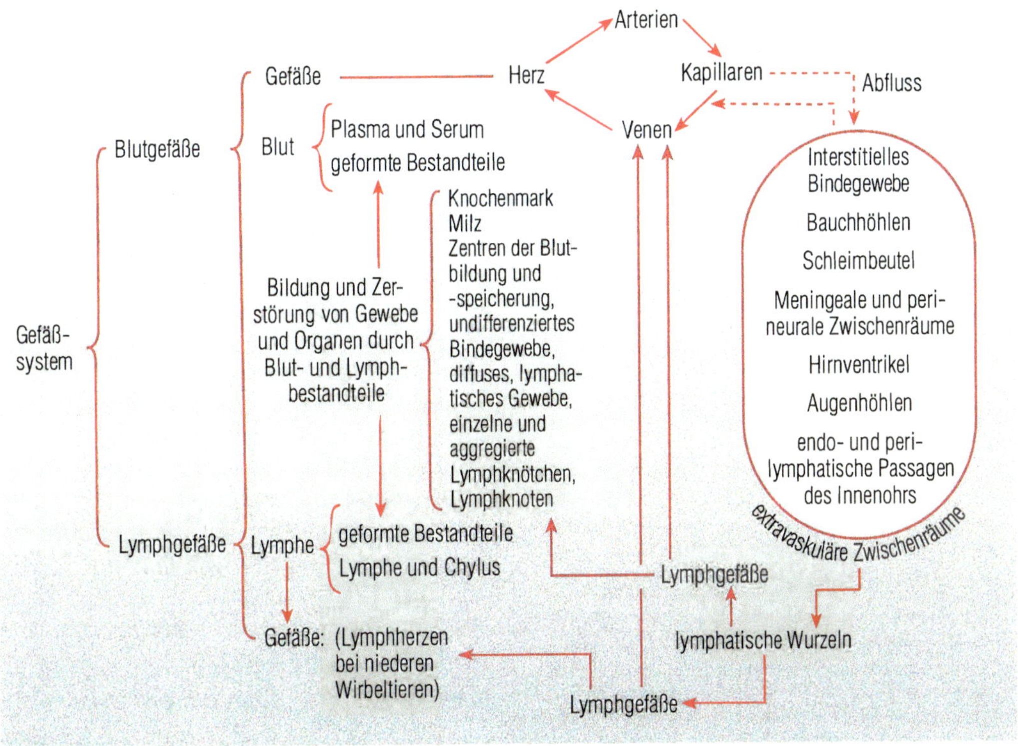

Tab. 1-1
Schema der Entwicklungsgeschichte über den Zusammenhang zwischen Blut- und Lymphgefäßsystem. [15]

1.1.7 Die Anatomie des anorektalen Kontinenzorgans

Alle 3 Keimblätter sind an seinem Aufbau beteiligt.
Das Kontinenzorgan bilden (Abb. 1-6):

- Der Anus oder After mit seiner spezialisierten dehnbaren, sehr sensiblen Analkanalhaut.
- Der Sphincter ani internus.
- Der Sphincter ani externus-Komplex.
- Der M. puborectalis mit der Levatormuskulatur.
- Das Corpus cavernosum recti.
- Das Rektum.

Anus

1.1.7

Der Anus oder After ist von einer trockenen, sehr dehnbaren, außerordentlich empfindlichen, plattenepitheltragenden Haut überzogen. Sie ist nicht verhornt und bekleidet das untere Analkanal-Drittel. Erst darüber beginnt im Analkanal die empfindungslose Mastdarmschleimhaut. Diese trockene Analkanalhaut ist im unteren Drittel mit dem Sphincter ani internus unverschieblich verwachsen, ohne dass dies ihre Dehnbarkeit beeinträchtigen würde. In dem Abschnitt, wo im Inneren des Analkanals diese sogenannte Proktodaealhaut endet und die Mastdarmschleimhaut beginnt, sind nach innen offene Hauttaschen

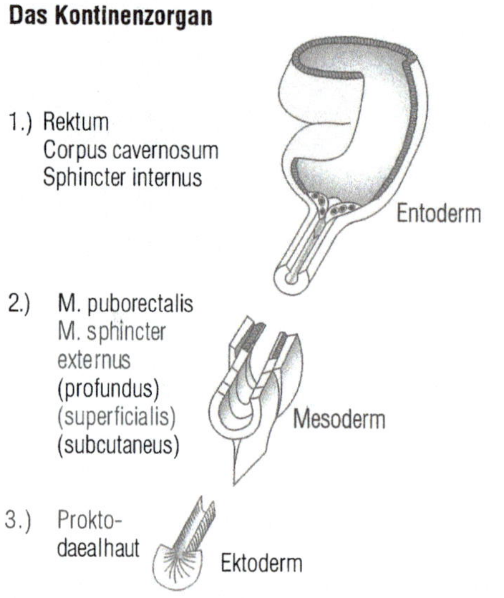

Abb. 1-6
Schema des anorektalen Kontinenzorgans
1 = viszeraler Teil (singulär)
2, 3 = somatischer Teil (doppelt). Hier gibt es einen bilateral-symmetrischen, rechten und linken Anteil.

aus dieser Analkanalhaut gebildet. Diese nennt man Analkrypten. Diese Taschen sind in einer mehr oder weniger horizontalen Linie angeordnet und man nennt sie Zona dentata oder Zona pectinata.

Die Analkrypten sind unterschiedlich tief angelegt, in ihrer Tiefe münden unterschiedlich mächtig entwickelte Drüsen, die sogenannten Proktodaealdrüsen. Die Proktodaealdrüsen sind ekkrine Drüsen; die Lymphozytenansammlungen um den Drüsenkörper könnten darauf hinweisen, dass sie am Immunitätsgeschehen beteiligt sind (Tonsillenstruktur) (Abb. 1-7).

Proktodaealdrüsen sind nur bei 75 % der Menschen nachweisbar, sie finden sich beim Mann häufiger als bei der Frau (1,4 : 1). Sie sind eine Erinnerung an die Stammesgeschichte [16, 26] und bei den Tieren in vielfältiger Ausbildung, u.a. auch im Bereich des craniopharyngealen Abschlusssystems entwickelt.

Als Ektodermabkömmlinge sind sie schon vor dem von kranial herunterwachsenden entodermalen Sphincter ani internus ausgebildet, den sie durchdringen können. Sie enden aber immer im Bereich des M. corrugator ani.

Die Proktodaealdrüsen sind zwar gleichmäßig um den Analkanal verteilt, aber besonders große sphinkterdurchbohrende Exemplare finden sich in der dorsalen Analkommissur und rechts und links der Medianlinie. Vorne (perineal) finden sich ebenfalls große Varianten, und zwar zwischen 12 und 1 Uhr, also links der Medianlinie. Dort kann man sie am häufigsten auffinden [16].

Diese Proktodaealdrüsen sind die Quelle der meisten perianalen Infekte und im Zuge deren Behandlung auch die Quelle manchen Kontinenzverlustes. Je nach Konstitution des Menschen ist der Analkanal 3 bis 6 cm lang, bei der Frau immer zarter als beim Mann.

Der Musculus sphincter ani internus

Dieser glatte Muskel steht im Mittelpunkt der Kontinenz. Er gehört zum viszeralen Menschen und ist durch seine ihm eigene natürliche Spontanaktivität in der Regel kontrahiert. Er wurde in seiner Bedeutung lange verkannt. 1966 haben wir nachgewiesen, dass ihm die für den ganzen Magen-Darm-Kanal typischen intramuralen Ganglienzellen – die Auerbach-Zellen – fehlen. Seit 1990 wissen wir durch besondere Untersuchungen von Mevis u. Mitarbeitern, dass sich in ihm ein weitmaschiges Nervenfasernetzwerk entwickelt hat mit winzigen und nur spärlichen kleinen Ganglienzellen, die ihn steuern. Nur in Häutchenpräparaten kann man sie finden. Beim Megakolon fehlen im Sphincter internus diese von Mevis u. Mitarbeitern nachgewiesenen Ganglienzellen ebenso wie die Auerbach-Zellen in einem mehr oder weniger großen Rektumabschnitt zwischen den

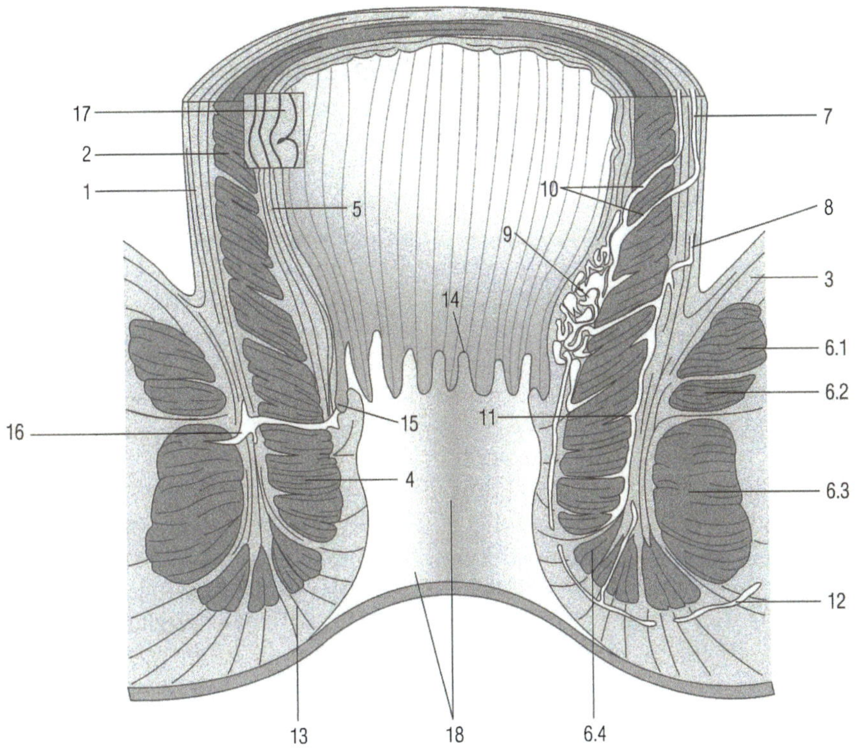

Abb. 1-7
Sagittalschnitt durch das anorektale Kontinenzorgan eines Mannes:
1 Rektumlängsmuskulatur
2 Rektumringmuskulatur
3 M. levator ani
4 M. shpincter ani internus
5 M. canalis ani
6.1 M. puborectalis
6.2 M. sphincter ani externus profundus
6.3 M. sphincter ani externus superficialis
6.4 M. sphincter ani externus subcutaneus
7 Zu- und abführende Gefäße des Schwellkörpers (intermuskulärer Verlauf)
8 Intermuskulär verlaufende Vv. rectales mediae
9 Schwammwerk des Corpus cavernosum recti
10 Transsphinktäre Hauptabflussgefäße des Schwellkörpers
11 Intersphinktäre Gefäßnetze
12 Abfluss zur V. rectalis inferior, vermutlich auch für das ausgeschöpfte, venöse Blut des nutritiven Kreislaufs des Schwellkörpers (Lierse 1989)
13 Fasern des M. corrugator ani, sich in der perianalen Haut verankernd
14 Columnae rectales
15 Analkrypte: Unterhalb dieser Zone ist die Analkanalhaut mit der Unterlage verwachsen.
16 Proktodaealdrüse
17 „Auf Vorrat" gefaltete Mastdarmschleimhaut
18 Trockene Analkanalhaut und perianale Haut.

Muskelfasern. Diese kleinen Ganglienzellen sind wahrscheinlich für die Öffnungsfähigkeit eines normalen Sphincter ani internus verantwortlich, denn in ihnen kann man NO nachweisen. In einem Hirschsprungfall, also beim Fehlen dieser kleinen Ganglienzellen und in mehr oder weniger großen Ausdehnungen auch der Auerbach-Zellen im Rektum und Kolon, gewinnt auch nach einer „erfolgreichen" Operation dieser dann teilresezierte ganglienzelllose Sphincter seine Öffnungsfähigkeit nie mehr, wie ein normaler, zurück (s. Abb. 1-7) [17, 26].

Dieser so wichtige innere Schließmuskel ist wie immer bei hoch komplizierten Organsystemen sehr reichlich angelegt, kann also zum Teil von kaudal her reseziert werden, aber ein Rest muss rundum, er ist nur von oben innerviert, unversehrt erhalten bleiben. Er ist die Grundlage des Dauerabschlusses und damit der Kontinenz.

Die Längsmuskulatur des Rektums setzt sich zwischen dem Sphincter ani internus und externus, als fortlaufende subkutan auseinanderstrebende Bündel bis in die perianale Haut hin fort. Von diesen in sich geschlossenen, die beiden Sphinkteren scheidenden Längsfasern zweigen aber schon im Bereich der Linea anorectalis Bündel ab, durchziehen den Sphincter ani internus und externus, und diese Längsfasern divergieren dann am Unterrand des Sphincter ani externus und unterteilen diesen unteren Abschnitt des äußeren Schließmuskels, nämlich die Pars cutanea in ca. 10 einzelne Teile. Dann verankern sich diese Bündel in der Cutis der perianalen Haut und bilden den M. corrugator ani (s. Abb. 7 und 1-19).

Seitliche Faserstränge gehen horizontal zwischen den Sphincter ani externus subcutaneus und superficialis ab, sie unterteilen als besondere Faszie (Fascia transversalis) die Ischiorektalgrube in ein ischiorektales und perianales Spatium mit unterschiedlicher Fettarchitektur. Sie sind für das unterschiedliche Erscheinungsbild der perianalen Infekte verantwortlich (s. Abb. 1-10).

Diese Längsmuskulatur des Rektums heißt im Sphincterorgan deshalb Musculus corrugator ani, weil sie die Analhaut runzelt, sie haben wohl nur eine passive Funktion(?). Beim Fetus kann man dort noch glatte Muskelfasern nachweisen. Durch die Aktion der externen Sphincteren ziehen diese Corrugatorfasern die Haut tamponierend in den äußeren Analkanal hinein und vollenden so die Kontinenz. Erschlaffen die Sphincteren und kontrahiert sich das Rektum, so eröffnet der M. corrugator den Analkanal [11, 13].

Absplitternde Fasern dieser Längsmuskulatur durchziehen den Sphincter ani internus und halten als M. submucosus ani auch den Schwellkörper fest [11, 16].

Wie jede integrale Organleistung ist auch die des inneren Schließmuskels im zentralen Nervensystem verankert, ihre Einbuße macht sich natürlich nur peripher bemerkbar (s. Abb. 1-19) [26].

Der Musculus sphincter ani externus

Er besteht aus drei morphologisch variabel unterscheidbaren Teilen. Der äußerste Sphincter ist eigentlich ein Hautmuskel wie das Platysma. Er ist ca. 15 mm breit und manchmal an beiden Rändern wie ein flach elastischer runder Ring unter der Haut zu tasten. Er ist nie so derb kontrahiert wie der innenliegende Sphincter ani internus. Ein tastender Finger fühlt zwischen diesen beiden Ringen eine deutliche Vertiefung. Dieser Sphincter ani externus subcutaneus wird von Bindegewebsfasern durchsetzt, die letztlich aus der Rektum-Längsmuskulatur kommen und den Muskel septierend in den Analkanal verankern, diese bei der Kontraktion der Sphincteren falten können und sie in den After tamponierend hineindrücken (Abb. 1-7 und 1-19). Auch die externen Sphinctermuskeln sind durch eine natürliche Spontanakti-

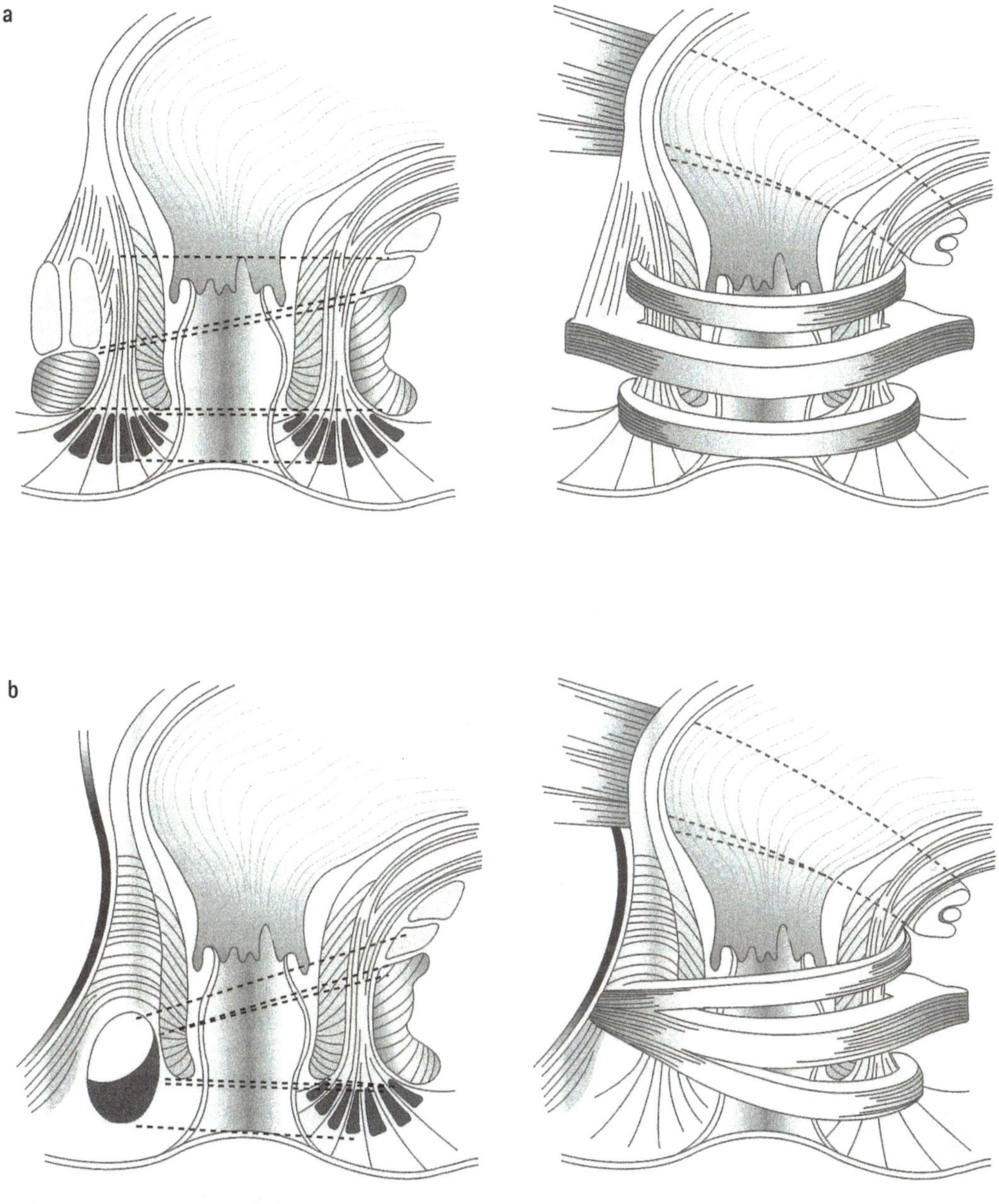

Abb. 1-8 a, b

a Schema des Sphincter ani externus beim Mann. Seine drei Abschnitte Sphincter subcutaneus (dunkelgrau), superficialis (gestreift), profundus (weiß) sind zusammen perineal und coccygeal gleich mächtig.

b Schema des Sphincter ani externus bei der Frau. Perineal ist der Muskelring nur halb so hoch wie coccygeal. Hier sind drei Sphinkterringe zu einem einzigen Muskelstrang verschmolzen. Der Sphincter ani internus der Frau ist perineal mächtiger als coccygeal und überlappt den Sphincter ani externus.

vität gekennzeichnet. Die perinealen Fasern vom externen Sphincter subcutaneus können bis zum Skrotum hin verfolgt werden. Sie stellen eigentlich einen verkümmerten Retractor scroti dar. Bei der Frau entsprechen diese Faserzüge einem Constrictor vulvae (Abb. 1-8).

Oberhalb dieses Sphincter ani externus subcutaneus liegt der starke Sphincter ani externus superficialis. Dieser Muskelzylinder ist im Gegensatz zum Sphincter ani externus subcutaneus ovalär seitlich flachgedrückt. Er geht dorsal in den coccygealen Faszienkörper über und verankert sich vorne im Zentrum Tendineum perinei bei beiden Geschlechtern. Auch seine Muskelfasern haben Beziehungen zur äußeren Haut und zur dorsalen Steißbeinfaszie, aber auch zu den Tubera ossis ischii, zu den Penisaponeurosen und zum Diaphragma urogenitale. Seine Variantenfreudigkeit ist aus der Entwicklungsgeschichte zu erklären, denn er entspricht dem M. sphincter cloacae, der die Ausgänge aller Hohlsysteme am Beckenausgang umkreist.

Vom Sphincter ani externus superficialis kann oberhalb ein Sphincter ani externus profundus abgetrennt werden. Er ist durch einen queren Faserzug aus der Mastdarmlängsmuskulatur geschieden. Dieser tiefe Afterschließer, das oberste Stockwerk des ganzen externen Sphincterringes, ist wiederum rund, aber auch hier kreuzen coccygeale und perineale Fasern mit der Umgebung. Besonders innige Verbindungen bestehen mit dem M. puborectalis, einem Levatoranteil. Der Abstand Anus/Steißbeinspitze beträgt normalerweise 4 cm. Er rückt bei Missbildungen des Afters immer mehr perinealwärts. Angedeutet gehört das aber noch zur Norm. Die Faszienbedeckungen dieser Muskeln kondensieren coccygeal zu einem sagittalen Septum (s. Abb. 1-9).

Zwischen der Raphe des M. levator und dem Steißbein klafft eine Rundlücke, sie verbindet die rechte und die linke Ischiorektalgrube und kann bei sehr dicken Menschen über 10 cm weit von der äußeren Haut entfernt liegen. Sie ist ein Infektweg von der einen in die andere Ischiorektalgrube. Diese ganze externe, coccygeal, perineal angelegte Sphincteranlage mit ihren so variablen ebenso gerichteten Ausläufern ist ein Hinweis auf die gemeinsame Entwicklungsgrundlage der Sphinctermuskulatur mit der perineal entwickelten Genitalmuskulatur.

Von großer Bedeutung sind die Unterschiede in der deskriptiven Anatomie der äußeren Sphincteren beim Mann und der Frau (Abb. 1-8). Beide Geschlechter haben coccygeal einen gleich hohen dreistöckigen Externussphincter-Zylinder. Perineal aber ist der Externuszylinder der Frau, bei dem alle eben geschilderten Partien verschmolzen sind, nur ein Drittel so hoch. Ihre unterschiedliche Mächtigkeit hat einen direkten Zusammenhang mit den differenten Genitalorganen. Sie sind beim Mann viel stärker, ja prominent, und bei der Frau zarter und nur im Hautniveau entwickelt. Diese Feststellung des sehr viel zarteren Sphinkers bei der Frau hat eine große Bedeutung für die anorektale Kontinenz.

Die schon öfters erwähnte natürliche Spontanaktivität aller dieser Muskeln bewirkt im Externusbereich, dass sie der Wille verstärken kann. Willentlich ist man aber nicht in der Lage, diese natürliche Spontanaktivität total aufzuheben.

Der Musculus puborectalis und die übrigen Levatormuskeln

Der M. puborectalis (auch Sphincter recti genannt) ist ein Teil des M. levator des Diaphragma pelvis rectalis. Seine Anatomie und Funktion ist nur zu verstehen, wenn man den Beckenboden als Einheit betrachtet. Auch hier zeigt sich ein Geschlechtsunterschied. Der Mann hat einen wesentlich stärkeren M. puborectalis als die Frau, ihre Muskelschlinge ist auch kürzer [9].

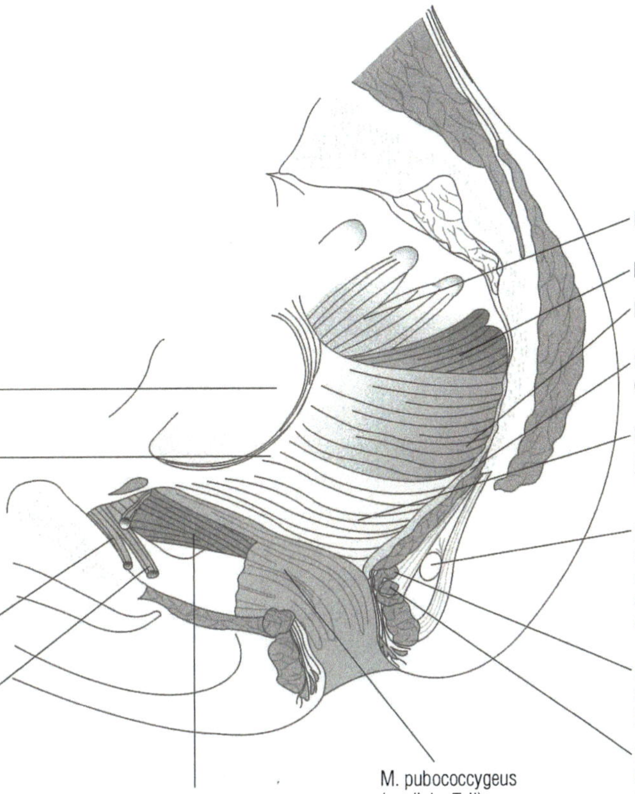

Abb. 1-9
Der Komplex des M. levator ani (Beckenboden, somatisch) Hier gibt es eine rechte und eine linke symmetrisch ausgebildete Seite. Die Abbildung zeigt die rechte Seite.

Das Diaphragma pelvis proprium anorectale besteht, von coccygeal nach perineal aufgezählt, aus folgenden Muskeln (Abb. 1-9):

- M. coccygeus (auch ischiococcygeus)
- M. iliococcygeus
- M. pubococcygeus
- M. puborectalis.

Diese Muskeln sind wie die externen Sphinctermuskeln bilateral angelegt, wie das typisch für Aktionselemente beim somatischen Menschen ist. Vorne begrenzen sie den Hiatus urogenitalis und dorsal finden sie sich in einer Raphe mit Ausnahme des M. puborectalis, der als kontinuierliche Muskelschlinge das Rektum gegen den Analkanal nach vorne zieht. Als Kontinenzfaktor wurde er früher überschätzt. Viele Tiere haben überhaupt keinen Beckenboden und sind trotzdem kontinent, eben allein durch ihre Sphincteren.

Alle diese Levatormuskeln sind bedeutenden morphologischen Unterschieden unterworfen und variieren sehr. Sie haben sich alle aus den bilateral symmetrischen Schwanzmuskeln entwickelt. Von den 18 Schwanzmuskeln der Tiere bilden den Levator des Menschen nur noch zwei. Unser Beckenboden ist phylogenetisch ein junges Substrat, der erst dem aufrecht gehenden Homo sapiens in dieser Art eigen ist.

Der M. puborectalis entspringt als Levatoranteil am Os pubis der Symphyse am nächsten. Er legt sich sozusagen zuinnerst (von oben ins Becken gesehen) als äußerste oder unterste Muskellage schlingenförmig um den obersten Abschnitt des Analkanals im Niveau der Linea anorectalis herum. Coccygeal und seitlich fusioniert er mit dem Sphincter ani externus profundus. Er entspringt genauer gesagt an dem Teil der Obturatorfaszie, die vorn eine Lamelle abgibt. Diese teilt den Muskel in eine untere und eine obere Lage. Die untere und die obere Lage (beckenäußere und beckeninnere) werden beide vom Ansatz des M. pubococcygeus (von oben ins Becken gesehen) zugedeckt. Die untere Lage bildet um den Analkanal herumziehend eine kontinuierliche Muskelschlinge, die obere aber scheidet beim Herumziehen die untere so ein, dass die obere die äußere und die untere die innere Schicht bildet. Die eine hält die andere wie eine Schale den Kern (Abb. 1-9). Die einscheidende obere Lage fusioniert mit dem Steißbein deutlich. Der M. puborectalis geht dorsal und seitlich, also mit seiner größten Masse, keine Verbindung zum Rektum ein. Er ist stumpf ablösbar.

Der am Rektum dem M. puborectalis innen und oben anliegende und ihn von oben gesehen verdeckende Muskel ist der M. pubococcygeus. Er ist sehr variabel. Er entspringt in einer langen Linie von der Levatorfaszie (Fascia diaphragmatis pelvis superior, s. Abb. 1-10), die die Faszie des M. obturator internus im oberen Zehntel bedeckt. Indirekt kommt er damit vom Beckenknochen, der Linea innominata, her. Sein Ursprung an der Levatorfaszie ist aponeurotisch kondensiert. Vom Beckeninneren gesehen, entdeckt man einen medialen und einen lateralen Abschnitt. Der mediale Teil zieht vom Os pubis kommend zur Seiten- und zur Hinterfläche des Rektums hin. Er verbindet sich dort mit der Rektumlängsmuskulatur. Ein Teil zieht weiter zum Kreuzbein und verbindet sich über eine Raphe hinter dem Mastdarm mit der Gegenseite des gleichen Muskels. Der laterale Teil kommt von der seitlichen aponeurotischen Verbindung her und verläuft kreuzbeinwärts, um direkt zu dessen Periost vorzustoßen. Am Rektum verbindet sich der mediale Muskelteil mit einem elastischen Faserwerk dort außen, wo der Sphincter ani externus innen beginnt und wo das Rektum durch den M. puborectalis nach hinten abgeknickt wird. Diese Mastdarmverbindung des Muskels kann man nur mit dem Messer lösen (s. Abb. 9).

Zu den anderen Teilen des M. levator gehören:

- Der M. iliococcygeus. Er entspringt aponeurotisch vom lateralen Drittel der Linea innominata des Beckens über der Obturatorfaszie und der Zona ossis ischii. Er zieht teils direkt zum Steißbein und setzt sich dort sehnig an, wie er sich auch mit der Gegenseite in einer medialen sehnigen Raphe trifft. Er hat beim Menschen viel von einem Schwanzmuskel. Von der Beckeninnenseite her gesehen wird der M iliococcygeus medial immer teilweise bis fast ganz vom M. pubococcygeus zugedeckt (s. Abb. 1-9).
- Der M. coccygeus (ischiococcygeus) kommt von der Spina ischiadica, manchmal von der Incisura des Foramen majus her und setzt an den drei oberen Steißbeinwirbeln an. Oft ist dieser Muskel an seinem Ende fibrös verwandelt, selten vollständig verbändert. Er wird oft vom M. iliococcygeus zugedeckt und dann mit ihm verwechselt (s. Abb. 1-9).

Die Beschreibung des Beckenbodens um das Rektum im Bereich des Kontinenzorgans wäre unvollständig, wenn der Begrenzung zu den Urogenitalsystemen keine Beachtung geschenkt würde. So ziehen vor dem Rektum abschweifende Fasern vom M. puborectalis, die sich allerdings an der Rektumvorderwand ebenso wie mit dem oberflächlichen M. transversus perinei profundus verbinden. Der M. transversus perinei profundus ist ein selbständiger Hauptmuskel im Levatortor, er ist das Diaphragma urogenitale selbst.

Funktionell architektonisch immer noch unklar ist die elastisch faserige Außenwandverbindung des Rektums mit dem puboanalen Teil des medialen M. pubococcygeus. Von der Muskelplatte der Musculi pubococcygeae an der Innenseite des Steißbeines entspringt je ein 0,5 cm breiter Muskel, der am Mastdarm ansetzt, er ist der M. rectococcygeus (s. Abb 1-9).

Für die Stabilität des Beckenbodens hat dieses Muskelgefüge eine große Bedeutung. Früher, als man durch Wegnahme des Steißbeins „sakral" operierte, blieb eine Lücke in den Muskelplatten zurück, und perineale Narbenhernien waren die Regel. Die gibt es heute nicht mehr, denn auch bei einer Rektumexzision sollte man die Muskelstümpfe des M. levator im coccygealen Abschnitt der sakralen Höhlenwunde vernähen. Der perineale Teil wird dann durch die aufkommende Narbe zureichend abgestützt [26]. Alle diese Muskeln haben eine natürliche Spontanaktivität, wenn auch etwas geringer als die Sphincteren.

Das Corpus cavernosum recti

Im Bereich der Linea anorectalis hat der Organismus einen Schwellkörper angelegt, der den Abschluss des Afters vollenden hilft. Bis zu unseren Untersuchungen mit Staubesand wurden diese dünnwandigen Gefäße immer als Venen beschrieben. Es handelt sich aber um die gleiche Schwellkörperarchitektur wie sie an den Genitalorganen schon lange bekannt ist. Ihre Abflüsse zwischen und so durch die glatte Muskelarchitektur hindurch werden durch deren Dauerkontraktion versperrt. So kommt es zur Erektion des Schwellkörpers, der mit den zusammengezogenen Sphincteren den Abschluss völlig abdichtend vollendet (s. Abb. 1-3, 1-7).

Bei einem in Steinschnittlage untersuchten Menschen finden wir bei 3, 7 und 11 Uhr diesen Schwellkörper besonders stark entwickelt. Der Schwellkörper lässt sich nur gelegentlich bei Arteriographien nachweisen, denn er wird ja nicht durchblutet. Die Gasanalyse ergibt arterielles Blut, das Blut ist hier Füllmaterial und nicht Stoffwechselorgan. Neben diesem funktionellen Kreislauf gibt es noch einen nutritiven mit Arterien und Venen (s. Abb. 1-3b).

Die aus der A. rectalis superior den Schwellkörper auffüllenden Arterienäste verlaufen im unteren Mastdarmviertel **in der Wand** des Mastdarms (s. Abb. 1-3). Bei einer Präparation im unteren Mastdarmviertel, z. B. um eine tiefe Stapleranastomose anzulegen, gibt es keine Blutungsprobleme. Wohl aber bei der Stapleranastomose zur Hämorrhoidektomie von innen, da droht postoperativ aus diesen **in der Wand laufenden** und durchschnittenen Arterien die Nachblutung.

Alle kontinenten Menschen haben bei geschlossenem Analkanal einen erigierten Schwellkörper. Inkontinente dagegen haben ein impotentes Corpus cavernosum recti.

Das Rektum

Der Mastdarm ist der viszerale Teil des Kontinenzorgans. Er zählt, wie die Analkanalhaut, zu den Rezeptoren des Abschlusssystems. Dehnung der Rektumampulle heißt für die Sphincteren so lange adaptive Kontraktion, evtl. willentlich verstärkt, bis der Defäkationsreflex ausgelöst wird, das System erschlafft, den Darm entleert, um sich automatisch danach sofort wieder zusammenzuziehen. Sehr viele afferente Nervenfasern sind neben den efferenten angelegt, die diesen Regelkreis unterhalten (s. Abb. 1-2, 1-3, 1-6, 1-22).

Aus der Praxis wissen wir, dass wenige Millimeter der erhaltenen Rektumampulle im Bereich der Linea anorectalis z. B. nach einer subtotalen Rektumresektion mit einer sehr tiefen Anastomose zwar eine Kontinenzeinbuße bewirkt werden kann, aber diese wird in der Regel toleriert. Wahrscheinlich agiert der Levator selbst, hervorgegangen aus der Schwanzmuskulatur, die ebenfalls eine natürliche Spontanaktivität nachweisen lässt in diesem Regelkreis, der zur Kontinenz führt, als Rezeptor (s. Abb. 1-19, 1-22) [19, 26].

Koeberle hat in einer sehr gründlichen Untersuchung nachgewiesen, dass im Laufe des Lebens beim Gesunden die Ganglienzellen in der Kolonmuskelwand bis etwa zur Hälfte ihrer ursprünglichen Zahl abnehmen. Vermutlich gilt das auch für die Steuerungszellen im Onuf'schen Kern (?). Er ist der Meinung, dass erst die Reduktion der Zellen über 55 % zur Dilatation bzw. zur Hypertrophie des Dickdarms führen, erst dann beginnt ein Obstipationskomplex, der allerdings im Laufe des zunehmenden Lebensalters ohne makroskopische Darmveränderungen in Erscheinung treten kann [26].

Kreuzbeinmissbildungen mehr oder weniger starken Ausmaßes gehen zwar immer mit einer mehr oder weniger starken Missbildung des Kontinenzorgans und häufig des Urogenitaltraktes einher, aber es gibt Ausnahmen. Das Rektum selbst ist davon nicht isoliert betroffen [26].

Das Rektum ist eine Kloakenreminiszenz, es hat eine polare Muskelfaserarchitektur, während der Dickdarm durch eine apolare gekennzeichnet ist. Außerdem hat das Rektum gewachsene Querfalten, wie wir sie noch bei vielen Tieren, z. B. beim Krokodil, finden können (s. Abb 1-2).

Das Rektum beginnt nach dem Colon pelvinum als engster Stelle, dann folgt das Rektum als ein weiter und sehr erweiterungsfähiger Abschnitt. Der Mastdarm wird nicht durch besondere Haltebänder im kleinen Becken, sondern durch den variablen Wandtonus gehalten [12, 13, 14, 26].

Die Faszien der Beckenregion

In der Beckenregion finden wir alle drei Kardinalfaszien des Stammes (s. Abschnitt 1.1.3 „Die Entwicklung der Hüllfaszien der Bauchhöhle und der Grenzlamellen des Mastdarms").

Sehen wir von unten auf den After, so stoßen wir auf das Gefüge der Faszien, die von der ersten Kardinalfaszie abstammen. Wir sehen auf das Spatium perianale. Es ist mit kleinen Fetttträubchen dicht bepackt und wird nach oben vom Septum transversale begrenzt. Dieses fasziöse Blatt hängt mit der Rektumlängsmuskulatur zusammen und teilt den Sphincter ani externus subcutaneus von superficialis. Es zieht zur seitlichen Beckenwand und endet an den Tubera ischiadica (Abb. 1-10).

Dieser Perianalspalt, der den After seitlich symmetrisch begrenzt, geht am Afterrand in den Marginalspalt über. Er ist seitlich durch die Corrugatorfasern und medial durch die festgewachsene Haut des Analkanals in Höhe der Zona dentata abgeteilt. Oberhalb der Zona dentata beginnt ein Spaltraum, der Subanalkanal genannt werden könnte. Er liegt unter dem Teil der Analkanalhaut, der weitgehend von einem Übergangsepithel zum kleinsten Teil von der Rektummukosa ausgefüttert ist. Er wird auch als Spatium ani submucosum bezeichnet. Allerdings verläuft im ganzen Bereich eine Muskelschicht, die Muscularis mucosae, bis zur festgewachsenen Haut der Zona dentata. Der Spalt wird normalerweise vom Corpus cavernosum recti mit ausgefüllt und findet zum Sphincter ani internus hin seine Grenze mit dem M. canalis ani (s. Abb. 1-7).

Das Septum transversale bildet den Boden der Ischiorektalgrube. Diese (Abb. 1-10) ist ein keilförmiger Raum, der mit besonders lockerem wässerigen Fett, das große Lobuli ausgebildet hat, angefüllt ist. Die laterale Seitenwand bildet die Fascia des M. obturator internus mit einem Kondensa-

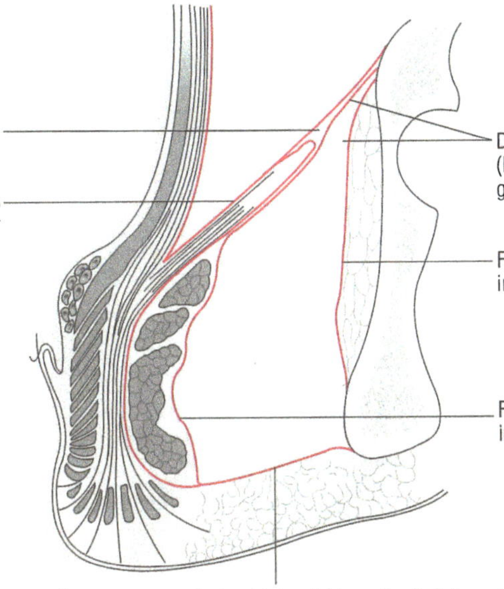

Abb. 1-10
Frontalschnitt durch die linke Ischiorektalgrube.

tionsband, das die Nn. pudendales rechts und links und die gleichnamigen Blutgefäße umscheidet. Diese Faszienkanalröhre heißt auch der Alcock'sche Kanal (s. Abb. 1-19).

Der mediale Wandabschnitt wird vom Sphincter ani pars superficialis profunda und dem Levator gebildet. Die den Levator von außen (unten) bedeckende Faszie ist die Fascia diaphragmatis pelvis inferior, sie überzieht auch die äußeren Sphincteren. Den Dachfirst bzw. die Schmalseite des Keiles bildet die Verbindung zwischen dem Ursprung des Musculus levator, aufliegend der Fascia des Musculus obturator internus, und das ist der Arcus tendineus, an dem der Levator ansetzt; dieses Faszienblatt heißt Fascia diaphragmatis pelvis superior. Den dorsalen (coccygealen) Dachabschluss bildet der Musculus iliococcygeus und der Musculus coccygeus (Abb. 1-10).

Manchmal gibt es eine Lücke zwischen dem Musculus iliococcygeus und ischiococcygeus (s. Abb. 1-9), sie ist ein möglicher Infektionsweg bei pelvirektalen Abszessen und Fisteln. Spaltförmig und letztlich spitz zulaufend ist die Ischiorektalgrube nur perineal. Coccygeal ist sie breit und tief. Die rechte und linke Ischiorektalgrube ist oberhalb des Ligamentum anococcygeum durch eine Faszienlücke miteinander verbunden (s. Abb. 1-9).

Die oberflächliche und mittlere perianale Faszie, identisch mit dem Septum transversale, geht in die Colles'sche Faszie über. Sie scheidet die Musculi ischiocavernosi, die Musculi transversi perinei superficiales und den Musculus bulbospongiosus (Musculus bulbourethralis) mit 2 Blättern ein. Wir sprechen dann von einem oberflächlichem und einem tiefen Blatt der Colles'sche Faszie. Die Colles'sche Faszie geht dann als einfaches Blatt auf den Penis und auf das Skrotum über und heißt dort auch Dartosfaszie. Die Colles'sche Faszie zieht dann über die Oberschenkel und geht

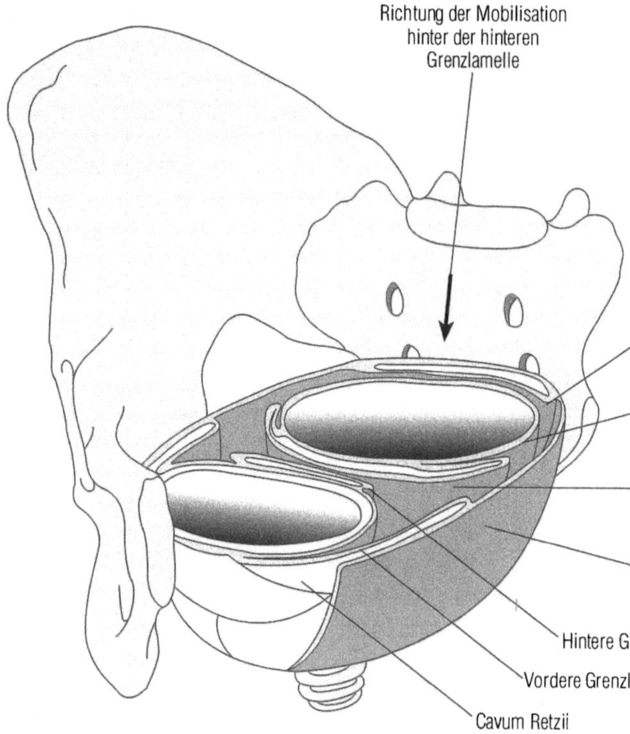

Abb. 1-11
Die Grenzlamellen, die Viszeralfaszie und die Fascia diaphragmatis pelvis superior des Mannes. Der Pfeil zeigt die retrorektale Mobilisation des Mesorektums, wie sie seit 1908 geübt werden soll (s. Abb. 1-3). Die Fusion der hinteren Harnblasengrenzlamelle und der vorderen Mastdarmgrenzlamelle bildet die Vorder- und Hinterwand der Denonvilliers'schen Faszie.

dort in deren Fasciae lata über, am Bauch wird die hier angrenzende Faszie auch Scarpafaszie genannt [30].

Leichter verständlich erscheint uns diese komplizierte Anatomie, wenn wir festhalten, alle Muskeln sind einfach von Faszien ringsum eingescheidet.

Eigenartigerweise werden diese so komplizierten Faszienlogen des Urogenitalsystems spontan von Infektionen des Rektums nicht eröffnet. Auch das spricht für eine Sonderstellung des Rektums im viszeralen Individuum. Nur falls durch traumatische Ereignisse oder durch chirurgische Eingriffe beide Systeme aufgebrochen werden, kann es zu einem kombinierten Befall der Räume zwischen den Faszienskeletten des viszeralen und somatischen Menschen kommen.

Bei der Frau ist die Colles'sche Faszie ähnlich angelegt, aber bei ihr fehlt die Buck'sche Faszie, die den Penis des Mannes umscheidet.

Alle Beckenmuskeln, die Sphincteren und die Muskeln an den Genitalorganen sind von der mittleren Kardinalfaszie überzogen. Diese Bindegewebsblätter weisen Verdichtungszonen auf, die von funktioneller und pathogenetischer Bedeutung sind. Alle diese Faszien hängen mit dem Faszienskelett der Bauchdecke zusammen und bilden selbst eine Stütze für die

Beckenbodenmuskulatur und die Sphincteren, die ja überwiegend nicht am Skelett ansetzen.

Die Beckenorgange selbst überzieht kontinuierlich wandschlüssig die Fascia pelvis visceralis. Sie heißt für die retroperitonealen Rektumabschnitte auch Tunica adventitia. Für die intraperitonealen Abschnitte heißt die Fascia pelvis visceralis organschlüssig auch Tunica subserosa (Abb. 1-11). Die Fascia pelvis visceralis, die die Organe überzieht, schlägt sich dort auf den Beckenboden um, wo diese Organe Kontakt mit dessen Muskulatur haben. Dann heißt sie, den Beckenboden innen überziehend, Fascia diaphragmatis pelvis superior. An der Außenseite des Beckenbodens und den äußeren Sphincteren heißt diese Faszie Fascia diaphragmatis pelvis inferior.

Die Fascia diaphragmatis pelvis superior ist vor dem Kreuzbein mit dessen Periost identisch. Die beiden Faszienblätter superior und inferior setzen sich an der Linea innominata des knöchernen Beckenringes fort. Eine aponeurotische Verdichtung beginnt symphysennah und zieht wie eine Girlande an der Beckeninnenseite nach sacrococcygeal. Sie dient den einzelnen Levatorteilen zum Ansatz.

Von der Fascia pelvis visceralis spalten sich Faszienlamellen ab, die sogenannten Grenzlamellen, und diese bilden interessante Spalträume. Diese Grenzlamellen bedecken immer nur Teile der Beckenorgane, z. B. am Rektum die Vorderwand oder sie sind von einem Fettkörper unterfüttert, den wir Mesorektum nennen (hintere Grenzlamelle) (s. Abb. 1-3 und 1-11) [7, 8, 26].

Im Abschnitt Embryologie haben wir darauf hingewiesen, dass der Mensch aus einem somatischen und viszeralen Individuum besteht und dies kommt auch in den Faszienlagen zum Ausdruck. Das Rektum ist bis auf winzige Areale im kleinen Becken vollständig gegen das Urogenitalsystem abgetrennt, und ein Operateur behandelt demnach im kleinen Becken, wenn er am Rektum operiert, einen ganz anderen Menschen als ein Gynäkologe und ein Urologe (Abb. 1-12a). Diese eben erwähnten Grenzlamellen umscheiden das Spatium retrorectale und das Spatium praerectale, aber nicht das ganze Rektum. Das Spatium retrovesicale fusioniert mit dem Spatium praerectale und bildet die Denonvilliers'sche Faszie. Eine wichtige Leitstruktur zwischen dem somatischen und viszeralen Menschen, sie ist entwicklungsgeschichtlich sehr kompliziert entstanden (Abb. 1-13, Abb. 1-14).

Vor der Harnblase, also beim somatischen Menschen, liegt das Spatium praevesicale, bedingt durch eine Grenzlamelle, die der dorsalen des Rektums in ihrer Anlage gleicht. Zwischen diese Grenzlamellenanlagen ziehen die Nervengefäßleitplatten, die alle Blutgefäße und Nerven zu den somatischen Organen führen (s. Abb. 1-12a).

Die Adventitia recti oder die Grenzlamellen des Mastdarms beim Erwachsenen

Beim Erwachsenen ist die Adventitia recti überwiegend von Fettgewebe bedeckt und unterfüttert. Die Bindegewebselemente, die Faszien selbst, treten in den Hintergrund, nur die Rektum-Vorderwand ist fettfrei. Bei den modernen bildgebenden Verfahren und an großen anatomischen Schnitten kann man nachweisen, dass dieser sogenannte perirektale Fettkörper und die ihn umhüllende Adventitia (Grenzlamelle) nicht überall gleichmäßig stark ausgebildet sind. Im unteren Abschnitt des Rektums wird sie dorsal und dorsolateral immer schmäler und endet etwa oberhalb des unteren Viertels des Mastdarms, dort gibt es kein Fett mehr (Abb. 1-12b).

Wir nennen diese Struktur heute Mesorektum. Es ist nichts anderes als ein Mesenterium, wie es am Darm sonst vorkommt. Unterhalb dieses Bereiches, wo dieses Mesorektum endet, wird die Rektumwand von

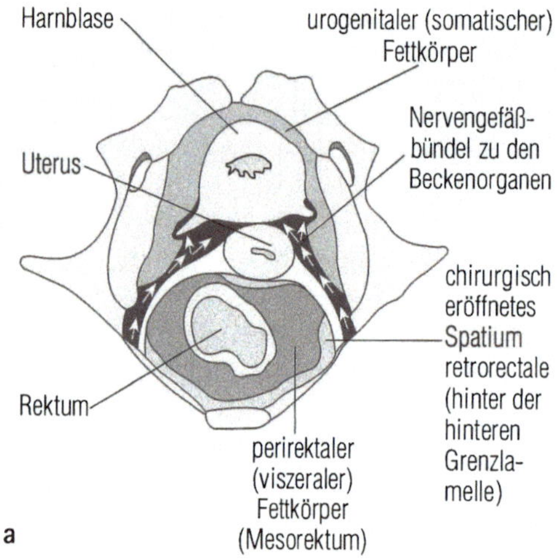

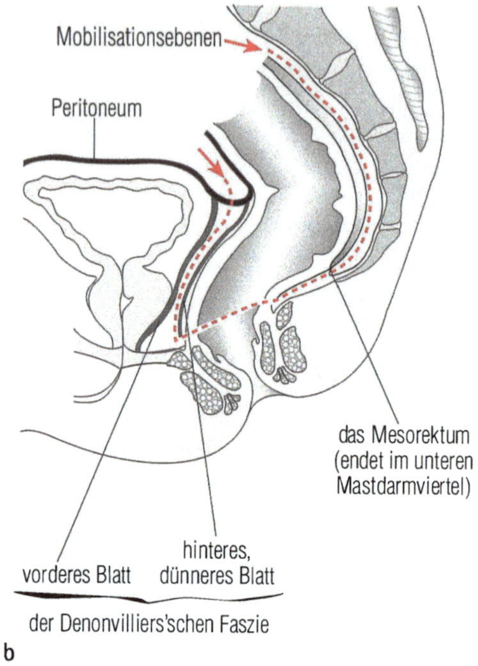

Abb. 1-12a, b

a Transversalschichten durch ein weibliches Becken (Vergrößerung x 0,45 nach Fritsch 1991). Die Pfeile zeigen den Verlauf der Nervengefäßbündel zu den Beckenorganen.

b Sagittalschnitt durch das kleine Becken des Mannes. Die Pfeile zeigen die Mobilisationsebene für die Entfernung des Mastdarms mit der Exzision des ganzen Mesorektums hinter der hinteren Grenzlamelle und hinter (dem dickeren Vorderblatt) der Denonvilliers'schen Faszie. Das Mesorektum endet im unteren Mastdarmviertel. Mobilisations- und Durchtrennungslinie bei einer knappen Kontinenzresektion.

dünnen Lagen faserreichen Bindgewebes umgeben, auch ventral und lateral. Die Dicke der adventitiellen Fettschicht um das Rektum ist individuell ganz unterschiedlich, dorsal, eben dort, wo ein Mesenterium im Intestinaltrakt überhaupt sitzt, am stärksten.

Wo es kein Fettgewebe gibt (unteres Viertel des Mastdarms), sind auch keine Lymphknoten an der Rektumwand [8, 26] (Abb. 1-12 und 1-13).

Fritsch hat durch Beckenbindegewebsuntersuchungen bei Feten und Neugeborenen entdeckt, dass im Beckenbereich zwei Fettkörper entwickelt wurden, deren Abgrenzung beim Erwachsenen nicht mehr gesehen werden kann (Abb.1-12a). Es handelt sich um den urogenitalen Fettkörper des somatischen Organismus und um den rektalen Fettkörper des viszeralen Organismus [6, 7, 8]. Da dabei die Fettkörper, streng getrennt voneinander, die sogenannten regionären Lymphknoten tragen, haben sie für die Radikaloperationen bösartiger Tumoren eine große Bedeutung. Diese beiden Fettkörper entwickeln sich zu verschiedenen Zeitabschnitten. Der rektale Fettkörper hinkt dem urogenitalen hinterher.

Schon in der frühen und mittleren Fetalentwicklungsperiode bildet sich die hintere Grenzlamelle als Abspaltung der Adventitia recti oder der Fascia visceralis recti. Sie umhüllt alle Blutgefäße und die Lymphknoten über den Mastdarm. Diese hintere Grenzlamelle schlägt sich an der Seitenwand (Abb. 1-11) und kaudal auf die Fascia diaphragmatis pelvis superior um und endet am unteren Mastdarmviertel (Abb. 1-12b). Der perirektale Fettkörper oder das Mesorektum haben also rechts und links

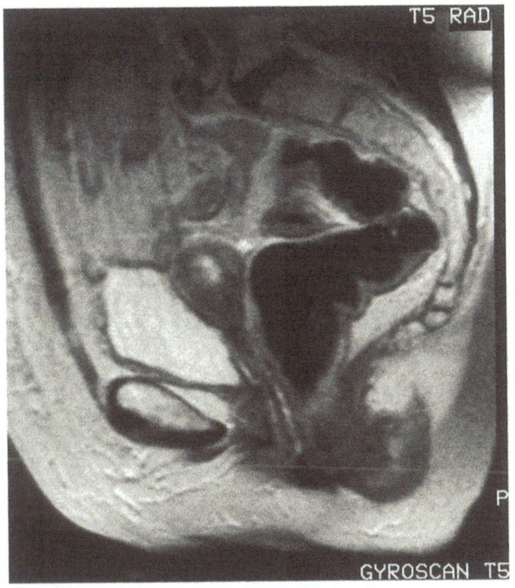

a

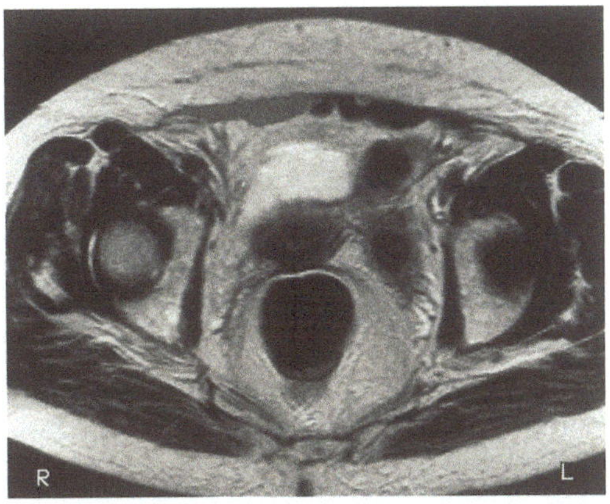

b

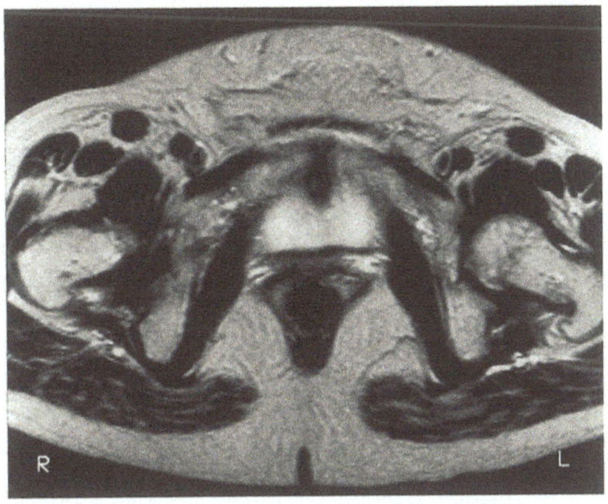

c

Abb. 1-13a, b, c

a MRT-Saggital-Schnitt vom 27.08.1993 durch ein weibliches Becken, T2 gewichtet. Fett und Flüssigkeit sind hell. Das Mesorektum (hell) endet am unteren Mastdarmviertel.

b Die obere Querschnittebene zeigt das perirektal den Mastdarm umgreifende Fett des Mesorektums. Vor dem Mastdarm die Denonvilliers'sche Faszie.

c Am unteren Querschnitt fehlt das Mesorektum (siehe a). Der Mastdarm liegt hier dem Beckenboden (M. levator) direkt an. Dieser Abschnitt ist die ehemalige Kloakenpartie (s. Abb. 1-3, 1-4).

seitlich keine Grenzlamellen entwickelt, sondern hier liegt der Fettkörper direkt den dort ziehenden Nervengeflechten im Ganglion pelvinum an (Abb. 1-12a, b).

Die vordere Grenzlamelle des Rektums ist nicht mit Fett unterfüttert, sie bildet mit der hinteren Grenzlamelle der Blase das vordere Blatt der Denonvilliers'schen Faszie, die den somatischen vom viszeralen Fettkörper scheidet. Sie hat keine Verbindung zu den Beckenwänden (s. Abb 1-11, 1-12, 1-13a und 1-14c).

Dort wo alle diese fasziösen Gebilde übereinander liegen, sind sie so verbunden, dass es keine anatomisch sichtbaren Hohlräume zwischen ihnen gibt, sie sind vielmehr über feines retikuläres Bindegewebe vernetzt, so dass der Begriff Spatium fibrosum für diese Schichten zwischen den Faszien zutreffend ist. Spatien werden erst vom Chirurgen stumpf und blutlos bei der Operation eröffnet, sie sind die Grundlage jeder Radikaloperation. Bei einer Radikaloperation bewegt sich also der Chirurg zwischen diesen Faszien, zwischen dem somatischen und viszeralen Menschen. Erst dann bilden sich richtige freie Hohlräume.

Beim Mann und bei der Frau spielt die Denonvilliers'sche Faszie als Abschottung des Rektums gegen das Urogenitalsystem eine Schlüsselrolle. Wir erinnern uns, der

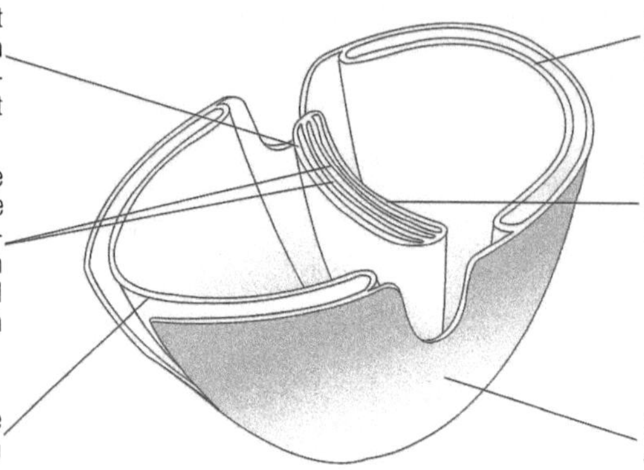

Abb. 1-14a
Schema der Denonvilliers'schen Faszie. Blick in den Faszientrichter, der das kleine Becken auskleidet.

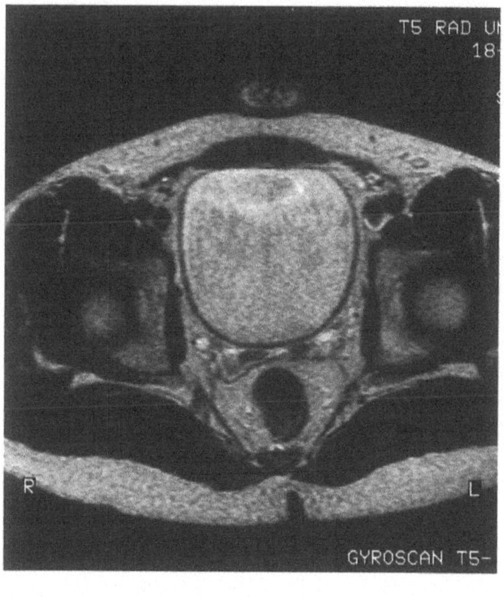

Abb. 1-14b
T2 gewichteter MR-Querschnitt eines am 5. 10. 1965 geborenen Mannes vom 18. 08. 1992. Flüssigkeit (in der Harnblase) hell, Fett (perirektal) hell. Die im Beckenfettkörper schwebende Denonvilliers'sche Faszie bedeckt die beiden Samenblasen.

viszerale Fettkörper umgreift etwa die Hälfte des Mastdarms dorsal, das ist sein Mesorektum, einfach das übliche Mesenterium. Bei der Exstirpation eines Rektums sind die Paraproktien, die wir nach der Mobilisation im Spatium praerectale und retrorectale gewinnen, eigentlich Kunstprodukte. Sie sind immer rechts und links vorne gelegen. Dort werden sie auch durchschnitten und meist brauchen nur sehr wenige Gefäße ligiert werden (s. Abb. 1-3, 1-15 und 1-16).

Die auf der Rektumvorderwand liegende quere Grenzlamelle, die Denonvilliers'sche Faszie, hat - wie schon gesagt - keinen Anschluss an die seitliche Beckenwand, sie schwebt sozusagen im kleinen Becken zwischen dem viszeralen und somatischen Fettkörper. Den urogenitalen Fettkörper bedeckt die Denonvilliers'sche Faszie mit einem dickeren Blatt. Ihr hinteres dünneres dorsales Blatt liegt dagegen auf der vorderen Grenzlamelle des Rektums, wo kein Fettgewebe entwickelt ist. Die vordere Grenzlamelle des Rektums ist ein mehrschichtiges, schon in ihrer Entwicklung kompliziertes Gebilde. Wir verweisen ausdrücklich auf die gründlichen Untersuchungen von Tobin, der an die Originalarbeit von Denonvilliers anknüpft. Für uns ist wichtig, dass die querstehenden Faszienblätter beide Organsysteme sicher trennen, aber nicht sichtbar die eigentlichen Fettkörper. Die Denonvilliers'sche Faszie fusioniert aus vier Blättern (Abb. 1-14a).

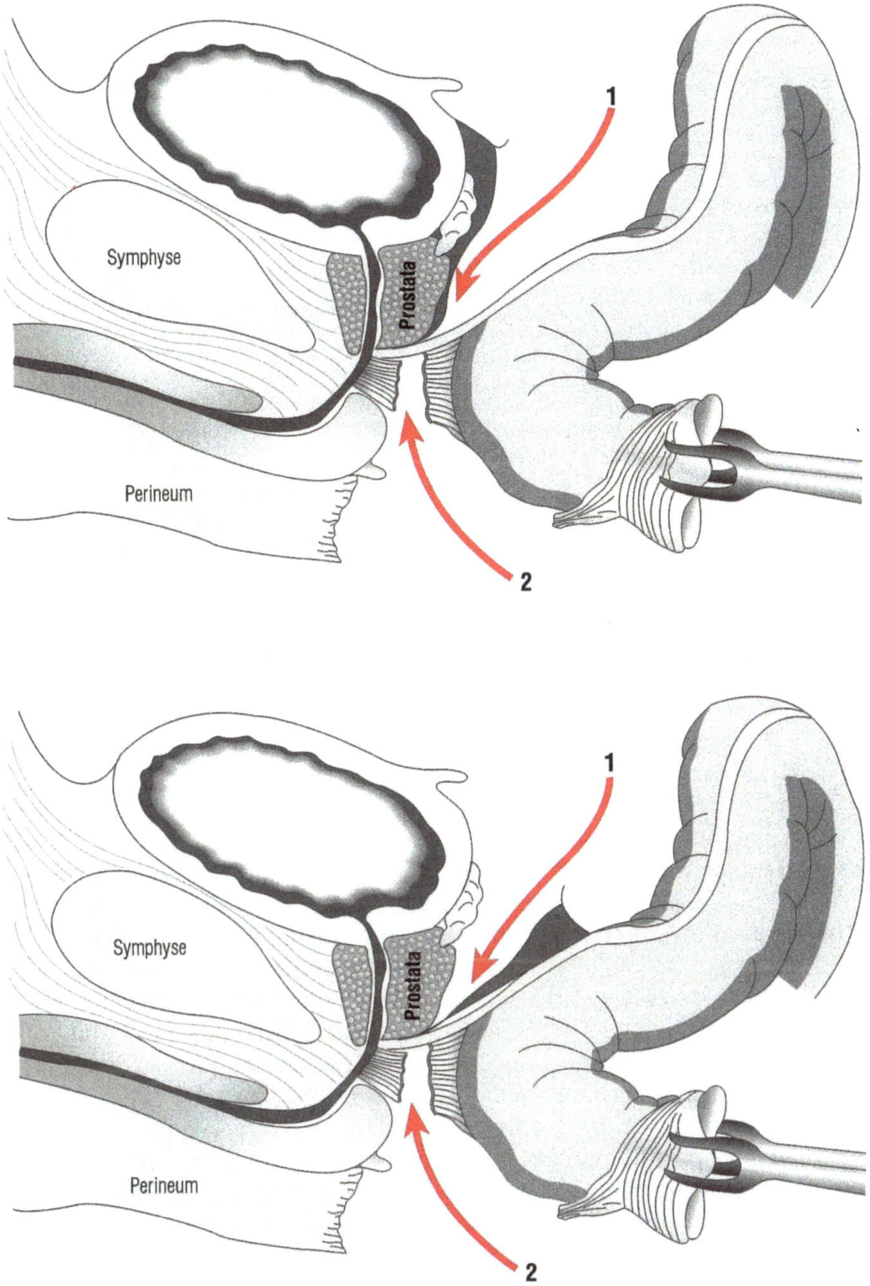

Abb. 1-14c, d

c Oberes Bild: Abdomino-perineale Rektumamputation. Mobilisation der Mastdarmvorderwand hinter der Denonvilliers'schen Faszie (1). Die perineale Mobilisation (2) endet am M. praerectalis. Potenzschonung.

d Unteres Bild: Mobilisation der Mastdarmvorderwand vor der Denonvilliers'schen Faszie. Potenzgefährdung.

- Einem vorderen dickeren Blatt, das auf den Genitalorganen liegt.
- Einem hinteren dünneren, das auf dem Rektum liegt.

Dazwischen sind zwei Mesenchymlagen, die durch die Einsekung und Verschmelzung des Beckenbodenperitoneums entstanden sind und in sich mit den beiden erstgenannten Lagen verschmelzen. Die Denonvilliers'sche Faszie kondensiert dichter zum Urogenitalsystem hin, also zum somatischen Menschen hin, das sie bedeckt.

Bei der Frau ist die Denonvilliers'sche Faszie zwischen der Scheidenhinterwand und der Mastdarmvorderwand angelegt. MR-Bilder (Abb. 1-13b) zeigen sie in gleicher Struktur wie beim Mann, wo sie auf den Samenblasen liegt. (Abb. 1-14b).

Die korrekte Mobilisation des Mastdarms bei einer Radikaloperation, ganz gleich ob die Kontinenz erhalten wird oder nicht, erfolgt immer im retro- und prärek-
1.1.8 talen Spatium vor und hinter der entsprechenden Grenzlamelle [26, 27, 28].

Noch einmal sei betont, die Grenzlamellen hüllen also den Mastdarm nicht rundum vollständig ein und trotzdem sind sie für den Operateur wichtige Leitgebilde. Die hintere Rektumgrenzlamelle muss bei der Rektummobilisation an ihren Umschlägen, rechts und links und kaudal durchtrennt werden, um das Mesorektum ganz zu mobilisieren.

In einer besonders gründlichen Untersuchung haben wir uns mit der Potenzschonung bei den Radikaloperationen auseinandergesetzt. Bei älteren Menschen kann auch die korrekte Freilegung außerhalb der Grenzlamellen eine Impotentia coeundi zur Folge haben, da bei ihnen ein Teil der Nervenfasern physiologisch sowieso ausgefallen ist [25].

Da sich die Genitalnerven an der Stelle des M. praerectalis, also hinter der Urethra membranacea, bündeln, kann es dort zu einer Verletzung kommen, weil hier keine Spatien mehr eröffnet werden können. Die Abb. 1-14c zeigt die Mastdarmmobilisation im Spatium praerektale hinter der Denonvilliers'schen Faszie, die Samenblasen bleiben in diesem Falle unsichtbar. So wird bei einer Rektumresektion in diesem Fall die Potenz geschont. Lässt man noch eine Schicht der Rektumvordewand in situ über der Urethra membranacea, dann ist man der Schonung z. B. bei einer Rektumamputation ganz sicher, aber dies hängt von dem Sitz des Tumors ab.

In der Abbildung 1-14d ist die Mastdarmmobilisation vor der Denonvilliers'schen Faszie vorgenommen worden und da werden die Samenblasen sichtbar. In beiden Abbildungen ist der M. anobulbosus durchtrennt, der M. praerectalis, eine in den Anatomiebüchern nur selten angeführte Struktur, aber noch erhalten. Unter diesen Umständen kann es zu einer Potenzstörung kommen [26, 27, 28].

1.1.8 Das Blutgefäßsystem des anorektalen Kontinenzorgans

Der Mastdarm ist ein Abdominalorgan, der an seiner dorsalen Seite ein sehr breites Mesenterium entwickelt hat, das Mesorektum. Damit verhält er sich wie der ganze Magen-Darm-Kanal, der auch ein einziges hat, ein dorsales. Nur der Magen hat zwei Mesenterien, ein dorsales und ein ventrales (s. Abb. 1-3, Abb. 1-7).

Eine einzige große viszerale Arterie, die immer angelegt ist, die A. rectalis superior, versorgt in diesem aus Fett gebildeten Mesorektum, wie in allen anderen Mesenterien, den ganzen Mastdarm und mit ihren drei Endarterien den Schwellkörper im Analkanal. Das Mesenterium des Mastdarms endet am unteren Viertel, dann ziehen die drei Superioräste intramural.

Sehr selten entspringt die A. rectalis superior nicht aus der Aorta, sondern geht

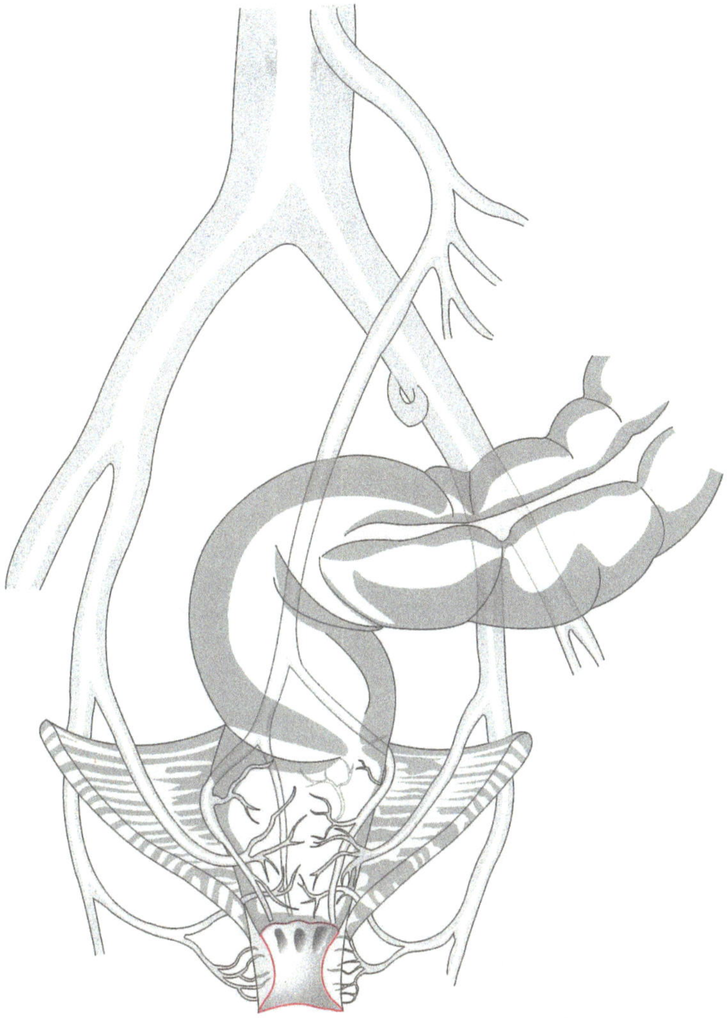

Abb. 1-15
Arterienversorgung des Rektums durch die A. rectalis superior (viszeral). Die paarigen (somatischen) Aa. rectales mediae und inferiores versorgen nur die Mastdarmvorderwand (s. Abb. 1-3). Dieses Verteilungsschema wird in 36% der Fälle beobachtet (Abb. 1-16). Die intramural verlaufenden Arterien sind hier der Übersicht halber auf der Rektumwand zu sehen.

aus dem Stromgebiet der dann sehr großen A. mesenterica superior hervor.

In 5 % der Fälle versorgt die A. rectalis superior allein den ganzen Mastdarm von oben bis unten, auch die Vorderwand. Diese Arterie ist immer unpaar, wie der Mastdarm selbst, wie alle Organe im viszeralen Menschen. In 95 % durchblutet sie ihn zusammen mit den anderen somatischen paarigen Arterien (Abb. 1-16).

Da die A. rectalis superior die Hauptarterie des Mastdarms ist, ziehen in Gegenrichtung an ihr auch alle großen Lymphbahnen, und im mesenterialen Fettkörper sind auch alle regionären Lymphknoten für das Rektum verborgen.

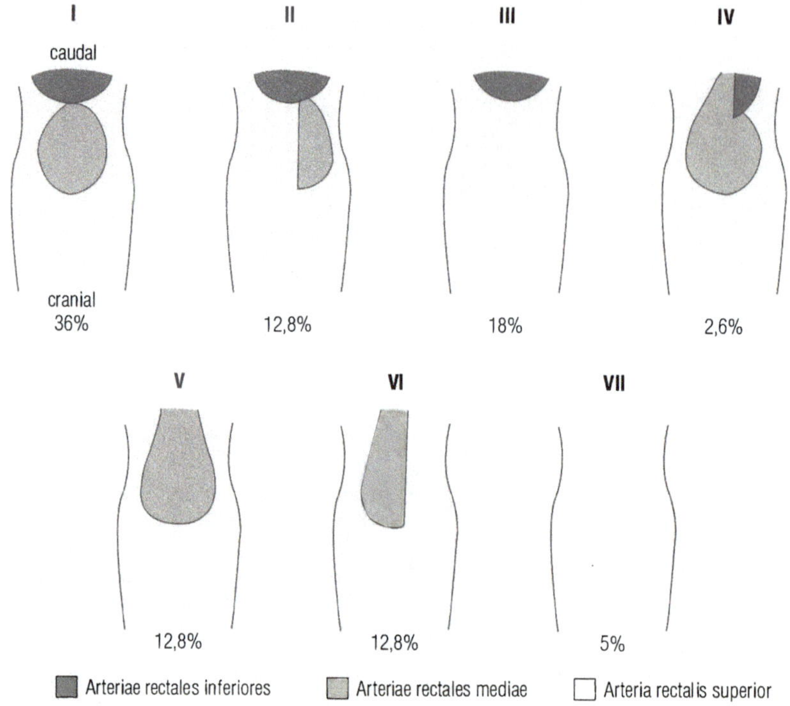

Abb. 1-16
Die Arterienverteilungshäufigkeit an einem dorsalen, sagittal aufgeschnittenen und ausgebreiteten Rektum nach einer Arterienfüllung aller drei Mastdarmarterien. Der Darm ist ausgebreitet und wir blicken auf die Vorderwand. Nur die Mastdarmvorderwand (Kloakenerinnerung) wird von somatischen Arterien sehr variabel versorgt (s. Abb. 1-3 und 1-15).

Mit der Entfernung der Arterie, der längsten Metastasenstraße die wir kennen, erfüllen wir das Erfordernis einer Krebsradikaloperation ideal.

Die doppelt, also symmetrisch angelegten Aa. rectales mediae und inferiores versorgen nur einen sehr bescheidenen Teil der Mastdarmvorderwand mit ihren sehr variablen Ästen (Abb. 15, 16). Das ist eine Reminiszenz an die Kloake.

Die in den Büchern weitergetragene Meinung und ihre Abbildung, der Mastdarm würde im mittleren und unteren Drittel von den Beckenarterien symmetrisch rechts und links, sozusagen in zwei Stockwerken, arteriell versorgt, ist nicht zutreffend.

Widmer [33] hat dies präparatorisch und radiologisch überzeugend dargestellt. Ayoub [1] hat auch sehr sorgfältig bestätigend so präpariert. Am Angiographiepräparat und in vivo ist es eindeutig, dass sowohl die A. rectalis superior als auch die Aa. rectales mediae und inferiores in der Mastdarmwand untereinander verbunden sind, falls diese letztgenannten Arterien überhaupt ausgebildet worden waren. Alle diese drei Arterien können einander ersetzen, falls eine ausfällt (ligiert wird).

Der Löwenanteil dieser aus den Aa. iliacae internae entspringenden linken und rechten Beckenschlagadern ziehen zu dem Urogenitalsystem, das ja auch doppelt angelegt ist und zum somatischen Menschen gehört.

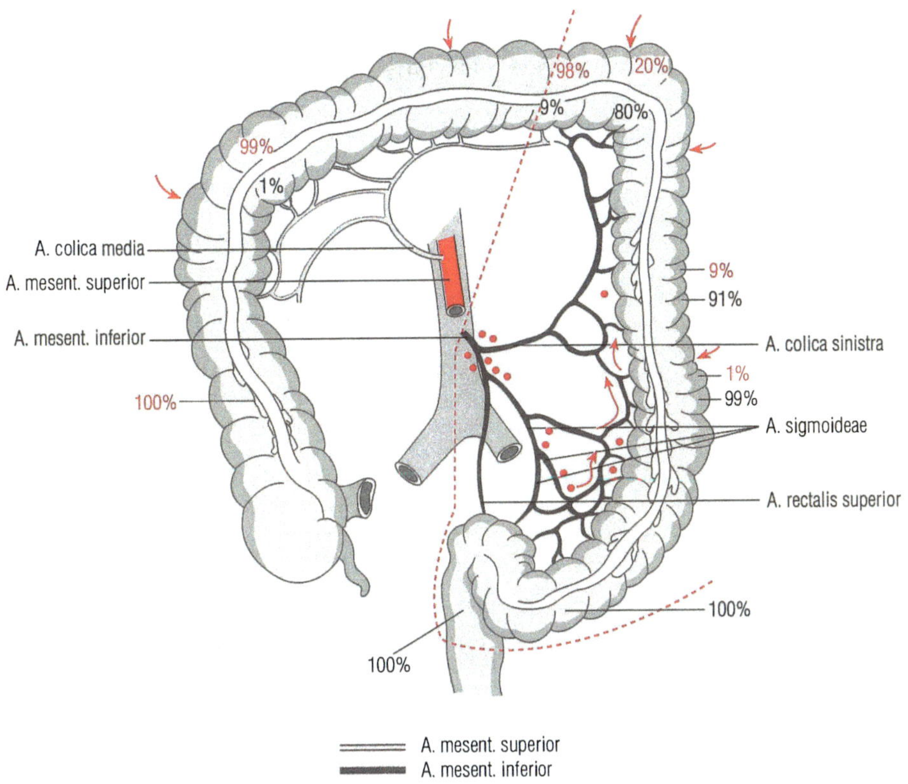

Abb. 1-17
Arterienversorgungsanteile des Dickdarms und des Mastdarms durch die Aa. mesentericae in % mit Überlappungszonen. Die Pfeile an der Sigmarandarkade zeigen den seltenen Lymphweg nach Verlegung einer Hauptmetastasenstraße an. Nur in diesem Lymphgefäßnetz am Darm ist ein seitliches Ausweichen des Lymphstroms möglich. Die Gefäße und prozentuale Versorgung des Darms durch die A. mesenterica superior mit der A. colica media und iliocolica sind rot gekennzeichnet, und die durch die A. mesenterica inferior schwarz.

Bei der Mobilisation des Mastdarms findet der Operateur diese somatischen Arterienäste an der Vorderwand immer seitlich vorne rechts und links und oft fehlen sie, selten müssen sie bei der Durchtrennung unterbunden werden. Oft genügt die Diathermie zur Blutstillung.

Diese Arterien zum somatischen Menschen, für die Harnblase und das Genitale liegen also außerhalb des Operationsfeldes für eine Rektumradikaloperation, sodass bei dessen Entfernung, und zwar in einem operablen Fall, diese niemals tangiert werden.

Routineangiographien, z. B. Aortographien über die Femoralschlagadern, zeigen nie auch nur eine Spur vom Rektum oder den Schwellkörper, der sich auch bei einer selektiven Rektumangiographie nicht zeigt, weil die Region nicht durchblutet wird. Manchmal kann man ihn aber zufällig sehen.

Trotzdem kann die A. rectalis cranialis unterbunden werden und so das ganze Mesenterium mit dem Rektum entfernt werden; auch der kleinste Mastdarmstumpf bleibt gut durchblutet. Es gibt niemals irgendwelche schwächer durchbluteten Zonen im Be-

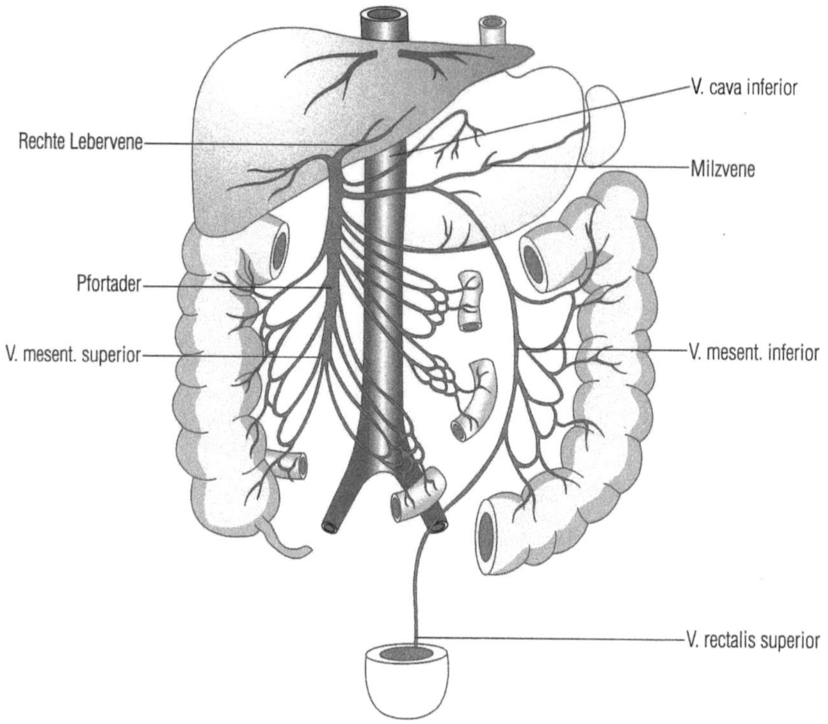

Abb. 1-18
Die Topographie der Pfortader. Die V. mesenterica inferior zieht an der Wurzel der A. rectalis superior bzw. mesenterica inferior seitlich durch das Mesokolon und mündet in die Milzvene. Sie muss nach Entfernung des Rektums bei einer Mobilisation des linken Kolons unter Schonung der arteriellen Randarkade für eine Kontinenzresektion in Höhe der Bauchspeicheldrüse noch einmal durchschnitten werden (nach Moore).

Abb. 1-19 (Abb. rechts)
Zur Nervenversorgung des Kontinenzorgans vom Onuf-Kern bzw. seinen motorischen (und sensorischen?) Ganglienzellen ziehen Nerven zum somatischen Sphincter externus und zum Beckenboden. Diese Nerven liegen unter der Fascia diaphragmatis pelvis superior (Nn. levatores) oder außerhalb der Fascia diaphragmatis pelvis inferior (N. pudendalis). Der N. pudendalis ist im Alcock-Kanal eingescheidet. Zum viszeralen Sphincter internus ziehen die Nn. rectales inferiores (Abb. 1-20b). Sie liegen auf der Fascia diaphragmatis pelvis superior. Sie kommen ebenfalls aus dem Onuf-Kern. Der parasympathische Plexus pelvicus liegt der inneren Beckenfaszie direkt an; der sympathische Plexus hypogastricus ist dem Plexus pelvicus „aufgebügelt" und vernetzt sich mit ihm. Bis zum seitlichen Umschlag der hinteren Rektumgrenzlamelle gegen die Fascia diaphragmatis pelvis superior (Abb. 1-11, 1-12, 1-14a) wird das Nervensystem des Ganglion pelvinum von der dorsalen Grenzlamelle bedeckt, bis es in die Nerven-Gefäß-Leitplatte (den perirektalen Fettkörper) einmündet.

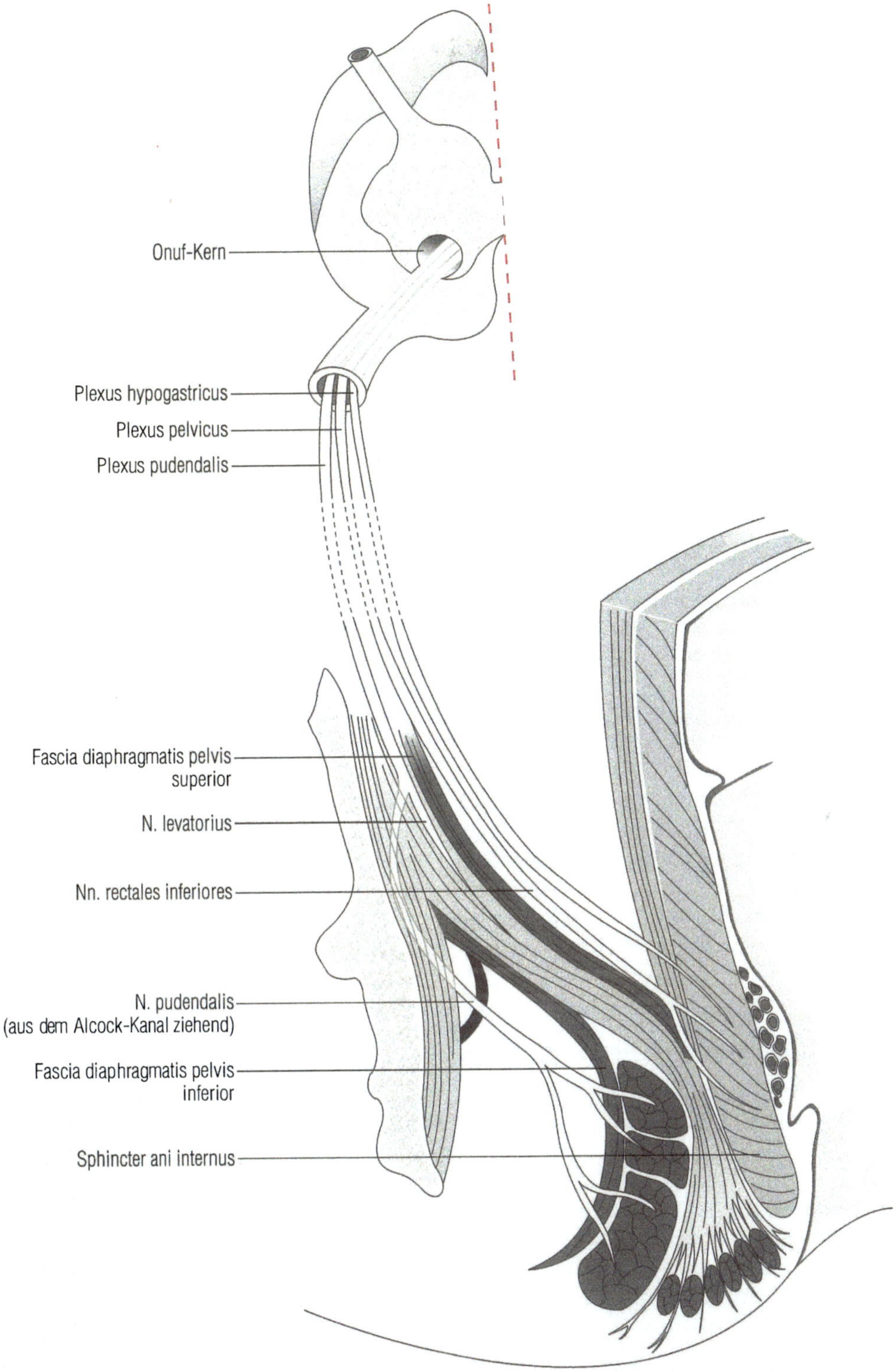
Onuf-Kern
Plexus hypogastricus
Plexus pelvicus
Plexus pudendalis
Fascia diaphragmatis pelvis superior
N. levatorius
Nn. rectales inferiores
N. pudendalis (aus dem Alcock-Kanal ziehend)
Fascia diaphragmatis pelvis inferior
Sphincter ani internus

reich des Mastdarms, wie man das z. B. an Präparaten nach der Mobilisation der Speiseröhre sieht.

Am Mastdarmstumpf übernehmen in einem solchen Fall die Aa. rectales inferiores oder mediae über das intramurale Netzwerk eine immer zureichende Durchblutung. Die Ernährung des Mastdarmstumpfes erfolgt dann rückläufig und wie die Praxis zeigt immer zureichend.

Im Gegensatz zu den Lymphgefäßen ist bei den Arterien eine Stromumkehr möglich. Wir verweisen auf die Abb. 1-15, die eine häufige Variante der Blutgefäßversorgung des Mastdarms darstellt. Die Abb. 1-16 zeigt alle Varianten der Arterienversorgung. Nur die Rektumvorderwand ist von somatischen Schlagadern durchblutet.

Die Abb. 1-17 zeigt die sich überschneidenden Durchblutungsanteile des Kolons über die Aa. mesentericae. Nur das Rektosigmoid ist bis auf die Rektumvorderwand von einer einzigen, einer viszeralen Arterie versorgt [1, 2, 26].

Die gleiche Topographie wie für die Hauptarterie gilt für die Venen, die fast alle der Pfortader angehören. Nur die Vena mesenterica inferior weicht neben der Wurzel der A. rectalis superior ab. Durch das linke Mesokolon ziehend, mündet sie unter dem Pankreas in die Vena lienalis. Bei Mobilisation des linken Mesokolons muss sie dort ligiert und durchschnitten werden (Abb. 1-18).

1.1.9
1.1.9 Die Nervenversorgung des anorektalen Kontinenzorgans

Die modernen vergleichend anatomischen, experimentellen, pharmakologischen und klinischen Untersuchungen haben erwiesen, dass wir die Nervenversorgung dieses Abschlusssystems bisher weit unterschätzt haben. Daraus resultiert das mangelnde Verständnis der Fehlleistungen und der Misserfolge der chirurgischen Therapie bei den Störungen im Abschlussbereich (Abb. 1-19).

Wir erinnern uns, der Sphincter ani externus ist doppelt angelegt und gehört somit zu dem somatischen Individuum, er wird von einem linken und einem rechten N. pudendalis versorgt. Durch die Beckenkippung beim aufrecht gehenden Menschen wird diesen beiden Nerven ein sehr langer Verlauf mit einem großen Bogen vom Rückenmark durch den Alcock-Kanal bis zum Erfolgsorgan aufgezwungen (Abb. 1-19).

Die Wurzeln des N. pudendus finden sich bei S2 und S3 und bei S4 für einen perinealen Ast. Nach diesem Wurzelursprung dann als Strang gebündelt, verläuft der Nerv in einer Faszienscheide, bis er sich im Fett der Ischiorektalgruben wieder in viele Einzeläste (Nn. rectales inferiores) aufspaltet, um die Sphinctermuskulatur zu erreichen. Selbst große Inzisionen im ischiorektalen Fett, wie sie früher z. B. für die Freilegung der gebogenen Gänge von Ischiorektalfisteln oder bei Eröffnungen von Pelvirektalinfekten üblich waren, können dieses Nervengeflecht nicht spürbar zerstören. Der Nerv verläuft nach dem Austritt aus dem Alcock-Kanal mit seinen vielen Ästen an der Außenseite des M. levator ganz knapp auf der Fascia diaphragmatis pelvis inferior, und dort ist er für das Messer nicht erreichbar.

Im Gegensatz zu den verborgenen, außen am Levatortrichter ziehenden Nn. pudendi liegen die ebenfalls doppelt angelegten Nerven für den Levator unter der Fascia diaphragmatis pelvis superior direkt auf den ganz zarten flächenhaften Einzelpartien des trichterförmig gestalteten Beckenbodenmuskelsystems. Diese Nn. musculi levatores zeigen eine sehr starke Variabilität. Manchmal versorgen sie vom Levatortrichter aus sogar einen Teil des M. sphincter ani externus. Auf die häufigen Varianten haben wir hingewiesen [26]. Eine Verletzung dieser Levatornerven ist weder bei einem rektalen noch gynäkologischen Eingriff möglich, sie kann aber bei allzu intensiver Fettfüllkörper-Entfernung mit einer unabsichtlichen Faszienentfernung durchaus möglich sein. Die Störung ist nur nach superradikalen gynäkologischen Eingriffen beobachtet.

Die vegetative Nervenversorgung der Urogenitalorgane aus dem Ganglion pelvinum ist demnach bei einer gynäkologischen Radikaloperation nicht immer vermeidbar, und die danach auftretende Dysurie ist bekannt. Eine Trennung der Nerven für die Harnblase und den Uterus ist operativ nicht möglich. Alle diese Nerven gehören mit ihren gemeinsamen Fettkörpern zum somatischen Menschen.

Das mit einem anderen Fettkörper umhüllte Rektum gehört zum viszeralen Menschen und gestattet bei seiner radikalen Entfernung mit den umhüllenden Grenzlamellen im operablen Fall elektiv nur die vegetative Nervenversorgung des Rektums zu durchtrennen, ohne die somatische Innervation zu den Urogenitalorganen auf Dauer zu zerstören. Diese Nerven, auf der Fascia diaphragmatis pelvis superior liegend, liegen bei einer Rektumexstirpation weit ab von dem Messer bis zur Urethra membranacea (s. Abb. 1-12a, 1-19), es sei denn, der Tumor hätte die Mastdarmwand weit überschritten. Das ist heute selten.

Die Motoneuronen des N. pudendus und des N. levatorius und des Ganglion pelvinum liegen im lateralen Teil des Rückenmarkvorderhorns, dieser Bezirk heißt Onuf-Kern. Er ist in der Lamia IX des Vorderhorns der Segmente S2 und S3 sogar makroskopisch zu erkennen. Seine Ganglienzellen ordnen sich dreidimensional als lange Säulen an, sie sind kleiner als die daneben liegenden Beinmotorneuronen. Bei der Frau ist diese Ganglienzellsäule kürzer als beim Mann.

Wir sollten nicht vergessen, dass zum Rektum auch viele afferente Fasern führen, nicht nur efferente, die für den anorektalen Reflex nötig und bekannt sind.

Da das Nervensystem vom Ektoderm abstammt, also vom somatischen Menschen, ist es doppelt symmetrisch angelegt, auch für alle Organe des viszeralen Menschen im Bereich des Rektums. Obwohl dieses Organsystem ja singulär ist, wird es von je zwei Nervenpaaren versorgt. Das ist die Ausnahme.

Beide analen Sphinctersysteme, also der Sphincter ani internus, der Sphincter ani externus und der Beckenbodenkomplex, bekommen über einen somatischen vegetativen Nervenplexus ihre Impulse getrennt von je einem Gangliensystem im Rückenmark, dem Onuf-Kern, oder dem Kern X. Es gibt in der Peripherie zwischen diesen beiden Schließmuskeln keine nervöse Verbindung. Wir wissen aus der Praxis, dass eine Teilexzision des Sphincter ani internus von oben her ihn teilgelähmt oder ganz gelähmt hinterlässt, weil seine Nervenversorgung durchtrennt worden ist (s. Abb. 1-19, Abb. 1-20).

Diese Ganglienzellen des Onuf-Kerns, die auch den Sphincter internus steuern, führen ein Eigenleben. So kann das Poliomyelitisvirus an diesen Zellen nicht andocken. Poliomyelitisgelähmte sind deshalb in der Regel kontinent. Die gleiche Selektion gilt für Kranke mit einem Shy-Drager-Syndrom. Das Shy-Drager-Syndrom betrifft nur diese Kernsysteme, es lähmt sie [16].

Die Nervenversorgung des inneren Schließmuskels läuft über sympathische und parasympathische Fasern, die vom Ganglion pelvinum abzweigen (Abb. 1-20b). Dieses Fasergewirr liegt mit dem flachen Ganglion auf der Fascia diaphragmatis pelvis superior wie aufgebügelt. Alle gut zu präparierenden somatischen Nerven (N. pudendus und N. levatorius) liegen dagegen direkt am muskulären Beckenboden und unter ihm, also immer unterhalb der Fascia diaphragmatis pelvis superior und inferior (Abb. 1-20a). Die Nn. levatores

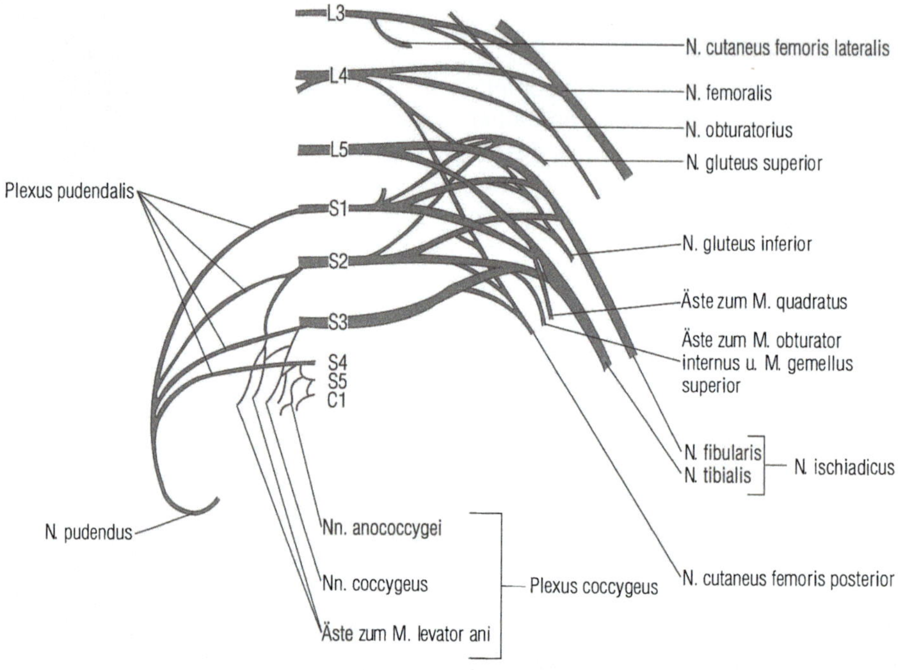

Abb. 1-20 a

a Schema der somatischen Nervenwurzeln des Plexus pudendalis für den N. pudendalis und für die Nn. levatorii. Sie sind für diese doppelt symmetrisch angelegten, somatischen Sphinkteren und die Beckenmuskulatur auch doppelt entwickelt.

sind ebenso ungeschützt auf diesen dünnen Muskellagen wie die eben genannten vegetativen Nerven. Diese beiden Nervensysteme liegen also knapp übereinander, nur durch eine Faszienlage getrennt (Abb. 1-19).

Die gleiche doppelseitige Steuerung vom Onuf-Kern her haben auch die Harnblase und ihre Sphincteren (de Groat) [3, 4, 10].

1.2

1.2 Das Lymphgefäßsystem

Die Krebschirurgie ist eine Chirurgie der Lymphknoten und der Faszien (s. Abb. 1-12b).

Die vorsorgliche Entfernung der Lymphgefässareale des Mastdarms im regionalen Abflußgebiet mit dem in den Grenzlamellen verpackten Primärtumor ist ein Grundgesetz jeder modernen Radikaloperation. Trotz modernster Untersuchungsmethoden sind wir aber bis heute nicht in der Lage, präoperativ einen Lymphknoten sicher als verkrebst zu erkennen.

Allerdings haben unsere PET-Untersuchungen erwiesen, dass die Mastdarmkrebse nur und allein die regionalen Lymphknoten befallen (Homing). Selbst fortgeschrittene Tumoren oder gar Rezidive nach einer Radikaloperation, die doch alle schützenden Faszien entfernt, zeigen Lymphknotenmetastasen immer nur im Bereich der sogenannten Hauptmetastasenstraße. Diese reicht für den Mastdarm bis zum linken Venenwinkel; eine Erkenntnis, die uns ebenfalls die PET-Untersuchungen eröffnet haben [26, 27, 28, 29] (Abb. 1-21).

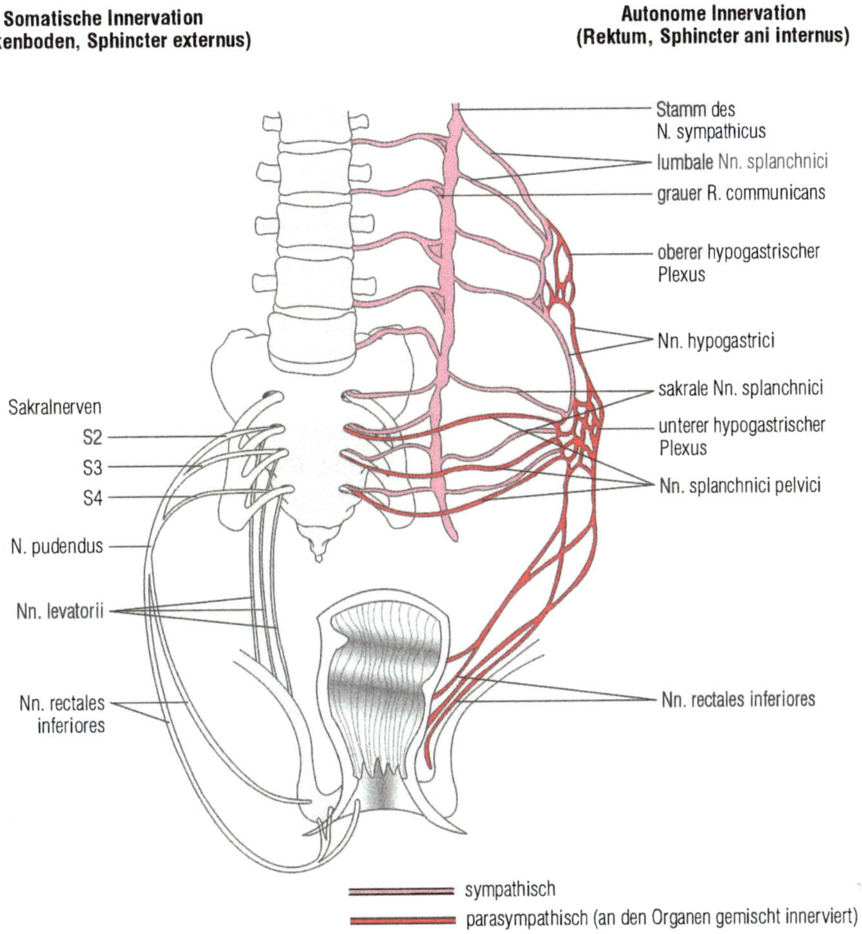

Abb. 1-20 b

b Schema der somatischen und der autonomen oder viszeralen Innervation des Kontinenzorgans. Die autonome oder viszerale Innervation ist wie die somatische doppelt angelegt. Sie innerviert aber nur ein einfach angelegtes, in sich symmetrisch entwickeltes Rektum und seinen ebenso einförmig angelegten Sphincter ani internus (nach Moore). Die Verzweigungen des N. pudendalis in der Ischiorektalgrube heißen auch Nn. rectales inferiores – Nn. pudendii könnte man sagen (vgl. Abb. 1-19).

Jedes Lymphgefäß beginnt blind im Gewebe, es eröffnet sich dem Gewebe mit sehr großen Spalten, deren Ränder wie Vorhänge mit Zugseilen auf- und zugemacht werden können.

Sehr große Partikel, wie z. B. Kohlenstaub, werden deshalb leicht in diese großen Spalten eingeschleust. Die alten Anatomen nannten die Lymphgefäße zu Recht Saugadern. Das gilt auch für Krebszellverbände. Deshalb sind Nahmetastasen so häufig. Einen aktiven Einbruch von Krebszellen in die Lymphgefäße, wie das immer wieder leichtfertig behauptet wird, gibt es nicht. Jeder Lymphgefäßbaum ist in sich vollständig geschlossen und öffnet sich nur an zwei Stellen mit zwei Hauptstämmen: in die Venen, im oberen Thoraxbereich rechts und links am brachiozephalen Venenwinkel. Regenerierende Lymphgefäße können allerdings die Venen schon in der Peripherie eröffnen (Stelzner) [29].

Im Gegensatz zum Blutgefäßsystem mit einem Zentralherz, das einen Kreislauf bildet, in dem der Druck im Kapillarbereich auf null abfällt, baut sich in den Lymphgefäßen durch die Lymphherzen schon in der kapillären Peripherie ein Druck auf. Sicher mitbedingt durch die dort sitzende Lymphgefäßmotorik, die durch Bewegungssegmente in den großen Lymphgefäßen bedingt ist, welche ganz einem Herzen gleichen. So kommen die rhythmischen Bewegungen dieser peripheren Lymphgefäßstrecken zum Lymphtransport zustande. Der Mensch hat keine besonders groß entwickelten Lymphgefäßherzen, wie viele Tiere, z. B. die Frösche, aber er hat diese unzähligen, unauffälligen Bewegungselemente, die für eine rhythmische, pulsierende Bewegung im Lymphgefäßsystem sorgen und dies ist durchaus mit der Funktion des Zentralherzens zu vergleichen. Der Schlagrhythmus dieser Lymphgefäßherzen ist allerdings langsamer wie ein Herzschlag, aber er passt sich ihm an. Wenn das Herz schneller schlägt, schlagen auch alle diese Lymphgefäßherzen schneller.

Alle Lymphbahnen sind Einbahnstraßen. Klappen verhindern einen retrograden Transport der Lymphe. Die immer wieder behauptete Möglichkeit eines retrograden Transportes bei fortgeschrittenen Tumoren ist anatomisch nicht möglich [29] (s. Abb. 1-17).

Die im Lymphgefäßsystem zwischengeschalteten Lymphknoten tauchen im Fettgewebe auf, was in der Regel von definierbaren Faszien eingehüllt wird. Die Trennung der Lymphknotengruppen durch die tumordichten Hüllfaszien ist ganz eindeutig, wie wir das schon beim Verhalten der Arterienversorgung des Rektums beschrieben hatten. Auch für die Lymphgefäße gibt es wie für die Blutgefäße keine transfaszialen Querverbindungen bei viszeralen Organen. Auf die für die chirurgische Praxis wichtige Entwicklung der das Lymphorgan tragenden Beckenfettkörper haben wir im Abschnitt Embryologie verwiesen.

1.2.1 Das Lymphgefäßsystem des Rektums, des Anus und des Colon pelvinum

Rektum

Das Rektum als Viszeralteil hat ein einziges Mesenterium wie der Darm und deshalb nur eine einzige Hauptmetastasenstraße. Sie zieht mit den Blutgefäßen von kaudal nach kranial nach abdominal. Auch an dem meterlangen Darm gibt es nur ein Mesenterium und darin von peripher nach zentral ziehende Lymphbahnen. Es gibt keine primären seitlichen Abflüsse (Abb. 1-21).
Die früher angewendete direkte Lymphographie durch Einspritzen von Farbe oder einem Kontrastmittel über die Beine zeigt nur somatische Lymphbahnen und Lymphknoten. Inguinale und iliakale, rechts und links, nur dort werden sie abgebildet. Sie sind dem Urogenitalsystem zuzurechnen, das zum bilateral symmetrischen somatischen Teil des Menschen gehört. Das viszerale Rektumareal bleibt leer.

Paraaortal an der Wurzel der A. mesenterica inferior mischen sich somatische (inguinale und iliakale) und viszerale (rektale und intestinale) Lymphgefäße und enden mediastinal und letztendlich am linken Venenwinkel, in dem der Ductus thoracicus in die Vena brachiocephalica einmündet.

Erst das PET hat uns diese sehr lange kaudokraniale Metastasenstraße erkennen lassen. Chirurgisch ist sie nur bis zum Ursprung der A. mesenterica inferior entfernbar. Dort endet sie für den Operateur.

Die theoretisch von Nahmetastasen zu begehenden Lymphwege von der kleinen „somatischen“ Vorderwand des Rektums nach

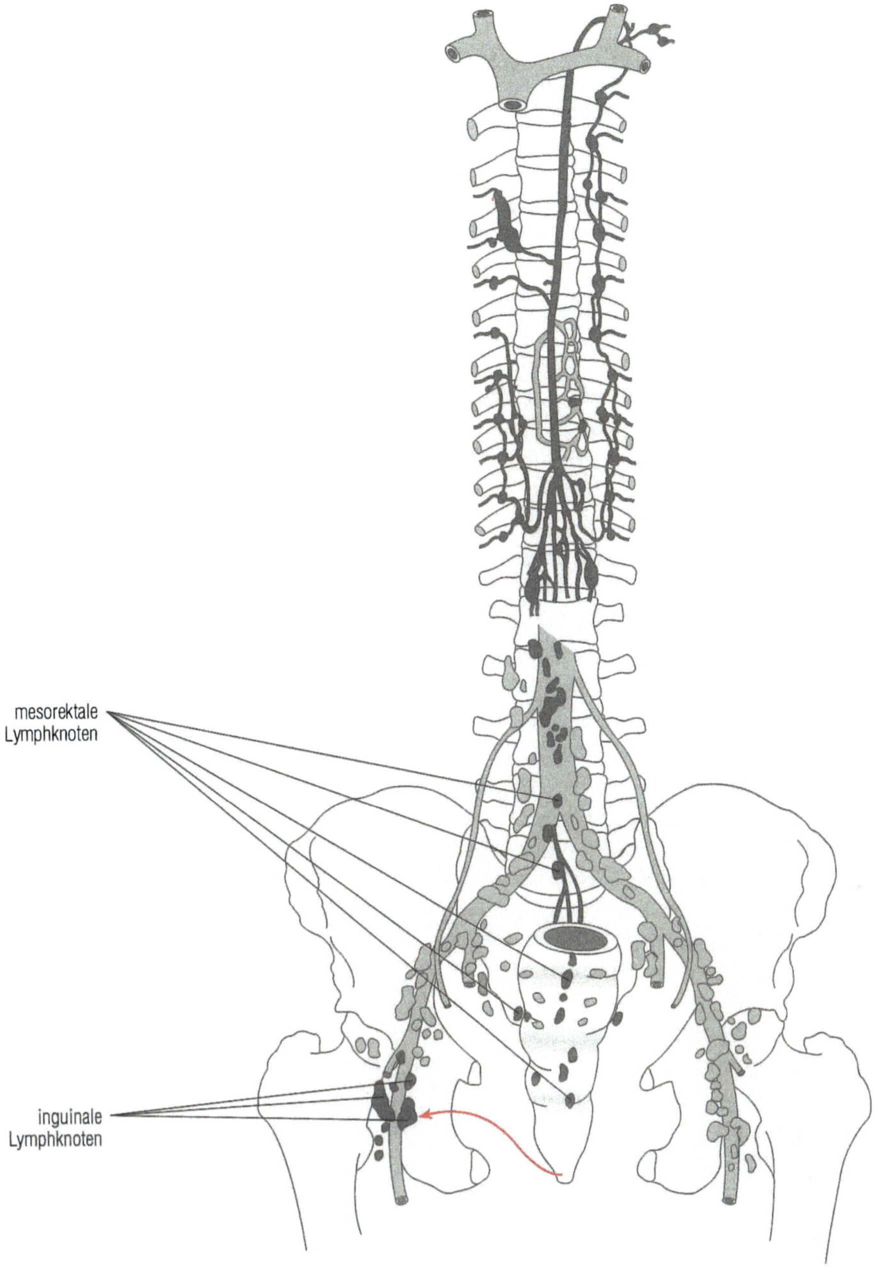

Abb. 1-21
Die Lymphabflussstraße mit den Lymphknoten des Rektums (viszeral = dunkelgrau). Die iliakalen Lymphwege und Lymphknoten (somatisch = hellgrau) werden sogar beim Rektumkarzinomrezidiv von Metastasen gemieden. Ein seltener Weg für ein Mastdarmkrebsrezidiv und für ein Analkarzinom verläuft nach inguinal (viszeral = dunkelgrau). Gemeinsame Lymphwege (somatisch und viszeral) gehen zum linken Venenwinkel (dunkelgrau). Die Hauptmetastasenstraße ist die mesorektale. Sie hat keinen Anschluss an die iliakalen Lymphknotenregionen.

rechts und links iliakal werden in der Praxis nie begangen. Das PET zeigt selbst bei einem Rektumkarzinomrezidiv im kleinen Becken, wo die schützenden Grenzlamellen ja weggenommen worden sind und die Hauptmetastasenstraße entfernt worden ist, nur den kaudokranialen „Rest"-Metastasenweg evtl. nach einer lymphknotenfreien Lücke; obwohl doch gleich nebenan die somatischen Wege offen zur Verfügung stünden.

Wir wissen wenig über Schub- und Sogkräfte aller dieser primitiven Lymphherzen, die in der Peripherie in diesen vielen Lymphgefäßen arbeiten. Aber offenbar ist die Sog- oder Schubkraft im viszeralen Bereich von kaudal nach kranial sehr viel stärker als nach rechts und links in somatischer Richtung. Deshalb definieren wir: Es gibt gemiedene und bevorzugte Lymphwege, der kaudokraniale ist der weitaus bevorzugte, die Hauptmetastasenstraße. Die seitlichen Landstraßen und Saumpfade werden gemieden.

Da das Mesorektum nur bis zum unteren Rektumviertel reicht (s. Abb. 1-12b), endet (bzw. beginnt) dort die Hauptmetastasenstraße. Niemand hat je bei den digitalen rektalen Untersuchungen einen Lymphknoten in diesem unteren Viertel getastet. Das Mesorektum ist extraperitoneal breiter als ein intraperitoneales freies oder verklebtes Mesenterium. Zeigen sich in situ z. B. in vivo beim MR seitlich rechts und links neben dem Rektum Lymphknoten, so liegen die auch an Lymphbahnen, die lateral abgeschlossen nach kranial ziehen oder, wie die Abb. 1-21 zeigt, im Bereich des arteriellen Gefäßbaumes der A. rectalis superior.

Selbst am herausgenommenen ausgebreiteten Präparat sind seitlich liegende Lymphknotenmetastasen selten (Goligher, Grinnell. 0,6 % werden angegeben). Andere Zahlen betreffen immer sehr fortgeschrittene Fälle, aber selbst die metastasieren nicht somatisch, seitlich, wenn es wirklich echte Rektumkrebse gewesen sind.

Jeder Operateur, der von abdominal das ganze Rektum im blutlosen retrorektalen Spalt hinter der dorsalen Grenzlamelle mobilisiert (s. Abb. 1-11, 1-12b), kann seit 1908 (Miles) das Mesorektum gar nicht zurücklassen. Er muss nur die Fusion der dorsalen Grenzlamelle am unteren Viertel mit dem Kreuzbeinperiost durchschneiden oder durchreißen. Ohne diese Maßnahme würde das Rektum nicht richtig zu mobilisieren sein und der „Obduzentengriff" wäre unvollständig.

Keine PET-Aufnahme eines Rezidivs zeigt ein zurückgelassenes verkrebstes Mesorektumteil.

Von sakral operierend, heute obsolet, kann man sich im Mesorektum verirren und Teile des Lymphknotenareals zurücklassen (PET-Arbeit Stelzner) [27, 29].

Analregion

Die Analregion ist eine Grenzzone, der 11 Lymphwege offenstehen. Sie ist somatisch, hier gibt es rechts und links. Sie ist an den viszeralen Teil des Kontinenzorgans, das Rektum, angeschlossen. In der Praxis wird auch beim Analkarzinom weit überwiegend der kaudokraniale viszerale Hauptweg und erst später der inguinale somatische Lymphweg beschritten. Wahrscheinlich ist das eine Folge der übermächtigen Sogkraft der Lymphherzen im Bereich der Hauptmetastasenstraße des Rektums (Abb. 1-21).

Wie wir mit dem PET nachweisen konnten, entwickelt sich selbst bei einem Rezidiv nach einer Rektumamputation und nach Entfernung der Hauptmetastasenstraße häufiger ein paraaortales Metastasenabsiedlungsareal als ein inguinales oder iliakales, obwohl einem Rezidiv doch alle diese Wege viel näher offenstünden. Auch hier beim Analkarzinom, das ja heute überwiegend chemotherapeutisch behandelt wird, müssen also keineswegs alle potenziellen Nahmetastasenwege oder Stationen vom Operateur berücksichtigt werden [29].

Eine retrograde Metastasierung kann es anatomisch weder für den Mastdarmkrebs noch für das Analkarzinom geben. Die klappenbewährten Lymphherzen machen alle abdominalen abführenden Lymphgefäße zu Einbahnstraßen. Ein klappenfreies Lymphgefäßnetz gibt es nur intramural (in der Darmwand), ein klappentragendes Netz parakolisch an den arteriellen Gefäßarkaden. Nur dort kann ein Lymphstrom vor dem vielleicht verlegten Hauptgang nach oben oder unten, also seitlich, ausweichen (Abb. 1-17).

Die früher publizierten und bis in die jüngste Zeit histologisch nachgewiesenen „retrograden" Nahmetastasen im Mesorektum sind Täuschungen [28]. Hier hat man am herausgenommenen Präparat den geöffneten Darm fixiert und das Mesorektum sich selbst überlassen. Da rutschte oder fiel es dann auch einmal nach kaudal, sogar bis über das untere Viertel hinaus, wo es normalerweise in situ gar kein Mesorektum gibt (Abb. 1-12b) [32].

Kolon

Das Colon pelvinum nimmt eine Sonderstellung ein.

Diese hier so oft betonten Einbahnstraßen des Lymphgefäßsystems im Bereich des Rektums, die also nur in eine Richtung, nämlich nach abdominal ziehen, dort, wo im Bereich des Dickdarms die Gefäßarkaden begonnen haben, gelten für die abführenden Lymphgefäße auch im Bereich des Kolons und des Dünndarms. Im Bereich des Kolons gibt es aber Lymphgefäße, die zwischen den Stammgefäßen der Aa. sigmoideae und dem Lymphstrom nach rechts und links begangen werden können. Dieses paraarkadische Lymphgefäßnetz gestattet trotz der Klappen seitliches Ausweichen, weil es ein Netz ist (Abb. 1-17) [26].

Meist gibt es keine Gefäßarkade (Marginalarterie) zwischen der letzten Sigmaarterie und der A. rectalis cranialis, die sich aber selbst vor dem Promontorium schon einmal verzweigen kann. Krebse im untersten Sigma und im Colon pelvinum, die aus Radikalitätsgründen nach der Exzision eine Anastomose im oberen Rektumdrittel angelegt bekommen, können im letzten Arkadenabschnitt ihre Einbahnlymphgefäße, die ja immer mit den Arterien ziehen, zu den distal des Tumors gelegenen Lymphknoten schicken und somit distal des Tumors Lymphknotenmetastasen ausbilden (Abb. 1-17). Distal gerichtet heißt aber nicht retrograd = Stromumkehr.

Wir müssen also beim Krebs im Bereich des Colon pelvinum deshalb unsere Resektionslinie sehr weit in die Rektumampulle hineinlegen, um die hier distal des Tumors liegenden, aber orthograd entstandenen Lymphknotenmetastasen wie geplant geschlossen mit dem Tumor herauszunehmen [26].

Bei der Dopplerstaplertechnik ist heute die tiefe Anastomose im mesorektumfreien unteren Viertel einfach und sicher möglich (Abb. 1-12b).

Die Topographie des Colon pelvinum ist von großer Vielfalt und seine Arterienverbindung zum Rektum ebenfalls. Basmajian [2] (1954) weist z. B. in 9,7 % der Fälle auf eine gut entwickelte Gefäßarterie zwischen der untersten Sigmaarterie und der A. rectalis superior hin [1, 2]. Meist ist aber keine verbindende Arkade zwischen dem Sigma bzw. dem Colon pelvinum und dem Rektum entwickelt (s. Abb. 1-17). Der Mastdarm ist ein Kloakenabkömmling und seine Arterien und damit seine Lymphgefäße sind vom Colon pelvinum getrennt. Die Arterienarkade am Kolon läuft vom Zoekum bis zum Colon pelvinum ununterbrochen durch und damit auch die Lymphgefäße (s. Abb. 1-17).

Nur an der Flexura lienalis am Kolon kann die arterielle Randarkade sehr dünn sein. Dann ist dort meist eine zweite, starke, parallel laufende Arterienbahn angelegt oder sehr selten eine dritte Arkade zu beobachten. Das ist die Riolan-Anastomose (s. Abb. 1-17).

Deshalb müssen wir bei einer Kolonresektion bei einem Karzinom distal und proximal vom Tumor weite Abstände einhalten und potenziell vom Krebs befallene

Lymphknoten, die auch nicht retrograd verkrebst sind, aber die durch nach rechts und links verlaufende Lymphgefäße infiziert sein können, zu erfassen [26, 29]. Es gibt also auch beim Kolon nur eine orthograde Metastasierung, aber über den Arkadenbereich auch distal von der Geschwulst. Nicht so am extraperitoneal isolierten Rektum, da ziehen alle Lymphgefäße nach abdominal und nur in eine Richtung eine seltene Ausnahme (siehe oben) (Abb. 1-17).

1.3

1.3 Die Funktion des anorektalen Kontinenzorgans

Die Grundlage der Abschlussfunktion ist die natürliche Spontanaktivität aller abdichtenden Sphincteren. Sie ist auch dem craniopharyngealen Abschlusssystem eigen. Die durch sie bedingte Muskelkontraktion ist ermüdungslos, Tag und Nacht wirksam und erlischt (teilweise) in Narkose und beim Tode. Sie kann durch schwere Erkrankungen wie Infekte direkt oder indirekt, reversibel oder über Neuropathien irreversibel beeinflusst werden. Alle anderen, zwischen den kranialen und kaudalen Abschlusssphincteren liegenden, sind überwiegend regulierende Ringmuskeln.

Im Mittelpunkt der Abschlussleistung anal steht der Sphincter ani internus und der durch seine Dauerkontraktion erigierte Schwellkörper, das Corpus cavernosum recti. 80 % der Kontinenzkraft entfallen auf diesen vom Willen unabhängigen viszeralen Sphincter-Abschnitt (Abb. 1-22).

Diese natürliche Spontanaktivität haben auch der Beckenboden und alle externen Sphincteren. Ihre Kontraktionskraft kann willkürlich und reflektorisch, z. B. beim Husten, verstärkt werden. Sie ist aber willentlich nicht vollständig zu unterdrücken. Sie hat demnach eine regulierende Funktion. Querschnittsgelähmte sind deshalb inkontinent, weil sie ihren Willkürimpuls verloren haben und den Lockerungsreflex des Sphincter internus ebenfalls. Der Sphincter internus bleibt also dauernd geschlossen. Sie müssen sich ihr Rektum periodisch artifiziell entleeren. Es ist bis heute rätselhaft, warum Teilquerschnittsgelähmte total inkontinent sind und den Tonus ihrer Sphincteren verloren haben.

Das sich mit dem Darminhalt anfüllende Rektum vermittelt über efferente Nervenfasern über seine Wanddehnung als Dehungsrezeptor Impulse, die den Sphincter ani internus mit der automatischen Schwellkörpererektion informieren und dessen Abschlussfunktion im Sinne eines Schnürverschlusses als Effektor verstärken. Das ist die Grundlage des wasserdichten Abschlusses.

Ist die Rektumanfüllung aber stärker geworden, erschlafft reflektorisch der Sphincter ani internus, und der Darminhalt erreicht den hochsensiblen Rezeptor der Analakanalhaut und über diese wird der Sphincter externus effektorisch eingreifen und willentlich den Darminhalt zurückdrücken oder reflektorisch beim Husten oder im Schlaf den Abschluss verstärken. Wir sprechen von einem negativen Feedback-Regelkreis (s. Abb. 1-19, 1-20a, b, 1-22).

Alle diese Dehnungsempfindungen und Kontraktionsantworten laufen über efferente und afferente Fasern über die Steuerungskerne des Rückenmarks (Onuf-Kerne) und werden auch in heute nachzuweisenden Zonen des Großhirns verarbeitet.

Jeder operative Eingriff in dieses System, ob peripher oder im Bereich der Nervenwege, direkt oder indirekt, kann diesen Ablauf empfindlich stören. Ich verweise nur auf die weithin unbekannte Innervationsanatomie des inneren, für die Kontinenz so wichtigen Schließmuskels (s. Abb. 1-19, 1-20).

Der Abschlusseffekt dieses angiomuskulären Schnürverschlusses ist über den negativen Feedback-Regelkreis doppelt gesichert und wird mit zwei alternativ arbeitenden Türen verglichen. Dabei werden auch die als Rezeptor funktionierenden Hohlorgane als effektorische Abschlusssysteme passager eingesetzt [21, 26].

Den negativen Feedback oder diesen anorektalen Reflex kann nach Entfernung des Rektums und sein Ersatz durch ein Kolon- oder Ileumtaschensegment zumindest teilweise auch der muskuläre Beckenboden übernehmen, der ja auch in diese Spontanaktivitätszone gehört.

Die Funktion der Muskelschlinge des M. puborectalis wurde überschätzt. Man meinte, sie könne das Rektum abknicken und trüge so zur Kontinenz bei. Viele Tiere haben gar keinen Beckenboden. Sie sind trotzdem vollständig kontinent, nur durch ihre Sphincteren. Besonders eindrucksvoll kann man das beim weiblichen Känguruh sehen. Es verschließt als Kloakentier das Rektum kontinent nur mit einem Sphincter ani internus. Wir können nicht oft genug betonen, wie wichtig dieser für 80 % der Abschlusskraft übernommene, weithin vergessene Muskel für die Kontinenz des Menschen ist.

Alle Hohlorgane im kleinen Becken sind durch spontanaktive Muskelsysteme gekennzeichnet. So verschließt sich die Urethra, die Cervix uteri und der Rektumsphincerblock. Das sind die drei Außentüren.

Durch Dehnung jedes einzelnen Hohlorgans verstärkt sich der Verschluss dieser Außentür. Gewinnt das Hohlorgan aber über seine Anfüllung selber einen immer stärkeren Tonus seiner glattmuskeligen Wand, so wird einmal ein Höhepunkt erreicht, bis der Entleerungsdrang einsetzt und das Hohlorgan den Inhalt austreibt. Das ist nur unter einer enormen Tonusverstärkung des Hohlorgans möglich. Die Außentür geht jetzt auf, wenn der Wille es gestattet, und die austreibende Hohlkugel bildet so lange eine passager geschlossene Innentür, bis sich nach der Entleerung die Außentür

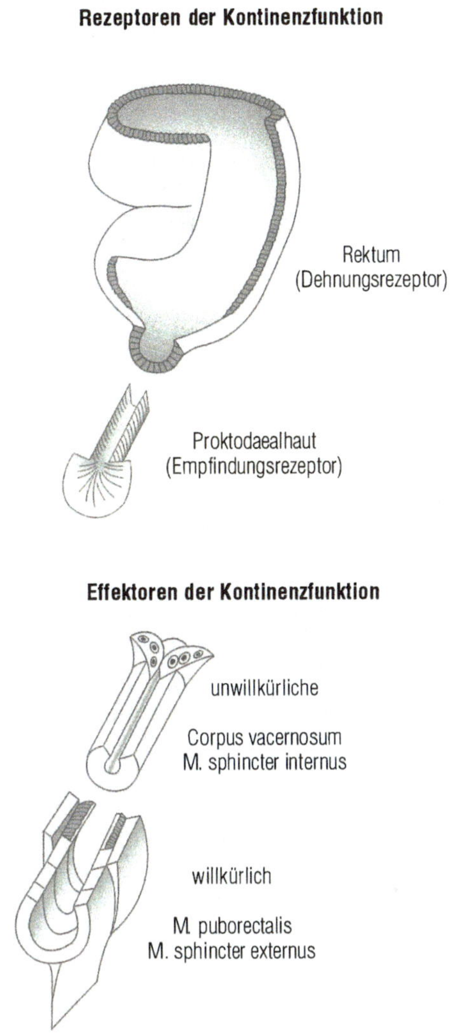

Abb. 1-22
Regelkreis am anorektalen Kontinenzorgan mit negativem Feedback. Der Dehnung und Berührung der Rezeptoren (Rektum- und Analkanalhaut) folgt eine Kontraktion bzw. Kontraktionsverstärkung der Effektoren (aller Sphinkteren).

wieder schließt und die innere sich wieder öffnet, um einer neuen Anfüllung Platz zu machen. Der Sphincter internus erschlafft, und jetzt kann sich der erigierte Schwellkörper transsphinktär entleeren, der Weg ist frei.

Wichtig ist, dass bei einer Kontraktion der Sphincteren die Analhaut runzelnde und in den Analkanal hineintamponierende M. corrugator ani bei der Erschlaffung der Sphincteren über das sich kontrahierende und seinen Inhalt austreibende Rektum jetzt den Analkanal öffnet und offen hält.

Bei den urologischen Sphincteren ist diese Funktion der inter-, hier auch episphinctären Längsmuskulatur noch augenfälliger. Hat doch die weibliche Harnröhre nicht nur zwischen den Sphincteren eine starke Längsmuskulatur, sondern auch eine solche auf dem Sphincter internus als erste Muskelschicht unter der Harnröhrenschleimhaut, vergleichbar dem M. canalis ani.

Beim Uterus agieren diese Doppeltüren nur gelegentlich - oder nie. Nach einem Partus bildet der kontrahierte Uterus über Tage die geschlossene Innentür, bis sich die überstrapazierte Außentür über Stunden und Tage wieder tonisiert und abschließt. Die Frau ist kontinenzschwächer als der Mann und durch Partus und Obstipation zusätzlich gefährdet.

Beide Geschlechter verlieren mit zunehmendem Lebensalter Teile ihrer Kontinenzkraft. Spontan oder erworben gehen mit der physiologischen und erworbenen Inkontinenz nicht nur die peripheren Aktionselemente wie die Muskulatur zugrunde, sondern auch die diese steuernden Ganglienzellen im Rückenmark.

Wir kennen heute vielerlei Messmöglichkeiten, die Kontinenzkraft zu objektivieren. Das müssen nicht immer komplizierte Apparate sein. Interessant für unsere Darstellung hier ist die nachzuweisende Nervenleitungsstörung im Bereich des N. pudendalis. Sie ist aber tatsächlich bei der digital transrektalen Messtechnik eine objektive Leitungsverzögerung nicht nur des N. pudendalis, sondern auch die der bis heute im einzelnen weithin unbekannten Nervenversorgung des Sphincter ani internus (s. Abb. 1-19) [26].

Jeder periphere Nervenschaden ist letztlich mit einem Absterben seiner Ganglienzelle verbunden. Wir haben darauf hingewiesen, dass die bei einer Beinamputation durchschnittenen Nerven eine Atrophie der betroffenen Rückenmarkseite bewirken. Das gilt auch für das Kontinenzorgan, dessen Schaden deshalb bis heute irreversibel sein muss. Eine Stammzellenimplantation liegt noch in weiter Ferne, deshalb muss jede periphere Maßnahme zur Inkontinenzbehebung nur einen mäßigen Erfolg erwarten lassen. Ebenso kann die tiefe Kontinenzresektion nie mehr ein voll funktionierendes Kontinenzsystem zur Folge haben. Sicher ist auch abzusehen, dass im Laufe des Lebens die mit einer Ileumtasche versorgten Proktokolektomierten im Laufe ihres Lebens inkontinent werden. Erfahrene Rektumchirurgen wissen, dass bei Frauen eine tiefe Kontinenzresektion oft eine passagere Vorlage lebenslang über Nacht erforderlich macht [26].

In der Praxis wird aber auch ein Defekt des Kontinenzorgans einem Colostoma vorgezogen.

Es sei auf die über Monate nötigen Kolostomiesetspülungen defekter Kontinenzsysteme nach tiefen, knappen Kontinenzresektionen bis zu ihrer Erholung verwiesen. Die Operierten müssen Geduld haben [26].

Literatur

1. Ayoub SF „Arterial supply of the human rectum" Acta anat 100, 317–327, 1978
2. Basmajian JV „The marginal anastomoses of the arteries to the large intestine" Surg Gynec Obstet 99, 614–616, 1954
3. Dorschner W, Rothe P, Leutert G „Der Aufbau der Schließmuskelsysteme der Harnblase" Anat Anz, Suppl, 797–799, 1989
4. Dorschner W, Rothe P, Leutert G „The Musculus dilatator urethrae" Urol Int 52, 189–193, 1994
5. Fritsch H „Topography of the pelvic autonomic nerves in human fetuses between 21–29 weeks of gestation" Anat Embryol 180, 1, 57–64, Berlin 1989
6. Fritsch H „Entwicklung der Fascia recti" Anat Anz 170, 273–280, 1990
7. Fritsch H, Kühnel W „Development and distribution of adipose tissue in human pelvis" Early Hum Develop 28, 79–88, 1992
8. Fritsch H, Kühnel W, Stelzner F „Entwicklung und klin. Anatomie der Adventitia recti" Langenbecks Archiv 381, 237–243, 1996
9. Fritsch H „Anatomie und Topographie des Beckenbodens" Neurologie des Beckenbodens, Verlag Chapman und Hall, Hrsg. Jost WJ, 7–14, 1997
10. Groat de WC „Anatomy and Physiology of the lower urinary tract" Urologic Clinics of North America 20, 3, 383–405, 1993
11. Hansen HH „Die Bedeutung des Musculus canalis ani für die Kontinenz und anorektale Erkrankungen" Langenbecks Arch, Klin Chir 341, 23–37, 1976
12. Hansen HH, Heine H „Vergleichende und funktionelle Morphologie des M. canalis ani bei tetrapoden Säugetieren und Primaten" Gegenb. Morph Jahrbuch 123, 699–707, 1977
13. Hansen HH, Stelzner F „Proktologie" 2. Aufl, Springer Verlag, Berlin, 1987
14. Hinrichsen KV, Hrsg. „Humanembryologie" Springer Verlag, Heidelberg, 1990
15. Kampmeier OF „Evolution and comparative Morphology of the lymphatic System" Thomas CH C, Publisher, Springfield 11, USA, 1969
16. Lillus HJ „Fistula in ano" Acta Chir Scand, Suppl 1, 1-338, 1968
17. Mevis J, Pennincks F, Eggermont E „Neuro pathology of Hirschsprung's disease en face study microdisekted intestine" Hepatogastroent 37, 596-600, 1990
18. Moore KL „The developing human" 4. Auflage, Saunders Verlag, Philadelphia, 1988
19. Neuhuber WL, Appelt M, Polak JM „Rectospinal neurons" Neuroscience 56, 367-378, 1993
20. Sabin F „The lymphatic system in human embryo, with a consideration of the morphology of the system as a whole" Am J Anat 9, 43, 1909
21. Sellheim H „Die Befestigung der Eingeweide im Bauche" Z Geburtsheilkunde und Gynäkologie 80, 1–52, 1918
22. Sherson ND, Philips FBM „Levator ani muscle" Anorectal Surgery, ED, Hughes ES, Cuthbertson AM, Chapman and Hall, 17–26, London, 1973
23. Starck D „Embryologie" 3. Auflage, Thieme Verlag, Stuttgart, 1975
24. Starck D „Vergleichende Anatomie der Wirbeltiere" Bd III, Springer Verlag, Berlin, 1978-1982
25. Stelzner F, Fleischhauer K, Fritsch H „Die chirurgische Anatomie der Genitalnerven des Mannes und ihre Schonung bei der Exzision des Rektums" Chirurg 60, 228–234, 1989
26. Stelzner F „Die Chirurgie an den viszeralen Abschlusssystemen" Thieme Verlag, Stuttgart, 1998
27. Stelzner F „Über 50 Jahre persönliche Erfahrungen mit der Radikaloperation des Rektumkarzinoms" Das Konzept der totalen mesorektalen Exzision, Karger, Basel. Hrsg, Büchler etc, 248-259, 1998
28. Stelzner F „Irrwege der Proktologie und ihre Folgen" Coloprotology 23, 73-80, 2001
29. Stelzner F, Rühlmann J „PET-Untersuchungen des rückfälligen Rektumkarzinoms. Gesetzmäßigkeiten der Lymphmetastasierung viszeraler und somatischer Karzinome" Chirurg 72, Teil 1, 547-560, Teil 11, 818-821, 2001
30. Tobin CE, Benjamin JA, Weles J "Continuity of the fasciae lining the abdomen pelvis and spermatic cord" Surg Gynecol Obstet 83, 575–596, 1946
31. Tobin CE, Benjanün JA „Anatomical and surgical restudy of Denonvillier's fascia" Surg Gynecol Ostet 80, 373–388, 1945
32. Westhues H „Die pathologisch-anatomischen Grundlagen der Chirurgie des Rektumkarzinoms" Thieme Verlag, Leipzig, 1934
33. Widmer O „Die Rectalarterien des Menschen" Z Anat Entwickl-Gesch 118, 398-416, 1955

1.4

1.4 Gibt es eine Problematik der totalen mesorektalen Exzision (TME)?

Die Monographie „Das Konzept der totalen mesorektalen Exzision" müssen wir kritisch betrachten, zumal schon das Titelbild dieses Buches nicht den anatomischen Tatsachen entspricht [6].

Heute vermeiden wir gerne die Polemik, wir schweigen uns lieber an und vertrauen auf die verrinnende Zeit.

Auffallend ist, dass weder in den USA noch in England kaum jemand von der TME [6] Notiz nimmt. Bei der Literatursuche ist das leicht festzustellen. Den meisten Chirurgen dort sind viele der nachfolgenden Tatsachen bekannt.

1. Das Mesorektum reicht nicht bis zum Beckenboden hinunter [6]. Sondern das untere Viertel hat kein Mesenterium [5, 6]. Die Blut- und Lymphbahnen laufen im unteren Viertel intramural (Kloakenreminiszenz) (s. Abb. 1-3a, 1-13).
   Im unteren Mastdarmdrittel sitzen aber die meisten Lokalrezidive (30 %)! [1].
   Lymphbahnen und Lymphknoten gibt es vom ganzen Intestinum nur in einem einseitig am Darmrohr ansetzenden Mesenterium und nirgendwo sonst. Sie fehlen auch an der Mastdarmvorderwand.
2. Wie die anatomischen, vergleichend anatomischen klinischen und die PET-Untersuchungen Stelzners [5, 6, 7, 8] beweisen, kann es keine Lymphknotenmetastasen beim Rektumkarzinom unterhalb eines unteren Mastdarmkrebsrandes geben. Die makroskopische tastbare Tumorgrenze entspricht auch der histologischen. Der Mastdarmkrebs wächst nicht intramural [1, 4, 5, 6, 7].
   Die Lymphknotenmetastasen, die selten wenige mm oder cm unterhalb eines Karzinoms im Mesorektum histologisch nachgewiesen wurden [5], werden alle am herausgenommenen Präparat gewonnen. Ihre Topographie ist dann eine Täuschung. Wie üblich hat man das aufgeschnittene Rektum aufgespannt fixiert. Sein Mesenterium hat man aber sich selbst überlassen. Dann kann es auch, distal des Tumors flottiert, fixiert werden [7, 8]. In situ gibt es weder seitliche noch distale Lymphknotenmetastasen.
   Einer Täuschung ist auch Westhues 1934 erlegen [5, 6], der die ausschließlich proximale Lymphknotenmetastasierungsrichtung am Mastdarm nachgewiesen hat. Er hatte bei diesen Untersuchungen das Mesorektum vom Operationspräparat abgelöst, aufgehellt und die Lymphknoten bzw. die dort abgesiedelten Metastasen dokumentiert. Seine Gehilfen haben dann das Mesorektum in der Regel so auf den Darm zurückgelegt, dass das Mesorektum bis zum Analrand reicht, und das ist falsch [6, 7, 8].
   Dukes hat im gleichen Jahr (1933) am Mesorektum, das er am herausgenommenen Präparat belassen hatte, dessen Fett mit Sudanrot angefärbt, dann sah er an einem Flachschnitt die Lymphknoten ungefärbt und konnte natürlich dort auch den Metastasenbefall histologisch dokumentieren [7, 8].
   Deshalb gibt es z. B. in den Publikationen des St. Marks-Hospitals in London, wo Dukes mir das selbst gezeigt hatte, an jedem Präparat die lymphknotenfreie Zone im unteren Mastdarmviertel, und das ist wichtig (Stelzner PET-Untersuchungen). Stelzner prägte 1999 [8] den Begriff der bevorzugten, gemiedenen und erzwungenen Lymphwege. Der Mastdarmkrebs begeht, wie auch das PET zeigt, nur eine einzige Hauptmetastasenstraße entlang der A. rectalis superior, selbst wenn er rezidiviert [5, 6, 7, 8].
3. Hartmann hat 1923 die damals sehr gefährliche abdomino-sakrale Rektumam-

putation durch die viel weniger belastende Inkontinenzresektion für geeignet liegende Rektumkarzinome ersetzt. Bei operablen Fällen wurde nie ein Krebsrezidiv im in situ belassenen Mastdarmstumpf beobachtet, obwohl ein Großteil des Mesorektums mit seinen Lymphknoten im Körper zurückgeblieben ist [8]. Das hat Dixon [3] auch bei den „Hartmannstümpfen" in der Majo-Klinik beobachtet. Sie waren krebsfrei, trotz des an ihnen verbliebenen Mesorektumteils. Das veranlasste Dixon 1930 [3] in einem zweiten Schritt eine kolorektale Anastomose anzulegen.
Seine heute überall ausgeübte „anterior Resektion" war erfunden.
Am Ende seiner operativen Laufbahn hat Dixon [3] 1948 seine Heilungsergebnisse bei 340 Operierten mitgeteilt. Bei 250 hatte er mit der „anterioren Resektion" das Kontinenzorgan erhalten. Bei den 11–20 cm hochgelegenen Tumoren, bei denen sicher das Mesorektum zurückgelassen wurde, hatte er eine höhere 10-Jahres-Heilung (57,7 % bzw. 60,4 %) als bei tiefer gelegenen Karzinomen (ab 6 cm gemessen von der Linea sinuosa), nämlich 57,1 %.
Seine Ergebnisse werden immer wieder bestätigt [4, 5, 6]. Diese Erfolge sind durch die Entfernung der Hauptmetastasenstraße zu erklären.

4. An großen Sammelstatistiken ist erwiesen, dass das Schicksal eines Mastdarmkrebskranken von der Tumormasse und vom Chirurgen abhängt. Deshalb ist der Fortschritt bei dieser subtilen Radikaloperation immer an eine Einzelpersönlichkeit oder an eine eng zusammenarbeitende Chirurgengruppe gebunden.
   In der Chirurgie sind uns keine prospektiv randomisierten Untersuchungen mit Riesenzahlen erlaubt, das wäre unethisch [1, 2, 5, 7] und für den Fortschritt zweifelhaft.
5. Der Verständigung zwischen den Operateuren ist eine richtige Nomenklatur der Anatomie ungemein förderlich.
   Die Krebschirurgie ist eine Chirurgie der Lymphknoten und der Faszien. Die Faszien sind tumordicht und garantieren, mit dem Primärtumor und den Lymphknoten entfernt, das ideale tumordicht verpackte Operationspräparat (Stelzner) [4, 5, 6, 7, 8].
6. Heute beginnen wir jede Radikaloperation eines Mastdarmkrebses vom Bauch her. Wir mobilisieren seit Miles 1908 den Mastdarm mit dem ganzen Mesorektum zwischen der hinteren Grenzlamelle und der Fascia diaphragmatis pelvis superior [4, 5, 6, 7, 8]. Dazu müssen die seitlichen und kaudalen Umschläge der dorsalen Grenzlamelle durchtrennt werden (s. Abb. 1-12b).
   Diese Mobilisationstechnik findet sich unter dem Schlagwort „Obduzentengriff" in der Literatur schon 1936. Einzelheiten müssen nachgelesen werden [7].
   Damit fällt automatisch das ganze Mesorektum mit den evtl. Lymphknotenmetastasen fort, wenn wir das Kontinenzorgan ganz entfernen müssen (Mastdarmamputation).
   Obwohl bei allen abdomino-perinealen Mastdarmamputationen schon immer das ganze Mesorektum weggefallen ist, sind die Heilungsziffern schlechter als nach den Kontinenzresektionen, bei denen das Mesorektum ganz oder teilweise zurückbleiben muss. Die Amputierten umfassen nicht nur die tiefliegenden, sondern auch viele fortgeschrittene Fälle.
   Wie schon Dixon zeigte, je mehr Mesorektum zurückblieb, desto besser sind die Heilungsziffern. Warum? Weil man der Hauptmetastasenstraße, die ja eine Einbahnstraße ist, besonders gründlich habhaft werden kann [3, 4, 5, 6, 7, 8].
   Bei einem Mastdarmkrebs im oberen Drittel **braucht** bei einer queren Durchtrennungslinie 2 cm unterhalb des tast-

baren, unteren Tumorrandes nie das ganze Mesorektum wegfallen [1, 4].
Bei einem Mastdarmkrebs im mittleren Drittel **wird** es in der Regel automatisch entfernt [3, 4, 5, 6, 7].
Bei einem Mastdarmkrebs im unteren Drittel **kann** das Mesorektum gar nicht zurückbleiben [3, 4, 5, 6, 7]. Es ist dort gar nicht entwickelt!
Einem sorgfältigen Operateur unterwirft sich sozusagen das Mesorektum ganz von selbst!

7. Operateure, die seit vielen Jahren so vorgehen, haben mit ihren Einmannstatistiken eine niedrige, lokale Rezidivrate und sehr hohe 5-Jahres- bzw. 10-Jahres-Heilungs-Ziffern.
Stelzner hat 1962, 1984, 1989, 1992, 1995, 1996 und 1998 zwischen 48,8 % 5-Jahres-Heilungen (bei der Rektumamputation) und 67,29 % und 76,24 % bei den Kontinenzresektionen [1, 2, 3, 4].
Unsere Lokalrezidive waren 1998 mit 5,2 % dokumentiert [5].
Bei dem sehr erfahrenen Hughes, der hervorragende 5- und 10-Jahres-Heilungen mitteilt, war die lokale Rezidivrate 1983 mit 3,2 % angegeben [5].
1997 hat Bokey innerhalb einer 23-Jahres-Periode (!) 709 Mastdarmkrebse vier verschiedenen Operationstechniken unterworfen [2, 4, 5]. Das waren:
   - Hohe Kontinenzresektionen mit durchtrenntem und teilbelassenem Mesorektum (278 Fälle).
   - Totale mesorektale Exzisionen (145 Fälle).
   - Koloanale Anastomosen (55 Fälle).
   - Rektumamputationen (252 Fälle).

   Bei den koloanalen Anastomosen und den Rektumamputationen fällt das Mesorektum automatisch mit weg.
Kein Eingriff zeigte sich dem anderen, auf die Heilungsziffern bezogen, überlegen [2, 3, 4, 5, 6, 7] (s. Abb. 1-23).
Bokey's Arbeit ist die einzige Multivarianzanalyse mit 10-Jahres-Heilungen(!).
Danach gibt es keinen unabhängigen, allein auf die Operationstechnik verweisenden, unterschiedlichen Effekt für das Überleben, wenn ein Chirurg nach dem lange bekannten Vorgehen operiert.
8. Wo entwickeln sich die Lokalrezidive eines Mastdarmkrebses nach all diesen längst bewährten, abdominal begonnenen Radikaloperationen?
Zu 30 % im unteren Rektumdrittel (s. unter 1)! Da gibt es aber gar kein Mesorektum mehr (Kloakenreminiszenz) [4, 5, 6, 7, 8]. Wo nichts ist, kann man auch nichts wegnehmen! Da im letzten Viertel der mesolose Mastdarm direkt dem trichterförmigen Beckenboden anliegt, kann kein Operateur hier so gründlich vorgehen, wie bei höher gelegenen Tumoren [5, 6, 7, 8] (s. Abb. 1-3c).
9. Da der totale Verlust der Mastdarmampulle, wie er einer TME folgen würde, eine irreversible Schädigung des Kontinenzorgans zur Folge hat, wird man diese Technik nur im Ausnahmefall anwenden [4, 5, 6, 7].
Mit ihr ist auch eine höhere Anastomoseninsuffizienzrate verbunden.
Die auch mit einer TME verbundene, höchste Rezidivrate im unteren Drittel hat demnach operativ nicht zu bewältigende Ursachen.
Da wir wissen, dass selbst ein defektes Kontinenzorgan einem Kolostoma vorgezogen wird, können wir eine Proktektomie manchmal verantworten. Das ist aber selten.

Die These heißt: So viel wie nötig, so wenig wie möglich bei einer Krebsradikaloperation des Mastdarms entfernen.

10. Geht ein Operateur so individualisierend vor, kann die Potenz des Mannes bei den Kontinenzresektionen keinen Schaden leiden. Ausnahmen sind Rektumamputationen besonders bei älteren

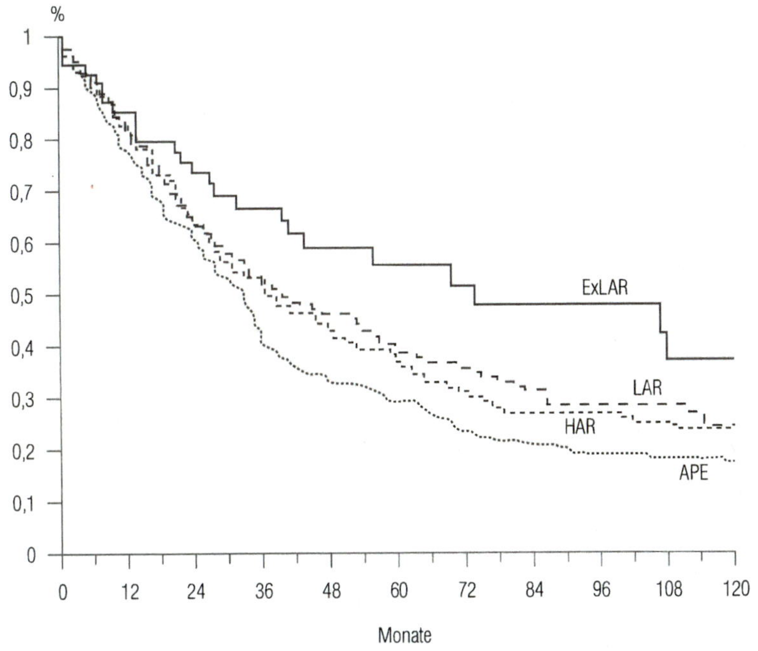

Abb. 1-23
10-Jahres-Überlebenszeiten von 709 Mastdarmkrebsen, die mit 4 technisch verschiedenen Radikaloperationen behandelt worden sind. Nach einer Multivarianzanalyse ebnen sich alle Unterschiede der Überlebenszeiten ein. Es gibt keinen unabhängigen Einfluss auf das Überleben durch eine Technik. Unbewusste Auswahl bei tiefsitzenden Mastdarmkrebsen (nach [2]).

1. (ExLAR) = Koloanale Anastomose bei tiefsitzenden günstigen Mastdarmkarzinomen.
2. (APR) = Rektumamputation bei tiefsitzenden ungünstigen Karzinomen.
3. u. 4. (LAR u. HAR) = Alle höhersitzenden Mastdarmkarzinome wurden kontinenzreseziert. Auch die ungünstigen.

Bei 1 und 2 fällt das Mesorektum weg. Bei 3 und 4 nicht in jedem Fall.

ExLAR = extended low anterior resection;
APR = abdominoperineal excision;
LAR = Low anterior resection;
HAR = high anterior resection

Männern, wenn die Urethra membranacea denudierend freigelegt werden muss. Einzelheiten sind bei Stelzner nachzulesen [5].

11. Die generelle Ausweitung eines operativen Vorgehens, und das ist die TME, stiftet Schaden. Sie sollte deshalb nicht als generelles Konzept empfohlen und mit einer für sorgfältige Operateure nicht zutreffenden, sehr hohen Lokalrezidivzahl und irrigen anatomischen Vorstellungen begründet werden.
12. Niemand lässt sich gerne belehren. Belehrung ist nicht selten mit Demütigung verbunden. Um ihr zu entgehen, wird dann der Begriff weiter verwendet, aber nicht die mit ihm verbundene, kritisierte Technik.
Besonders einladend ist dieser „Kunstgriff", wenn ein Objekt (z. B. das Mesorektum) gar nicht existent ist (im

unteren Drittel) oder überhaupt nicht zurückgelassen werden kann.
Wir werden noch lange Statistiken mit dem Thema TNM lesen, mit herrlichen faszienverpackten Präparaten, die eigentlich schon lange publiziert worden sind [5]. Niemand hat je ein inkriminiertes OP-Präparat publiziert, weil es das nach einer extrafaszialen Radikaloperation seit 1908 und 1930 nicht geben kann.

13. Dieses Weitertragen von längst erledigten Begriffen ist nicht selten mit Autorennamen verbunden. Wir reden immer weiter vom „Nissen", obwohl das heutige Vorgehen nicht mehr viel mit der Originaloperation zu tun hat. Wir redeten 100 Jahre lang vom Bassini, obwohl sich sehr viele Operateure nicht um die Fascia transversalis gekümmert haben, die der „echte" Bassini sehr wohl beachtet. Wir lesen immer noch von der Hämorrhoidektomie nach Parks, obwohl diese sehr aufwendige, mit hohen Rezidivzahlen belastete Originaltechnik vom Autor selbst schon lange zugunsten der bewährten Segmentresektion aufgegeben worden ist [5].
Das sind nur drei Beispiele aus dem Schiffskatalog der symbolischen Chirurgie. Ihr zu begegnen, wie hier versucht, gleicht oft einer Füllung des Fasses der Danaiden.

14. Die TME ist weltweit kein Thema gewesen, somit entfällt eigentlich auch ihre Problematik.

Literatur

1. Abulafi AM, Williams NS „Local recurrens of colorectal cancer" Brit. J. Surg. V, 81, S. 7–19, 1994
2. Bokey EL, Chapuis DS, Dent MA „Faktors affekting survivel after excision of the rectum for cancer. A multivariate analysis" Dis. col. re. 40/I, S. 3–10, 1997
3. Dicon CIF „Anterior resektion for malignant lesions of the upper part of the rektum and lower part of the sigmoid" Ann. Surg. 128, S. 425–442, 1948
4. Stelzner F „Die gegenwärtige Beurteilung der sphinctererhaltenden Rektumresektion und der Rektumamputation beim Mastdarmkrebs" Bruns Beiträge 4, S. 41–63, 1962
5. Stelzner F „Die Chirurgie an den viszeralen Abschlußsystemen" Thieme Verlag, Stuttgart, 1998
6. Stelzner F „Über 50 Jahre persönliche Erfahrungen mit der Radikaloperation des Rektumkarzinoms. Rektumkarzinom. Das Konzept der totalen mesorektalen Excision" Hrsg. Büchler, Heald, Maurer, Ulrich, Karger Verlag, Basel, S. 248–259, 1998
7. Stelzner F „Irrwege der Proktologie und ihre Folgen" Coloproktologie 2, S. 73–80, 2001
8. Stelzner F, Rühlmann J „PET-Untersuchungen beim rückfälligen Rektumkarzinom"
Teil I. Der Chirurg 72, S. 573–546, 2001
Teil II. Der Chirurg 72, S. 818–821, 2001

2 Epidemiologie, präoperative Diagnostik und Kontrolle des operierten Mastdarms

P. Sterk

2.1 Epidemiologie

2.1

Das kolorektale Karzinom ist die zweithäufigste, tumorbedingte Todesursache in Deutschland. Die Inzidenz steigt exponentiell mit dem Lebensalter. 90 % der kolorektalen Karzinome finden sich nach dem 50. Lebensjahr. Das mittlere Erkrankungsrisiko für ein kolorektales Karzinom liegt in der Normalbevölkerung bei 5 %. Vergleiche mit Statistiken der siebziger Jahre zeigen, dass die Inzidenz kolorektaler Tumoren bei Männern um ein Drittel, bei Frauen um mehr als die Hälfte gestiegen ist. In der BRD erkranken jährlich neu ca. 50.000 Patienten, in den USA 130.000 Patienten. 30.000 Todesfälle pro Jahr sind in der BRD und 59.000 Todesfälle pro Jahr sind in den USA auf das kolorektale Karzinom zurückzuführen.

60 % der kolorektalen Karzinome befinden sich im Rektum, 80 % im Rektum und Sigma zusammen. Das kolorektale Karzinom steht bei Männern nach dem Lungen- und Prostatakarzinom mit 14,2 % an dritter Stelle aller Krebserkrankungen. Bei Frauen nimmt es mit 16,8 % die zweite Position nach dem Mammakarzinom ein. Der Altersgipfel liegt zwischen dem 50. und 70. Lebensjahr, nur 5 % aller Kolonkarzinomträger sind bei Erstdiagnose jünger als 45 Jahre. Insgesamt zeigt sich eine erhebliche geographische Varianz. So ist die Inzidenz in den westlichen Industrienationen (Nordwesteuropa, Nordamerika und Australien) deutlich höher als beispielsweise in Asien, Afrika oder Südamerika.

In den epidemiologischen Daten wird leider nicht zwischen Kolon und Rektum unterschieden. Dies ist bedauerlich, da das Rektumkarzinom aufgrund der anatomischen Lage, der fast ausschließlich unidirektionalen Blutversorgung und der Faszienverhältnisse sicherlich eine Sonderstellung einnimmt.

Ferner stellt für uns das Kontinenzorgan jenen Endabschnitt dar, in dem durch Dehnung der negative Feedback, also die Sphinkterkontraktion (anorektaler Reflex), nachweisbar ist. Dieser Reflex verdämmert im Colon pelvinum. Die für den Chirurgen wichtigen, anatomischen Besonderheiten charakterisieren das „Organ“ Rektum.

Im Folgenden wird das Rektum als eigenes Organ besprochen.

2.2 2.2 Risikofaktoren

Exogene und endogene Risikofaktoren für das Auftreten eines kolorektalen Karzinoms.

2.2.1 2.2.1 Exogene Faktoren

Ernährungs- und Umweltfaktoren

Die Ernährung in den westlichen Industrieländern, welche durch eine vermehrte Aufnahme von gesättigten Fettsäuren und Proteinen in Kombination mit einer verminderten Aufnahme von Ballaststoffen und Vitaminen charakterisiert ist, begünstigt die Karzinomentstehung.

Weitere Faktoren sind Alkoholkonsum, Fettsucht, Asbestexposition, ein hoher sozioökonomischer Status, körperliche Inaktivität und die Einnahme bestimmter anthroidhaltiger Laxanzien.

Erworbene Prädisposition

Patienten mit Karzinomen der weiblichen Genitale oder der Brustdrüse, mit einer Ureterosigmoideostomie, Z.n. Cholezystektomie oder Gastrektomie scheinen eine höhere Inzidenz (Faktor 2 im Vergleich zur Normalbevölkerung) für das kolorektale Karzinom zu haben.

2.2.2 2.2.2 Endogene Faktoren

2.3 Kolorektale Adenome

Adenome des Dickdarmes gelten als Präkanzeroseläsionen und müssen entfernt werden. Das Risiko zur Karzinomentstehung steigt signifikant ab einer Adenomgröße von 20 mm, beim Vorkommen von hochgradigen Dysplasien, sowie bei zunehmender Anzahl im Kolorektum mit einer Wahrscheinlichkeit der Karzinomentstehung von 20–40 %. Stelzner hingegen vertritt die Meinung, dass Adenome nur Mitläufer des Krebses sind. Er verweist u. a. auf kleinste De-novo-Karzinome, die jüngst von den Japanern entdeckt wurden.

Chronisch entzündliche Darmerkrankungen

Colitis ulcerosa und Morbus Crohn prädisponieren zur Entstehung von Dickdarmkarzinomen. Bei Kolitis-Patienten mit einer Pankolitis liegt die Wahrscheinlichkeit der Karzinomentstehung 10 Jahre nach Erkrankungsbeginn bei ca. 40 %. Das gilt nicht für Patienten, bei denen die Erkrankung nach dem 50. Lebensjahr begonnen hat.

Hingegen liegt bei Morbus-Crohn-Patienten die Wahrscheinlichkeit für ein kolorektales Karzinom 15–20 Jahre nach dem Erkrankungsbeginn bei 2–4 %.

Ein kleines Karzinom bei Kolitis- und Morbus-Crohn-Patienten frühzeitig zu erkennen, ist aufgrund der makroskopischen Veränderungen der Schleimhaut oft schwierig.

Positive Familienanamnese

Bei einer positiven Familienanamnese erhöht sich das Risiko vor allem für die erstgradig Verwandten. Die Ursache ist wahrscheinlich die gleiche Ernährung und eine vererbte Prädisposition mit nur partieller Penetranz.

2.3 Ätiologie

Die Karzinogenese ist ein multifaktorielles Geschehen, bei dem genetisch prädisponierende Faktoren und äußere Einflüsse in wechselseitige Beziehung treten.

Kolorektale Karzinome scheinen sich auf zwei verschiedenen, molekulargenetischen Wegen zu entwickeln. Verschiedene Prozesse, in die Onkogene, Suppressor-Gene und DNA-MMR-Gene (mismatch-repair) involviert sind, spielen in der Entstehung kolorektaler Neoplasien eine wichtige Rolle. Die Reihenfolge, in der die Mutation dieser Gene in den Entwicklungsprozess kolorektaler Tumoren eingreift, wird kontrovers diskutiert.

Bei hereditären Karzinomen wird ein mutiertes Allel bereits mitvererbt; das normale Allel verhindert die Entartung. Geht dieses Allel allerdings in einer einzigen Zelle verloren, kann die Karzinomentwicklung beginnen. In den sogenannten sporadischen Karzinomen (Mehrzahl aller kolorektalen Karzinome, nicht familiär gehäuft) müssen hingegen beide Allele mutieren oder verloren gehen, um das Karzinomwachstum zu induzieren.

2.3.1 Hereditäre Karzinome

2.3.1

FAP (Familiäre adenomatöse Polyposis)

Eine Mutation im Chromosom 5 (5q21 = APC Genlocus) ist die Ursache der autosomal dominant vererbten (FAP) sowie der mit dieser Erkrankung assoziierten Syndrome (Gardner-Syndrom).

Extraintestinale Manifestationen sind die kongenitale Retinapigmentepithelhyperplasie, die Polyposis und Karzinome des oberen GI-Traktes, Leber-Galle-Pankreas-Karzinome, das papilläre Schilddrüsenkarzinom (Frauen) sowie die hereditären, nicht-polypösen Kolonkarzinome (Lynch-Syndrome). Lynch I hat autosomal dominant vererbte, vorwiegend im proximalen Kolonabschnitt lokalisierte Adenome als Ausgangsläsion. 40 % der Betroffenen entwickeln innerhalb von 10 Jahren ein Kolonkarzinom. Lynch-II-Patienten entwickeln, ebenfalls autosomal dominant, neben Kolonkarzinomen häufig Magenkarzinome, Uteruskarzinome oder andere maligne Tumoren.

HNPCC

Während bei der FAP eine umschriebene Veränderung an einem Gen vorliegt und diese mit hoher Penetranz und auffälligen klinischen Veränderungen einhergeht, sind die Verhältnisse bei den HNPCCs ungleich variabler. Hier sind fünf Gene an der Karzinogenese beteiligt. Die Penetranz beträgt nur ca. 70–80 %, d.h. 20–30 % aller Mutationsträger werden nie ein Karzinom entwickeln. HNPCCs können singulär auftreten, aber auch Manifestationen außerhalb

Tab. 2-1
Familiär adenomatöse Polyposis und assoziierte Syndrome

Familiär adenomatöse Polyposis	Für bis zu 1% aller kolorektalen Karzinome verantwortlich, phänotypisch mehr als 100 Kolonpolypen, Karzinomentstehung um das 30. Lebensjahr, DNA-Defekt an Chromosom 5q (APC-Gen)
Gardner-Syndrom	> 100 Adenome, Weichteil- und Knochenanomalien, Desmoidtumoren
Attenuated Form	< 100 Adenome, keine prädominante CA- Lokalisation im Kolorektum, Erkrankungsalter: 50.–60. Lebensjahr
Hereditary Flat Adenoma Syndrome	< 100 Adenome, rechtsseitige Prädominanz der Adenome, Erkrankungsalter 55.–60. Lebensjahr

des Kolons entwickeln (Uterus, Ovar, oberer Gastrointestinaltrakt, Pankreas, Dünndarm oder Haut). Die einzigen Gemeinsamkeiten sind familiäre Häufung und Manifestation in frühem Lebensalter (< 55 Jahre). Die Prävalenz wird auf 5 % geschätzt. Die Entdeckung von Mikrosatelliten-Instabilitäten in unterschiedlichen Tumorgeweben von HNPCC-Gen-Trägern weist darauf hin, dass die Mutation im Bereich der DNA-N-MMR-Gene der gemeinsame Ursprung für unterschiedliche Karzinome zu sein scheint.

Die HN CC ist wahrscheinlich für mehr als 10 % aller kolorektalen Karzinome verantwortlich. 75 % aller HNPCC-Fälle haben einen DNA-Defekt Chromosom 2p und 3p.

1990 wurden die Amsterdam-Kriterien für die klinische Definition des HNPCC eingeführt. Die Amsterdam-I-Kriterien umfassen nur kolorektale Karzinome, während die Amsterdam-II-Kriterien auch Karzinome außerhalb des Kolons einschließen. Um aus dem Gesamtkollektiv der Tumorerkrankungen diejenigen Erkrankungsfälle zu ermitteln, bei denen mit einer höheren Wahrscheinlichkeit ein HNPCC zu erwarten ist, wurden die so genannten Bethesda-Kriterien definiert. Bei Erfüllen dieser Kriterien muss der Verdacht auf HNPCC mit speziellen molekulargenetischen Untersuchungen überprüft werden.

Amsterdam-I-Kriterien

1. Alle Kriterien müssen erfüllt sein.
2. Mindestens drei Familienangehörige mit histologisch gesichertem, kolorektalen Karzinom.
3. Einer davon ist Verwandter ersten Grades der beiden anderen.
4. Erkrankungen in mindestens zwei aufeinanderfolgenden Generationen.
5. Mindestens ein Patient mit der Diagnose des kolorektalen Karzinoms vor dem 50. Lebensjahr.
6. Ausschluss einer Familiären Adenomatösen Polyposis (FAP).

Amsterdam-II-Kriterien

1. Alle Kriterien müssen erfüllt sein.
2. Mindestens drei Familienangehörige mit HNPCC-assoziiertem Karzinom (Kolon/Rektum, Endometrium, Dünndarm, Urothel).
3. Einer davon ist Verwandter ersten Grades der beiden anderen.
4. Erkrankungen in mindestens zwei aufeinanderfolgenden Generationen.
5. Mindestens ein Patient mit der Diagnose eines Karzinoms vor dem 50. Lebensjahr.
6. Ausschluss einer Familiären Adenomatösen Polyposis (FAP).

Bethesda-Kriterien

1. Mindestens ein Kriterium muss erfüllt sein.
2. Positive Familienanamnese entsprechend den Amsterdam-Kriterien.
3. Synchrone/metachrone Kolon-/Rektumkarzinome oder HNPCC-assoziierte Tumorerkrankungen (Endometrium, ableitende Harnwege, Dünndarm, Magen, Ovar, hepatobiliäres System).
4. Zwei erstgradig verwandte, betroffene Familienmitglieder mit Kolon-/Rektumkarzinom und/oder HNPCC-assoziierter Tumorerkrankung (einer < 45 Jahre) und/oder Adenom des Kolons oder Rektums vor dem 40. Lebensjahr.
5. Kolon-/Endometriumkarzinom vor dem 45. Lebensjahr.
6. Adenom des Kolons oder Rektums vor dem 40. Lebensjahr.
7. Undifferenzierte, rechtsseitige Kolonkarzinome vor dem 45. Lebensjahr.
8. Muzinös/Siegelringzelliges Kolonkarzinom vor dem 45. Lebensjahr.

2.3.2

2.3.2 Sporadische Karzinome

Sie stellen die Mehrzahl der kolorektalen Karzinome. Das derzeitige Risiko, im Laufe des Lebens ein sporadisches kolorektales Karzinom zu entwickeln, beträgt für die Gesamtbevölkerung der westlichen Industrieländer ungefähr 6 %. Histopathologisches Korrelat ist die so genannte Adenom-

Karzinom-Sequenz (neuerdings Dysplasie-Karzinom-Sequenz), die breite Anerkennung gefunden hat. Alternativ wird die Theorie der Adenom-Karzinom-Konkomitanz (Adenome als Mitläufer von Karzinomen) von Stelzner diskutiert.

2.3.3 Flache Adenome

Ursprünglich waren flache Adenome nur in Japan beschrieben worden. Sie sind jedoch auch in anderen Populationen nachgewiesen. Da sie flach, teilweise zentral eingesunken sein können, werden sie endoskopisch nur schwer diagnostiziert. Im Vergleich zu gewöhnlichen Adenomen, zeigen flache Adenome häufiger einen hochgradigen Dysplasiegrad. Besonders bei Patienten mit HNPCC wurden gehäuft flache Adenome nachgewiesen. Diese scheinen die Vorläufer von besonders aggressiven, flachen Karzinomen zu sein.

2.3.4 De-novo-Karzinome – Frühkarzinome

Frühkarzinome sind definiert als Tumoren, deren Invasion auf Mukosa oder Submukosa beschränkt ist. Es sind oberflächlich wachsende Frühkarzinome beobachtet worden, die keinen Adenomanteil aufweisen. Sie entstehen de novo aus der Kolonschleimhaut. Ähnlich wie bei den flachen Adenomen, werden nicht-polypoide, flach-erhabene und flach-eingesunkene Formen unterschieden. Aktuell ist die Diskussion um flache Adenome und De-novo-Karzinome bzw. deren Beziehung zueinander jedoch noch nicht abgeschlossen. Es kann histopathologisch nicht immer klar zwischen flachen Adenomen mit hohem Dysplasiegrad und flach-eingesunkenen De-novo-Karzinomen unterschieden werden. Die Inzidenz der lymphogenen Metastasierung wird in der Literatur zwischen 0–15 % angegeben.

Polypoide Karzinome weisen im Vergleich zu flachen Karzinomen einen guten Differenzierungsgrad (38 % versus 17 %) auf. Flache Karzinome metastasieren deutlich häufiger lymphogen als polypoide (41 % versus 9 %).

2.3.5 Metastasen

2.3.5

Das kolorektale Karzinom metastasiert auf vier Wegen: 2.3.3

1. Per continuitatem in das perikolische und perirektale Fettgewebe sowie in benachbarte Organe. Die überwiegende Zahl der Rektumkarzinome weist keine Penetration der mesorektalen Hüllfaszie auf.
2. Lymphogen in die parakolischen, paraaortalen und gelegentlich in die inguinalen Lymphknoten.
3. Hämatogen.
4. Kavitär.

Ausgedehnte Tumoren metastasieren auch über den Ductus thoracicus in die linken supraklavikulären Lymphknoten. Häufigster Metastasierungsweg der Dickdarmkarzinome ist über den Pfortaderkreislauf in 2.3.4 die Leber (75 %), von dort in die Lunge (15 %) und in das Skelett (5 %). Tiefsitzende Rektumkarzinome setzen ihre Metastasen dagegen primär über die Vena cava in die Lunge ab.

Aus der Einteilung der Gefäßversorgung des Rektums in drei Abschnitte (A. mesenterica inferior → A. rectalis superior, A. iliaca interna → A. rectalis media, A. pudenda → A. rectalis inferior) werden die drei möglichen Richtungen der lymphatischen und hämatogenen Metastasierung bei Rektumkarzinomen abgeleitet. Diese Einteilung ist theoretisch richtig und möglich, sie beachtet allerdings nicht die speziellen Faszienverhältnisse im kleinen Becken.

In den meisten Fällen metastasiert das Rektumkarzinom entlang der A. mesenterica inferior. Selten kann das Rektumkarzinom hämatogen und/oder lymphogen nach iliakal und inguinal metastasieren, wenn es Gefäßanschluss an die A. rectalis media und/oder die A. rectalis inferior mit den sie begleitenden Lymphbahnen gefunden hat. Die Bedeutung von Anastomosen zwischen den rektumversorgenden Gefäßen und dem Verlauf intra- und extramesorektaler Lymphbahnen ist für die Metastasierung noch nicht vollständig geklärt.

Stelzners PET-Untersuchungen haben mit der Definition der „bevorzugten, gemiedenen und erzwungenen" Lymphwege die Tatsachen der Lymphbahn- und Knochenmetastasierung erhellt.

2.4

2.4 Histopathologie

2.4.1

2.4.1 Tumor-Typisierung

Makroskopische Einteilung

Das schüsselförmig **ulzerierte Karzinom** mit wallartig aufgeworfenen Rändern stellt mit zwei Drittel aller Fälle den häufigsten Typ dar und wird bevorzugt im Colon transversum und Colon descendens beobachtet. Das **polypoid wachsende Karzinom** mit knolliger oder zottiger Oberfläche findet sich häufig im Zökum und Colon ascendens; Übergänge zum schüsselförmig ulzerierten Karzinom sind häufig. Das **diffus infiltrierend wachsende Karzinom** („Linitis plastica") ist als primärer Dickdarmtumor sehr selten.

> Im Rektum kommen alle makroskopischen Wachstumsformen vor.

Mikroskopische Einteilung

Das **Adenokarzinom** ist mit 95 % das häufigste Karzinom des Kolorektums. Bei der mikroskopischen Untersuchung können vereinzelt Paneth- bzw. endokrine Zellen sowie kleine Herde einer Plattenepithelmetaplasie vorkommen. Areale einer ausgeprägten extrazellulären Verschleimung dürfen 50 % der Tumormasse nicht überschreiten.

Das **muzinöse Adenokarzinom** kommt im Rektum mit 5–10 % seltener als im übrigen Kolon mit 10–15 % vor. Es ist durch eine mehr als 50 %ige extrazelluläre Verschleimung charakterisiert. Liegt eine signifikante Siegelringzellkomponente vor, die jedoch 50 % nicht überschreiten darf, so ist das Karzinom als wenig differenziert zu klassifizieren. Bei exzessiver Verschleimung mit nur noch wenig erhaltenen Tumorzellen ist der Malignitätsgrad nicht mehr verlässlich zu beurteilen.

Primäre Siegelringzellkarzinome des Kolorektums sind mit einer Häufigkeit von 1 % so selten, dass die Tumormanifestation eines weiteren Siegelringzellkarzinoms an einer anderen Stelle unbedingt ausgeschlossen werden muss.

Undifferenzierte Karzinome zeigen weder drüsige noch andere differenzierte Strukturen und werden mit einer Häufigkeit von weniger als 1 % zu den seltenen Tumoren gerechnet. Ihre Abgrenzung gegenüber wenig differenzierten, kleinzelligen Karzinomen oder Lymphomen erfordert zusätzliche enzym- oder immun- histochemische Untersuchungen. Undifferenzierte und kleinzellige Karzinome, deren Histologie und Histochemie dem kleinzelligen Lungenkarzinom entsprechen, werden als G4 klassifiziert.

Weitere, sehr **seltene Karzinome** des Kolorektums sind das Plattenepithel-, das adeno-squamöse und das kleinzellige Karzinom. Außerdem kommen neben endokrinen Tumoren auch maligne Lymphome sowie benigne und maligne mesenchymale Tumoren im Kolorektum vor.

Tumor-Grading

Tumordifferenzierungsgrade geben Hinweise auf die biologische Qualität von Karzinomen. Niedrig differenzierte Karzinome weisen im Allgemeinen eine höhere Progressionsneigung auf. Es werden vier Differenzierungsgrade (G) unterschieden, wobei im Falle von G4 (undifferenziert) eine mikroskopische Unterscheidung der Tumortypen nicht mehr möglich ist. Bei Gx kann der Differenzierungsgrad nicht bestimmt werden. Ein Grading erübrigt sich beim Siegelringzellkarzinom, da dieser Tumortyp mindestens G3 impliziert. In Tumoren oder Metastasen mit unterschiedlichen Differenzierungsgraden sind die Zonen mit der geringsten Differenzierung für die Bewertung maßgeblich. Alternativ können auch zwei Grade angegeben werden, um das örtlich wechselnde Differenzierungsverfahren zu charakterisieren.

Adenokarzinome sollten in **gut (G1), mäßig (G2), schlecht differenzierte (G3)** oder **undifferenzierte (G4)** Karzinome eingeteilt werden. Alternativ kann zwischen niedrig malignen (G1–G2) und hoch malignen (G3–G4) Adenokarzinomen unterschieden werden. G1-Adenokarzinome weisen ein ausschließlich drüsiges Wachstumsmuster auf. G2-Karzinome enthalten zumindest 25 % solide Tumorzellformationen, während G3-Karzinome zu weniger als 25 % drüsige Strukturen erkennen lassen. Als G3-Karzinome gelten Adenokarzinome, die zumindest stellenweise G3-Areale aufweisen.

2.4.2 Tumor-Staging

Die verschiedenen Staging-Systeme für die kolorektalen Karzinome wurden in der ersten Hälfte des vergangenen Jahrhunderts eingeführt. Bereits 1926 gab es in der Mayo-Klinik den ersten Ansatz für eine Einteilung, in der zwischen kurativem und nicht-kurativem, operativem Ergebnis unterschieden wurde.

1930 führte Dukes seine Klassifikation zunächst nur für die Rektumkarzinome ein. Sie berücksichtigt die Invasionstiefe des Tumors in die Darmwand und den regionalen Lymphknotenstatus. 1935 wurde die Dukes-Klassifikation durch eine Unterteilung des Stadiums C in C1 und C2 ausgeweitet. C1 bedeutet keinen und C2 einen metastatischen Befall des apikalen Lymphknotens. Ab 1945 wurde die Dukes-Klassifikation auf das Kolonkarzinom übertragen. In den folgenden Jahren wurde die Dukes-Einteilung mehrfach ergänzt und modifiziert.

1967 führte Turnbull seine Kombination einer Klassifikation aus histopathologischem Staging und der Frage nach verbliebenen Tumorresten ein. Modifikationen der Turnbull-Klassifikation wurden 1969 in Deutschland durch eine Erlanger Gruppe und 1971 in Australien vorgenommen. 1981 wurde in Australien die letzte überarbeitete Version der Turnbull-Klassifikation als Australian Clinicopathological Staging System (ACPS) veröffentlicht. Parallel dazu führten Mason 1975 und Nicholls 1982 ihre, auf der klinischen Untersuchung basierende Klassifikation ein.

1966 wurde die erste TNM-Klassifikation für kolorektale Karzinome publiziert. Die TNM-Klassifikation berücksichtigt sowohl klinische als auch histopathologische Befunde. 1977 wurde die Klassifikation um die Residual-Tumor-Klassifikation (R) ergänzt und 1987 in der vierten Auflage veröffentlicht. Seit 2002 gibt es nun die 6. Auflage der UICC-TNM-Klassifikation, welche als Standardklassifikationssystem in Europa akzeptiert ist. 2.4.2

Die **Prognose der Tumorkrankheit** korreliert mit der Infiltration des Karzinoms in die Darmwand und seiner **Ausdehnung in benachbarte Strukturen (T)**, dem **Ausmaß des Lymphknotenbefalls (N)** und dem **Auftreten von Fernmetastasen (M)**. Das exakte Ausmaß der Tumorausbreitung wird durch Indizes dieser Komponenten angegeben.

Prätherapeutisch wird die Klassifizierung der Tumorausbreitung im TNM-System aufgrund der klinischen, endoskopischen und röntgenologischen Untersuchungsbefunde als Basis für die Operationsplanung vorgenommen. Da die Tumoren des Kolons und Rektums mit Ausnahme der tief sitzenden Rektumkarzinome (s. u.) der klinischen und palpatorischen Inspektion nicht zugänglich sind, ist die operative Exploration für die prätherapeutische TNM-Klassifizierung zugelassen worden. Die postoperative Beurteilung (pTNM) schließt die pathohistologischen Befunde des Operationspräparates mit ein. Aus den T-, N- und M-Kategorien werden vier Tumor-Stadien abgeleitet.

Die Dukes-Klassifikation beinhaltet verschiedene Stadien. Bei Stadium A reicht der Tumor maximal in die Muscularis propria. Es gibt keine Lymphknotenmetastasen. Stadium B bezeichnet einen Tumor, der sich über die Muscularis propria hinaus ausbreitet. Es gibt ebenfalls keine Lymphknotenmetastasen. Bei Stadium C1 liegen Lymphknotenmetastasen, aber nicht an der Grenze des Resektates (Grenzlymphknoten negativ), vor. Dagegen sind die Grenzlymphknoten in Stadium C2 positiv. Im letzten Stadium, Stadium D, erfolgt eine Tumorinfiltration in Nachbarorgane. Es liegen Fernmetastasen vor.

Die Beurteilung der Operationsradikalität wird unter Verwendung der R-Klassifikation der UICC (1999) dokumentiert. R0 bedeutet, dass kein Residualtumor mehr vorhanden ist. R1 bezeichnet einen histologischen Residualtumor und R2 einen makroskopisch sichtbaren Residualtumor. Diese Klassifizierung erfolgt in enger Kooperation zwischen Pathologen und Chirurgen.

Tab. 2-2:
TNM-Klassifikation

T_X	Primärtumor kann nicht beurteilt werden.
T_0	Kein Anhalt für Primärtumor.
T_{is}	Carcinoma in situ: intraepithelial oder Infiltration der Lamina propria[1]
T_1	Tumor infiltriert Submukosa.
T_2	Tumor infiltriert Muscularis propria.
T_3	Tumor infiltriert durch die Muscularis propria in Subserosa oder in nicht peritonealisiertes, perikolisches oder perirektales Gewebe.
T_4	Tumor infiltriert direkt in andere Organe oder Strukturen[2,3], und/oder perforiert das viszerale Peritoneum[2,3]
N_X	Regionale Lymphknoten können nicht beurteilt werden.
N_0	Keine regionalen Lymphknotenmetastasen.
N_1	Metastasen in 1-3 regionären Lymphknoten.
N_2	Metastasen in 4 oder mehr regionären Lymphknoten.
M_X	Fernmetastasen können nicht beurteilt werden.
M_0	Keine Fernmetastasen
M_1	Fernmetastasen

[1] T_{is} liegt vor, wenn Tumorzellen innerhalb der Basalmembran der Drüsen (intraepithelial) oder in der Lamina propria (intramukös) nachweisbar sind, ohne dass eine Ausbreitung durch die Muscularis mucosae in die Submukosa feststellbar ist.

[2] Direkte Ausbreitung in T_4 schließt auch die Infiltration anderer Segmente des Kolorektums auf dem Weg über die Serosa ein, z. B. die Infiltration des Sigmas durch ein Zäkalkarzinom.

[3] Ein Tumor, der makroskopisch an anderen Organen oder Strukturen adhärent ist, wird als T_4 klassifiziert. Ist bei der histologischen Untersuchung in den Adhäsionen kein Tumorgewebe nachweisbar, soll der Tumor als pT_3 klassifiziert werden.

Tab. 2-3:
Dukes-Klassifikation

UICC-Klassifikation							
Stadium 0	Stadium I	Stadium IIa	Stadium IIb	Stadium IIIa	Stadium IIIb	Stadium IIIc	Stadium IV
T_{is}	T_1, T_2	T_3	T_4	T_1, T_2	T_3, T_4	jedes T	jedes T
N_0	N_0	N_0	N_0	N_1	N_1	N_2	jedes
M_0	M_0	M_0	M_0	M_0	M_0	M_0	M_1
	Dukes A	Dukes B		Dukes C			

Unter Umständen muss der Chirurg seine Beurteilung anhand der postoperativen, histologischen Befunde des Operationspräparates, insbesondere der proximalen, distalen und zirkumferenten Resektionsränder, korrigieren. Der Pathologe wird über einen makroskopischen Residualtumor im Abdomen bzw. über das Vorliegen von Fernmetastasen informiert, um seinen Befund zu vervollständigen.

2.5 Tumor-Prävention

2.5.1 Primärprävention

Unter Primärprävention versteht man die Identifizierung und das Ausschalten von Umweltfaktoren und Gewohnheiten, welche für das kolorektale Karzinom direkt verantwortlich sind. Dazu gehören z. B. die Änderung der Ernährungsgewohnheiten. Empfehlenswert ist eine ausreichende Zufuhr von Ballaststoffen, z. B. Obst, Gemüse und Getreideprodukten. Die ausreichende Zufuhr von Vitamin C, E, Karotinoiden, Kalzium und Selen senkt den Gehalt an freien Gallensäuren. Zusätzlich besteht auf zellulärer Ebene eine Schutzwirkung gegen Krebsradikale.

Eine ballaststoffarme, fett- und kohlenhydratreiche Kost, welche eine Adipositas zur Folge hat, sollte vermieden werden. Eine übermäßige Zufuhr von Cholesterin und tierischem Eiweiß sowie ein Alkohol- und Nikotinkonsum müssen reduziert werden. Ebenfalls sind stark gegrilltes, geräuchertes Fleisch und salz- oder nitritkonservierte Speisen schädlich.

2.5.2 Sekundärprävention

Unter Sekundärprävention versteht man die Identifizierung von Hochrisikogruppen und die Ausschaltung bzw. Entfernung von Präkanzerosen (prophylaktische Polypektomie, Entfernen von Adenomen mit schwerer Dysplasie, kontinenzerhaltende Proktokolektomie bei der FAP oder bei der Colitis ulcerosa mit schweren Dysplasien).

Bei Patienten mit erhöhtem Krebsrisiko wird die Koloskopie um das 40. Lebensjahr empfohlen.

Wird ein Adenom endoskopisch im Gesunden abgetragen und findet sich in der endgültigen Histologie ein Karzinom im Adenom, sollten bei Karzinomen mit niedrigem Risiko (G1, G2, L0) Kontrollendoskopien nach 6, 24 und 60 Monaten erfolgen. Bei

Karzinomen hohen Risikos (G3, G4, L1) muss eine radikale, chirurgische Nachresektion mit nachfolgenden Kontrollendoskopien nach 24 und 60 Monaten angeschlossen werden.

2.5.3

2.5.3 Tumor-Screening

Screening bedeutet die serienmäßige Untersuchung der Bevölkerung trotz Symptomlosigkeit. Ziel ist es, Karzinome in einem Frühstadium zu entdecken, so dass die notwendige Behandlung schneller eingeleitet und die Sterberate dadurch reduziert werden kann. Die folgenden vier Screening-Verfahren zur Früherkennung kolorektaler Karzinome sind weitgehend anerkannt.

Test auf okkultes Blut im Stuhl

Es kann Hämoglobin durch die Bestimmung der Peroxidaseaktivität nachgewiesen werden. Der gebräuchlichste Test (Haemoccult®) zeigt für den Blutnachweis eine Sensitivität von 26 % und eine Spezifität von 88 %. Bei der Detektion von Karzinomen und Polypen zeigt er eine Sensitivität von 28 % und eine Spezifität von 80 %. Falsch positive Testergebnisse können durch den Nachweis von über die Nahrung aufgenommenem tierischem Blut (wie z. B. Blutwurst, Tartar oder auch halb rohe Steaks) und bei der Einnahme von eisenhaltigen Medikamenten auftreten. Falsch negative Testergebnisse kann man durch die Einnahme von Vitamin C erhalten.

Zu empfehlen sind deshalb sensitivere und spezifischere Tests, die Hämoglobin durch eine Antikörperreaktion mit einem immunchromatographischen Testverfahren nachweisen (nur humanspezifisches Hämoglobin im Stuhl). Der humanspezifische Test zeigt für den Blutnachweis eine Sensitivität von 38 % und eine Spezifität von 94 %. Bei der Detektion von Karzinomen und Polypen zeigt er eine Sensitivität von 52 % und eine Spezifität von 91 %. Der Test ist nahrungsunabhängig.

Bereits mit den auf Peroxidasebasis arbeitenden Tests war bei regelmäßiger Testdurchführung eine Senkung der durch das kolorektale Karzinom bedingten Mortalität um 33 % erreicht worden.

Rekto-Sigmoidoskopie

Die Rekto-Sigmoidoskopie weist eine Sensitivität von 70 % für Karzinome, Polypen und Adenome auf und bietet die Möglichkeit der Abtragung zur histologischen Begutachtung. Die Rekto-Sigmoidoskopie als alleiniges Screening-Verfahren führt zu einer Senkung der Mortalität um etwa 60 bis 80 %. Bei jedem Patienten mit einem in der Rekto-Sigmoidoskopie festgestellten pathologischen Befund muss das Restkolon abgeklärt werden.

Die Kombination von Rekto-Sigmoidoskopie und Testung auf okkultes Blut im Stuhl erhöht die Sensitivität für Karzinome, Polypen und Adenome auf 75 %.

Koloskopie

Die Koloskopie ist als alleiniges Screening-Verfahren zur Diagnose eines kolorektalen Karzinoms und zur endoskopischen Abtragung präneoplastischer Läsionen im gesamten Kolon geeignet. Die Koloskopie hat für Karzinome, Polypen und Adenome die höchste Sensitivität. Dem erfahrenen Untersucher erlaubt bereits der rein makroskopische Aspekt eine erste, wichtige, diagnostische Beurteilung, wenn das Kolon ausreichend vorbereitet ist. Der Patient muss die Vorteile der Koloskopie kennen, aber er muss auch über die Nachteile informiert werden. Bei der diagnostischen Koloskopie tritt die Blutung in 1:1500 der Fälle auf. Eine Perforation bei einer Polypektomie tritt in 1:1000 Fällen auf. Die Mortalität aller Koloskopien liegt bei 1:10 000.

Kolon-Kontrasteinlauf

Bei 16–47 % der Patienten gelingt es bei der Koloskopie nicht, das gesamte Kolon einzusehen. In diesen Fällen muss zum Ausschluss der Zweit- und Mehrfachkarzinome (4–6 %) eine komplette Kolonabklärung mittels Kolon-Kontrasteinlauf durchgeführt werden.

Im Vergleich zur Koloskopie zeigt der Kolon-Kontrasteinlauf vor allem im Bereich des Rektums eine niedrigere Sensitivität für Karzinome, Polypen und Adenome.

2.5.4 Risikogruppen

2.5.4

Tab. 2-4
Prozentuales Risiko für ein kolorektales Karzinom bei bestimmten Erkrankungen

Normalbevölkerung	mittleres Risiko von 4–6%
Patienten mit kolorektalem Adenom	5 – 10%iges Risiko bei Adenomen < 10 mm 50 %iges Risiko bei Adenomen > 20 mm, besonders vor dem 60. Lebensjahr
Patienten mit kolorektalem Karzinom in der Familienanamnese	≥ 10 %iges Risiko, wenn das kolorektale Karzinom vor dem 60. Lebensjahr des erstgradigen Verwandten auftrat
Familiäre adenomatöse Polyposis	100 %iges Risiko für ein kolorektales Karzinom
Hereditäres kolorektales Karzinom	70 – 80%iges Risiko für ein kolorektales Karzinom. Achtung beim HNPCC kommen Malignome außerhalb des Kolons vor
Hamartomatöse Polyposis-Syndrome	20 – 50%iges Risiko für ein kolorektales Karzinom; bei Peutz-Jeghers-Syndrom und familiärer juveniler Polyposis können extrakolonische Malignome vorkommen
Colitis ulcerosa	≤ 40 %iges Risiko in Abhängigkeit von Dauer, Ausdehnung und Manifestationsalter
M. Crohn	2 – 4%ig erhöhtes Risiko

Screening bei Risikogruppen

Tab. 2-5
Screening auf ein kolorektales Karzinom bei Risikopatienten

Normalbevölkerung	Koloskopie ab 40. Lebensjahr, zehnjährlich wiederholen
Patienten mit kolorektalem Karzinom in der Familienanamnese zehnjährlich wiederholen.	Erste Koloskopie 10 Jahre vor dem Erkrankungsalter des Verwandten, spätestens im 50. Lebensjahr. Koloskopie

Fortsetzung der Tabelle 2-5

Familiäre adenomatöse Polyposis	Im 10. Lebensjahr humangenetische Untersuchung. Jährliche Rekto-Sigmoidoskopie/Koloskopie, um den Operationszeitpunkt festzulegen. Operation spätestens nach der Pubertät und vor dem 20. Lebensjahr. Nach restaurativer Kolektomie mit pouch-analer Anastomose jährliche Pouchoskopie und Abdominalsonographie (Desmoid) sowie dreijährliche Gastroduodenoskopie (Duodenalkarzinom).
Hereditäres kolorektales Karzinom (HNPCC)	Subtotale Kolektomie mit Ileorektostomie. Bei humangenetischer Diagnose (Anlageträger) ab 25. Lebensjahr jährliche Koloskopie, abdominelle und transvaginale Sonographie sowie Urinzytologie. Eine Gastroskopie ab 30. Lebensjahr wird notwendig, falls Magenkarzinome zum Tumorspektrum der Familie gehören. Retinaspiegelung.
Hamartomatöse Polyposis-Syndrome (HPS)	Individuelle Früherkennungsmaßnahmen. Keine prophylaktischen Operationen.
Colitis ulcerosa	Koloskopie mit Stufenbiopsieentnahme bei Pankolitis über acht Jahre und linksseitiger Kolitis über 15 Jahre Dauer. Zunächst jährlich, ab dritter Kontrolle zweijährlich. Bei Dysplasienachweis (unabhängig vom Schweregrad) restaurative Kolektomie mit pouch-analer Anastomose. Anschließend jährliche Pouchoskopie.
M. Crohn	Krankheitsadaptierte Maßnahmen. Keine prophylaktischen Operationen.

2.6

2.6 Präoperative Diagnostik

2.6.1

2.6.1 Anamnese und körperliche Untersuchung

Bei der Erhebung der Anamnese wird der Patient nach allen relevanten Symptomen, Risikofaktoren und vor allem auch der Familienanamnese befragt. Einige kolorektale Karzinome lassen sich anhand von bestimmten Symptomen, wie beispielsweise veränderte Stuhlgewohnheiten, Blut im Stuhl, Schwäche oder Müdigkeit, Bauchschmerzen, Appetitlosigkeit, Übelkeit, Gewichtsabnahme oder erschwerter Darmpassage erkennen. Natürlich können die genannten Symptome auch bei nicht-kanzerösen Erkrankungen und einigen anderen Krebsarten auftreten. Zur körperlichen Untersuchung von Patienten, bei denen der Verdacht auf ein kolorektales Karzinom besteht, gehören die digital rektale Untersuchung, die sorgfältige Untersuchung des Abdomens auf tastbare Tumormassen oder vergrößerte Organe sowie eine allgemeine, körperliche Untersuchung.

2.6.2 Untersuchungen zur Kontinenzprüfung

Digital rektale Untersuchung

Die digital rektale Untersuchung ist die erste orientierende Untersuchung für den Arzt. Dazu liegt der Patient in Linksseiten- oder Rückenlage, die Beine sind im Knie und im Becken gebeugt. Die Inspektion des sichtbaren Anus und der Perianalhaut ist bei Patienten mit einem primären Rektumkarzinom meist unauffällig. Während der Patient presst, führt der untersuchende Arzt den Zeigefinger unter leichter Drehung in den Analkanal ein und tastet das Rektum nach abnormen Veränderungen ab. Mit diesem sehr einfachen, schmerzfreien Test lassen sich bis zu 30 % der Karzinome im unteren Rektumbereich mit dem Finger ertasten. Aber auch Anal- und Prostatakarzinome können so diagnostiziert werden.

Die Rektumampulle ist normalerweise weich und weit. Die Darmwand ist gegenüber dem perirektalen Fettgewebe verschieblich. Ventral tastet sich beim Mann die etwa kastaniengroße Prostata, bei der Frau die Portio. Dorsal das harte Os sacrum und beidseits lateral der weiche Levatortrichter. Ist der Analkanal sehr eng oder der Sphinktertonus sehr hoch, so kann mit sanftem Druck in Richtung Steißbein etwas geweitet werden und der Patient empfindet die weiteren Fingerbewegungen als angenehmer. Verspürt der Patient trotzdem Schmerzen, so kann das für eine Tumorinfiltration des Analkanals sprechen. Die Verschieblichkeit eines tastbaren Tumors ist ein Zeichen dafür, dass der Tumor bisher nicht organüberschreitend gewachsen ist. Dieses Zeichen geht in die klinische Stadieneinteilung nach Mason ein (CS I = mit der Schleimhaut verschieblich, CS II = mit der Darmwand verschieblich, CS III = Tumorverschieblichkeit eingeschränkt, CS IV = fixiert, CS V = disseminierte Erkrankung, Fernmetastasen).

Anorektale Manometrie – Untersuchungen zur Kontinenzprüfung

Für diese Untersuchung wird ein spezieller Katheter in den Analkanal und in das distale Rektum eingebracht. Der Katheter wird mit einem Druckabnehmer und dieser mit einem Aufzeichnungsapparat verbunden. Mit der anorektalen Manometrie kann festgestellt werden, ob die Sphinkterleistung eine Reduktion des Rektumreservoirs kompensieren kann. Es lässt sich abschätzen, in welchem Maß der Patient postoperativ stuhlinkontinent ist.

Die Untersuchung sollte zwingend bei Operationen am Schließmuskelapparat, bei Rektumresektionen mit der Wahrscheinlichkeit einer koloanalen Anastomose und bei älteren Patienten vor und nach der Operation durchgeführt werden.

Die Patienten dürfen vor der Untersuchung nicht rektal untersucht werden. Sie brauchen kein Klysma und dürfen mindestens eine Stunde vor der Untersuchung keine Defäkation gehabt haben, weil aufgrund der Vordehnung die ermittelten Druckwerte falsch wären. Kontrolluntersuchungen sollten immer im erstuntersuchenden Labor durchgeführt werden, da die Messmethoden in den einzelnen Kliniken verschieden sind.

Die Patienten liegen in Linksseitenlage. Nach Aufbringen von Gleitmittel wird der Katheter auf eine Länge von ca. 8–10 cm eingeführt. Die Messungen werden in Ruhe, beim Kneifen und beim Pressen durchgeführt. Lässt man den Patienten zusätzlich husten, so kann man die Spontanreflextätigkeit des Schließmuskelapparates bestimmen. Aufgrund des hydrostatischen Druckes muss man die Patienten immer in derselben Lage untersuchen. Normalerweise kommt es distalwärts zu einem Anstieg des Druckes, der 1–2 cm vor der Anokutanlinie am höchsten ist.

2.7
Zur Bestimmung des rekto-analen Hemmreflexes wird der Katheter in der Hochdruckzone positioniert (2–3 cm im Analkanal). Ein an der Katheterspitze befindlicher Ballon wird schnell mit 5–20 ml Luft gefüllt. Falsch negative Werte können bei ektatischem Rektum vorkommen, weil dann eine ausreichende Distension des Rektums durch den Ballon nicht gegeben ist.

Zur Bestimmung der Sensibilität und der Kapazität wird der Ballon mit Wasser gefüllt. Die Patienten bekommen dann einen Stuhldrang, der auch subjektiv beeinflussbar ist.

Frauen haben niedrigere Werte als Männer. Außerdem ist bei Männern der
2.7.1
Druck im Analkanal bis zum 60. Lebensjahr konstant und fällt danach rasch ab. Bei Frauen kommt es ab dem 2. Lebensjahrzehnt zu kontinuierlich abnehmenden Drücken.

Einlauf

Stehen keine Untersuchungsmöglichkeiten für die anorektale Manometrie zur Verfügung, so kann durch einen Einlauf von 100 ml flüssig-breiigem Speisequark die Kontinenz überprüft werden. Beachte: den Quark verdünnen, rühren, leicht anwärmen und mit einer Blasenspritze einführen; den Patienten mit einer Vorlage und eventuell Einmalhose versorgen. Zum Zeitpunkt der Funktionsprüfung soll der Patient ausgeruht und nicht am Ende eines anstrengenden Tages mit belastenden Untersuchungen sein. Zur Funktionsprüfung soll der Patient
2.7.2
spazieren gehen, Treppen steigen, sich hinsetzen und aufstehen sowie willkürlich husten.

Der Patient muss die Aktivitäten, Kontinenz und Inkontinenz mit Angabe der Zeit dokumentieren.

Die Untersuchung ist nach maximal 60 min beendet und das Ergebnis abschließend noch einmal zu dokumentieren.

2.7 Endoskopische Verfahren

Der Vorteil der endoskopischen Verfahren beruht auf der Kombinationsmöglichkeit von Diagnostik und Therapie in einem Arbeitsgang. Das bedeutet, dass im Rahmen der Koloskopie die makroskopische Beurteilung der Kolonmukosa, Biopsieentnahme, aber auch die vollständige Abtragung von Polypen erfolgen kann. Dem erfahrenen Untersucher erlaubt der rein makroskopische Aspekt schon eine wichtige, diagnostische Beurteilung.

2.7.1 Rekto-Sigmoidoskopie

Sie gestattet die Beurteilung der distalen 15–20 cm des Rektosigmoids. Die Rekto-Sigmoidoskopie sollte zur genauen Höhenlokalisation des Tumors präoperativ vom Operateur selbst durchgeführt werden.

Biopsie des Primärtumors

Bei der Diagnose eines Karzinoms sollte präoperativ, wenn immer möglich, der Tumortyp und der Differenzierungsgrad festgestellt werden. Bei „high grade-Karzinomen“ empfiehlt es sich, einen größeren Sicherheitsabstand nach distal einzuhalten. Ein „high grade-Karzinom“ schließt ebenso, wie der Nachweis einer Lymphgefäßinvasion, lokale Therapiemaßnahmen in kurativer Intention aus.

2.7.2 Koloskopie

Die Koloskopie erfordert spezielles Training, erlaubt jedoch am vorbereiteten Darm eine kompetente Beurteilung des Kolons bis hin zur Bauhin'schen Klappe und darüber hinaus ins terminale Ileum. Im Rahmen der Nachsorgeprogramme ist die Endoskopie Methode der Wahl, um Zweittumoren oder Anastomosenrezidive zu erkennen.

Makroskopische Diagnostik

Bei der endoskopischen Beurteilung von kolorektalen Karzinomen können, im Gegensatz zur makropathologischen Beurteilung eines resezierten Tumors, häufig nur Teile des Tumors eingesehen werden, wie z. B. bei einem stenosierenden Tumor oder bei einer Läsion direkt oralwärts einer Biegung. Die verschiedenen Erscheinungsbilder entsprechen teilweise unterschiedlich fortgeschrittenen Tumorstadien.

Interessante neue Beobachtungen werden zu den Begriffen „flat adenoma", „nichtpolypöses Adenom", „De-novo-Karzinom" bzw. „Mini-De-novo-Karzinom" bzw. „kolorektales Frühkarzinom" veröffentlicht. „Flat adenoma" sind kleine tubuläre Adenome, die endoskopisch als geringfügige Erhabenheiten mit geröteter Oberfläche imponieren, teilweise auch mit zentraler Einsenkung. Die „flat adenoma" haben im Vergleich zu den polypösen Adenomen einen hohen Prozentsatz an hochgradigen Dysplasien (familiäre Häufung und erhöhtes Kolonkarzinomrisiko beim sog. „flat adenoma"-Syndrom). Mini-De-novo-Karzinome haben maximal einen Durchmesser von 10 mm und sind ohne adenomatöse Elemente. Bei diesen Karzinomen wird die Muscularis mucosae penetriert. Diese Läsionen werden international noch nicht einheitlich definiert bzw. biologisch charakterisiert. Probleme bereiten diese Läsionen u. a. durch die schlechte endoskopische Erkennbarkeit.

Jeder Patient mit karzinomverdächtigen, radiologischen Veränderungen sollte einer Koloskopie mit Biopsie zugeführt werden.

2.7.3 Bildgebende Techniken

Sonographie des Abdomens

Die orientierende Sonographie des Abdomens ist ein einfaches, nicht invasives Verfahren, das heute in jeder Klinik zur Verfügung steht. Sie dient dem Nachweis von Fern-(Leber-) und Lymphknotenmetastasen. Sonographisch nachgewiesene, freie Flüssigkeit kann bei dem sonst gesunden Patienten (keine Leberzirrhose, keine kardiale Dekompensation) bereits Zeichen einer peritonealen Metastasierung sein. Die sonographische Beurteilung der Nieren und der Harnleiter ist zum Ausschluss eines organüberschreitend oder verdrängend wachsenden Rektumkarzinoms wichtig. Bei einem solchen Verdacht ist es für den Chirurgen intraoperativ hilfreich, wenn die Harnleiter präoperativ geschient worden sind.

Eine weitere Indikation für die Sonographie ist die Beurteilung der paraaortalen und parakavalen Lymphknoten. Vergrößerte, gut sichtbare Lymphknoten sprechen für eine Lymphknotenmetastasierung, so dass der Patient bereits präoperativ über die Wahrscheinlichkeit einer erweiterten intraoperativen Lymphadenektomie aufgeklärt werden kann.

Endosonographie

Morphologische Veränderungen der Rektumwand (Eindringtiefe von Tumoren), Befall perirektaler Lymphknoten und die Einbeziehung des Sphinkterapparates in den Tumorprozess können mit Hilfe der Endosonographie bis zu einer Höhe von ca. 10 cm ab ano suffizient beurteilt werden. Besonders im Rahmen neuerer Operationskonzepte, die in den Fällen fehlender Sphinkterinfiltration eine kontinenzerhaltende Resektion ermöglichen, nimmt diese Untersuchungstechnik eine Schlüsselstellung in der Planung des operativen Vorgehens ein. Aufbauend auf endosonographische Befunde wird derzeit die Indikation zur neo-adjuvanten Radiochemotherapie des Rektumkarzinoms abgesteckt. Die endosonographisch bestimmte Tumorinfiltrationstiefe in die Darmwand wird entsprechend der TNM-Klassifizierung der UICC als uT1, uT2, uT3 und uT4 dokumentiert. Über alle Tumorstadien verteilt, lässt sich

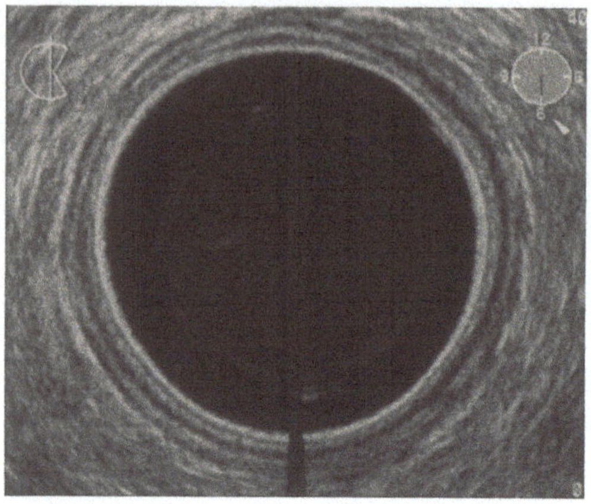

Abb. 2-1
Endosonographischer Normalbefund (Abbildung freundlicherweise zur Verfügung gestellt von Dr. med. M. Kraus, Lübeck)

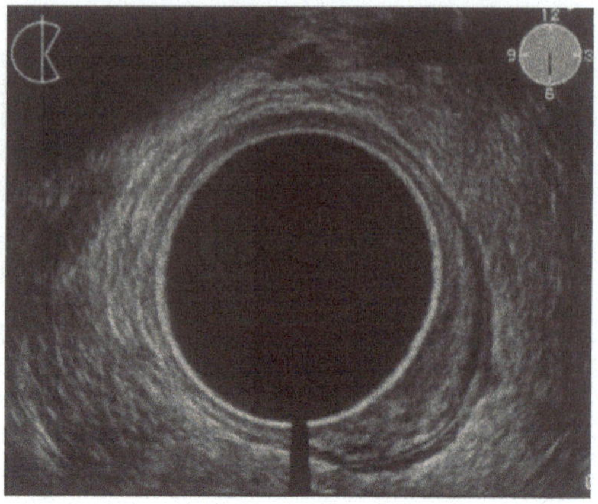

Abb. 2-2
Endosonographische Darstellung eines Rektumadenoms (Abbildung freundlicherweise zur Verfügung gestellt von Dr. med. M. Kraus, Lübeck)

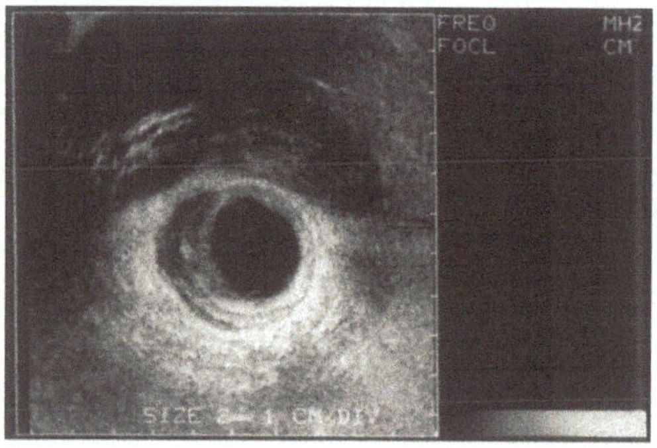

Abb. 2-3
Endosonographische Darstellung eines Rektumkarzinoms (Abbildung freundlicherweise zur Verfügung gestellt von Dr. med. M. Kraus, Lübeck)

für das uT-Stadium eine Sensitivität zwischen 82–100 %, für das uN-Stadium eine Sensitivität zwischen 80–89 % erreichen.

Kolon-Endosonographie

Hier werden hochfrequente Schallköpfe verwendet, die an der Spitze spezieller Seitblickendoskope appliziert sind. Mit dieser Methode kann prinzipiell das gesamte Kolon untersucht werden.

Röntgen-Thorax

Die Röntgenuntersuchung des Thorax in antero-posteriorem Strahlengang ist Standard. Sie dient dem ersten Hinweis auf eine pulmonale Metastasierung. Bei auffälligem, aber nicht eindeutig beurteilbarem Befund kann eine CT-Untersuchung des Thorax durchgeführt werden. Der Röntgen-Thorax wird für die anästhesiologische Prämedikation gefordert.

Ca. 10 % der Rektumkarzinome, vor allem tiefsitzende, metastasieren über die V. cava inferior direkt in die Lunge.

Kolon-Kontrasteinlauf

Der Kontrastmitteleinlauf (Abb. 2-4) ist prinzipiell mit Barium oder mit wasserlöslichem Kontrastmittel (Gastrografin) denkbar. Barium liefert zwar die genauere Darstellung (besonders nach Luftinsufflation im so genannten Doppelkontrastverfahren), bei Übertritt in die Peritonealhöhle besteht jedoch die Gefahr der gefürchteten Bariumperitonitis. Außerdem neigt bariumhaltiges Kontrastmittel zur Verklumpung und ist ge-

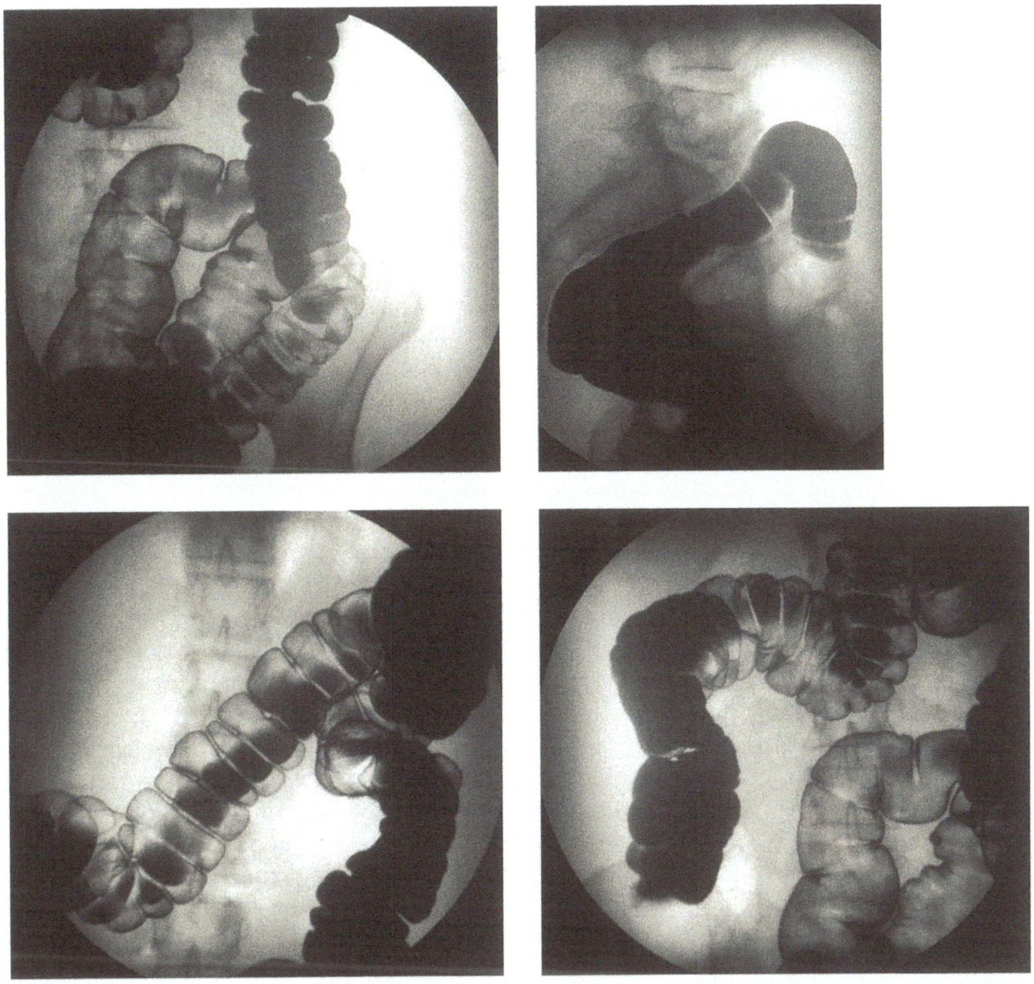

Abb. 2-4
Übersichtsbilder Kolonkontrasteinlauf (Abbildungen freundlicherweise zur Verfügung gestellt von Dr. med. T. Leibecke, Lübeck)

rade beim Tumorpatienten (Stenose) präoperativ nur sehr schwer zu entfernen. Deshalb ist bei anstehender Operation das wasserlösliche Kontrastmittel vorzuziehen.

Die Primärdiagnostik des kolorektalen Karzinoms stützt sich unverändert auf den Kolonkontrasteinlauf mittels Doppelkontrasttechnik. Der Kolonkontrasteinlauf erlaubt in ca. 95 % der Fälle die Beurteilung sämtlicher Kolonabschnitte. Unter Anwendung der Doppelkontrasttechnik wird eine Sensitivität von 90–95 % für eine Polypengröße > 1 cm angegeben. Die genannten Ergebnisse sind jedoch nur bei optimaler Patientenvorbereitung (= Darmentleerung) erzielbar.

Der Kolonkontrasteinlauf gilt bei endoskopisch nicht passierbaren Tumoren als Methode der Wahl zum Aufsuchen von Zweitkarzinomen. Synchrone Zweitkarzinome kommen mit einer Häufigkeit von ca. 5 % vor.

Virtuelle Koloskopie

Bei der virtuellen Koloskopie (Abb. 2-5 und 2-6) ist es nach Erfassung der entsprechenden Schnittbilddatensätze möglich, den Dickdarm darzustellen und nach computergesteuerter Bearbeitung eine 3-D-Simulation des Dickdarmes zu bekommen. Die CT-gestützte Koloskopie wurde erstmals 1994 beschrieben. Sie ist bereits Gegenstand mehrerer Studien. Ein vernünftiges Untersuchungsprotokoll erlaubt einen zuverlässigen Nachweis von Polypen. Die optimale Darmreinigung und das Aufblähen des Kolons durch rektale Insufflation von Luft oder Kohlendioxid ist Voraussetzung für die virtuelle Koloskopie. In einer ersten Bewertung der virtuellen Endoskopie kann eine Sensitivität von 66 % und eine Spezifität von 63 % für 5–10 mm große Polypen, sowie eine Sensitivität von 75 % und eine Spezifität von 90 % für größere Polypen festgestellt werden. Aufgrund guter Untersuchungsergebnisse wird die virtuelle Koloskopie bereits als Screening-Verfahren für Personen mit erhöhtem Risiko für ein kolorektales Karzinom diskutiert. Dazu muss aber die Zuverlässigkeit der Methode noch weiter untersucht werden.

Computertomographie (CT)

Das CT hat einen festen Stellenwert in der Standarddiagnostik beim primären Rektumkarzinom. Mit ihm können Tumoren, deren Ausdehnung, Lymphknotenvergrößerungen, Fernmetastasen und/oder Folgen des Tumorleidens wie Aszites oder Perforationen nachgewiesen werden. Je gründlicher zuvor eine Darmreinigung erfolgt ist, desto besser gelingt die Darstellung des Kolonrahmens. Auf die Darmwand beschränkte Rektumkarzinome zeigen sich im CT als Darmwandverdickung. 3 mm Wanddicke ist normal, 6 mm ist pathologisch. Die Darmwand nicht infiltrierende, pathologische Veränderungen zeigen sich als luminale Füllungsdefekte. Die meisten Rektumkarzinome imponieren vor allem an der Rektumhinterwand als glatt begrenzte Darmwandverdickung. Bei einem die Darmwand überschreitend wachsenden Rektumkarzinom mit Infiltration des perirektalen Fettgewebes zeigt sich eine unregelmäßig konturierte Darmwand mit oder ohne streifige Ausläufer in das umgebende Gewebe. Vor allem die nicht mehr nachzuweisenden Fettlamellen zwischen Rektum und den umgebenden Beckenmuskeln, wie M. levator ani, M. obturator internus, M. piriformis, Mm. glutaei, sind dringend verdächtig auf ein organüberschreitendes Tumorwachstum. Die Infiltration in die Muskeln und Nachbarorgane zeigt sich als tumornahe Verdickung dieser Strukturen. Ein primäres Rektumkarzinom kann beim Mann die Samenblasen, die Prostata und die Harnblase infiltrieren. Bei der Frau sind zunächst die Vaginalwand, die Cervix uteri und der Uterus selbst von einer Tumorinfiltration betroffen. Zusätzlich können bei fortgeschrittenem Tumorwachstum im CT auch Osteolysen im Os sacrum und Os ileum nachgewiesen werden.

Die Beurteilung einer möglichen Lymphknotenmetastasierung ist mit dem CT wie mit allen rein bildgebenden Verfahren schwierig. Das CT kann nur anhand der Lymphknotengröße > 1 cm oder Gruppen von drei und mehr Lymphknoten diese als metastasenverdächtig bezeichnen. Im CT und anderen bildgebenden Verfahren nachzuweisende Lymphknoten im perirektalen Fettgewebe sind potenziell als pathologisch einzustufen.

Der Schwerpunkt der CT-Diagnostik liegt in der Erkennung hepatischer Metastasen.

Im Vergleich zur MRT hat das CT den Vorteil einer deutlich besseren Ortsauflösung, so dass Läsionen < 1 cm mit genauer Lokalisation erfasst werden können. Mit der CT-Angioportographie, bei der über einen Katheter Kontrastmittel in die A. lienalis oder A. mesenterica superior in-

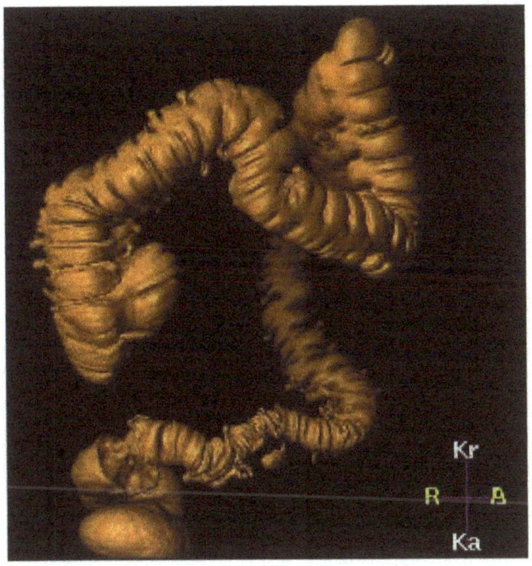

Abb. 2-5
Übersichtsbild einer virtuellen Koloskopie (Abbildung freundlicherweise zur Verfügung gestellt von Dr. med. T. Leibecke, Lübeck)

jiziert wird, zeigen sich die Metastasen deutlich hypodenser (dunkler) als das von Kontrastmittel durchflossene Lebergewebe.

Ein Nachteil des CT ist, dass es die Darmwandschichten nicht wie der endorektale Ultraschall voneinander unterscheiden kann und somit die Tumorstadieneinteilung von kleinen Tumoren unbefriedigend ist. Die Sensitivität des präoperativen Stagings mit dem CT liegt bei kleinen Tumoren zwischen 40–50 % und bei größeren Tumoren bei bis zu 80 %.

Für den Primärtumor liegt die Sensitivität des CT zwischen 53–77 %, die Spezifität zwischen 55–80 %. Bei der Beurteilung von Lymphknotenmetastasen liegt die Sensitivität zwischen 27–88 % und die Spezifität zwischen 38–85 %. Bei der Beurteilung von Lebermetastasen liegt die Sensitivität zwischen 70–94 % und die Spezifität bei bis zu 97 %.

Die Untersuchung dient nicht nur der Operationsplanung (Strategie, Verfahrenswahl), sondern sie hilft auch bei unklaren,

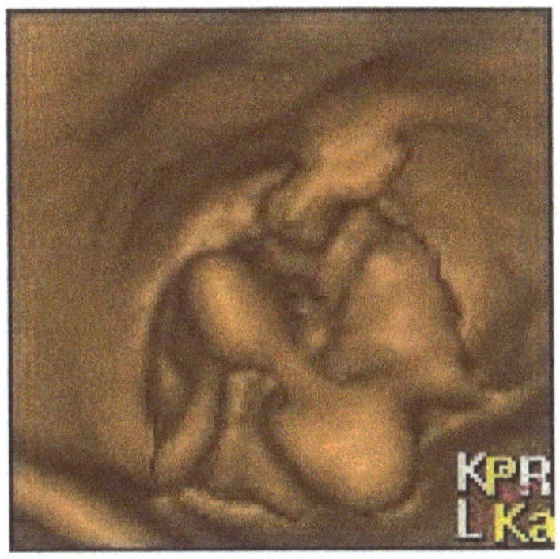

Abb. 2-6
Kolonkarzinom in der virtuellen Koloskopie (Abbildung freundlicherweise zur Verfügung gestellt von Dr. med. T. Leibecke, Lübeck)

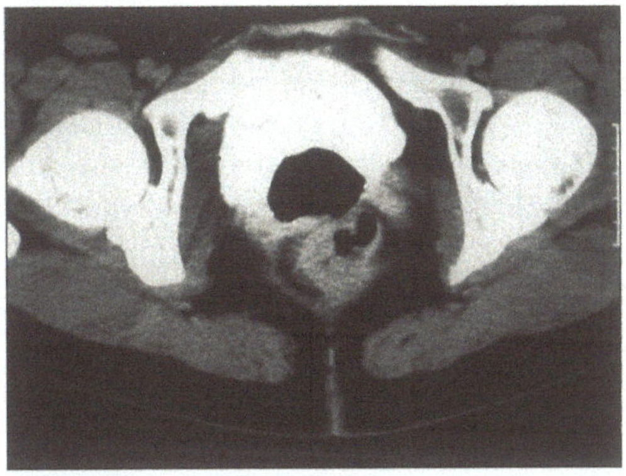

Abb. 2-7
Darstellung eines T_3-Rektumkarzinoms im CT (axial vergrößert) (Abbildung freundlicherweise zur Verfügung gestellt von Dr. med. T. Leibecke, Lübeck)

präoperativen Befunden mit der CT gesteuerten Punktion histologisches Material zu gewinnen.

Magnet-Resonanz-Tomographie (MRT)

Die Magnet-Resonanz-Tomographie hat ihren Schwerpunkt durch den hohen Gewebekontrast in der Beurteilung von entzündlichen Veränderungen und Weichteilprozessen.

Die Überlegenheit der MRT liegt in der besseren Erfassung von Infiltrationen in Muskeln, Knochen oder Nerven. Sensitivität, Spezifität und Treffsicherheit der MRT übertreffen die der CT nicht oder nur geringfügig. Ein weiterer Vorteil ist die multiplanare Bildgebung, so dass Schichten in mehreren Ebenen angefertigt werden können. Die Darstellung von Tumor und umgebendem Gewebe, insbesondere der Muskulatur kann für die Operationsplanung von Bedeutung sein.

Nachteilig bei der MRT sind die technisch bedingten Artefakte durch Metall, Luft-Gewebe-Grenzflächen und die Bewegungsabhängigkeit. Der Darm muss zeitweise ruhiggestellt werden.

Die Darstellung einzelner Darmwandschichten gelingt nur mit einer Endorektalsonde (Endo-MRT). Bei diesem Verfahren ist jedoch die Untersuchungsmöglichkeit auf die Region des unteren Rektums und seine unmittelbar umgebenden Strukturen beschränkt. Die Endo-MRT stellt die Darmwandschichten als Bänder mit wechselnder Signalintensität dar. Hierbei kann eine differenzierte Stadieneinteilung erfolgen. Entsprechend der TNM-Klassifikation kann die Beteiligung oder Überschreitung der Mukosa bzw. der Muscularis propria dargestellt werden (T1-, T2-Tumor). Ein diffuses Wachstum in das perirektale Fettgewebe ist mit einem T3-Stadium, die Infiltration in Nachbarorgane mit einem T4-Stadium vereinbar. Die Treffsicherheit der Endo-MRT bezüglich des Tumor-Stagings wird mit 80–85 % angegeben und ist mit der endorektalen Sonographie vergleichbar.

Die Genauigkeit des präoperativen Stagings mit dem MRT wird zwischen 71–86 % angegeben. Für den Primärtumor liegt die Sensitivität des MRT zwischen 37–97 % und die Spezifität zwischen 56–91 %. Im Hinblick auf die richtige Beurteilung von Lymphknotenmetastasen befindet sich die Sensitivität zwischen 40–60 % und die Spezifität bei etwa 90 %. Hepatische Metastasen werden mit einer Sensitivität zwischen 70–78 % und einer Spezifität bis zu 94 % erfasst.

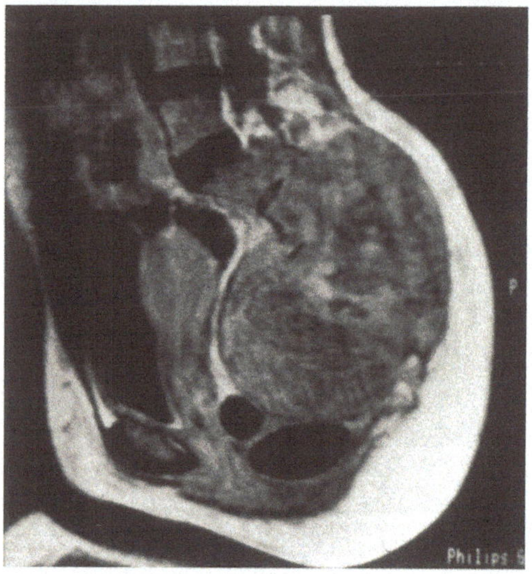

Abb. 2-8

Organüberschreitendes T4-Rektumkarzinom im MRT-Bild (Abbildung freundlicherweise zur Verfügung gestellt von Dr. med. T. Leibecke, Lübeck)

RIGS (Radio-Immuno-Guided Surgery)

Neue Wege beschreitet die Immunszintigraphie. Durch die Entwicklung monoklonaler Antikörper (anti-CEA, anti-TAG-72) gelingt es, Tumorareale mit einem Gamma-Detektor spezifisch zu lokalisieren. Die Antikörper werden isotopen-markiert i.v. appliziert. Diese Verfahren werden inzwischen an Zentren intraoperativ evaluiert (RIGS). Die präoperative Szintigraphie ermöglicht eine Darstellung mesorektaler, in seltenen Fällen extramesorektaler Lymphknoten. Die extramesorektal gelegenen Lymphknoten können mit der Gammasonde intraoperativ eindeutig detektiert und entfernt werden. Das Lymphknoten-Staging wird mit regelmäßigen Vergleichsmes-

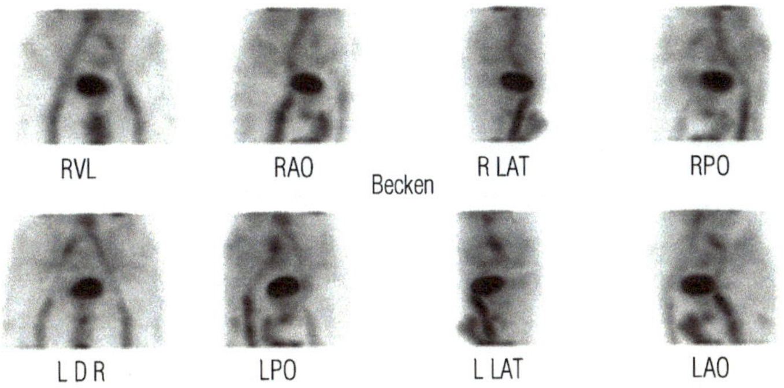

Abb. 2-9
Immunszintigraphie mit 99m TC-markiertem anti-CEA – in 360° (Abbildung freundlicherweise zur Verfügung gestellt von Prof. Dr. med. M. Bähre, Lübeck)

sungen zwischen Lymphknoten, die tumorspezifisch sind, und solchen, die einer sicher tumorfreien Region zuzuordnen sind, durchgeführt.

Die RIGS erlaubt in erfahrenen Händen eine Lokalisation metastatischer Absiedelungen sowie eine exakte Stadienzuordnung zu einem frühen und therapeutisch relevanten Zeitpunkt.

2.8 Tumormarker

Für kolorektale Karzinome ist das CEA der geeignetste Tumormarker. Allerdings ist das CEA (Carcino Embryonale Antigen) nicht hochspezifisch für das kolorektale Karzinom und hat eine eingeschränkte Sensitivität mit einer Schwankungsbreite von 30–70 %. Zwischen der CEA-Serumkonzentration und der absoluten Tumormasse besteht eine enge Korrelation. Bei kleinen Tumoren (Dukes A und B) liegen die CEA-Werte häufig im Normbereich. Daher ist die Bestimmung von CEA als Früherkennungsmethode nicht geeignet.

CEA hat sich weltweit nicht zuletzt deshalb als Tumormarker etablieren können, weil die Bestimmung kostengünstig und standardisiert an einem Vollautomaten durchführbar ist. Bei Patienten, die zum Zeitpunkt der Primäroperation CEA-positiv waren (30–70 %), steigt das CEA in bis zu 95 % der Fälle beim Auftreten von Metastasen oder Rezidiven an. Der Anstieg eilt dabei oft einem morphologisch fassbaren Untersuchungsbefund voraus. Besonders hohe CEA-Spiegel gehen mit Lebermetastasen einher.

Ein erhöhter CEA-Wert bedeutet jedoch noch kein kolorektales Karzinom.

So bilden Zellen der kolorektalen Schleimhaut des Feten bereits während der Frühschwangerschaft CEA. Die Produktion ist weder organ- noch tumorspezifisch. Erhöhte Serumspiegel finden sich nicht nur bei kolorektalen Malignomen, sondern auch bei Lungen-, Mamma-, Magen- und Pankreaskarzinomen sowie bei benignen Erkrankungen wie Leberzirrhose oder Pankreatitis. Im Rahmen chronisch-entzündlicher Darmerkrankungen, wie Morbus Crohn oder Colitis ulcerosa, wird CEA als Folge des chronisch entzündlichen Geschehens und der damit einhergehenden Proliferation von Darmepithelzellen exprimiert. Die Expression ist zumeist geringer als bei malignen Erkrankungen.

Der Wert der CEA-Bestimmung liegt in der Beurteilung des postoperativen Verlaufes. CEA-Serumspiegel, die sich nicht postoperativ normalisieren oder sogar ansteigen, legen den Verdacht auf Residualtumoren oder die Entwicklung von Metastasen nahe. Rezidive können mit einer Vorlaufzeit von drei und mehr Monaten erkannt werden.

Ca 19-9 bringt im Vergleich zu CEA keinen weiteren Informationszugewinn. Der Tumormarker kann fakultativ zur Verlaufskontrolle herangezogen werden.

2.9

2.9 Ergänzende Untersuchungen

2.10.2

Bei Verdacht auf lokale Infiltration sind zusätzliche Untersuchungen, eine urologische Untersuchung (Zystoskopie) bei männlichen Patienten bzw. eine gynäkologische Untersuchung bei Patientinnen empfehlenswert. Bei großen Tumoren in der Nähe der ableitenden Harnwege sollte eine IVP (i.v.-Pyelographie) durchgeführt werden.

2.10

2.10 Pathohistologische Untersuchung

2.10.1

2.10.1 Postoperative, pathohistologische Diagnostik

Nach radikaler Tumorresektion sind für die weitere Therapieplanung Aussagen über die lokoregionale Vollständigkeit der Tumorentfernung (R-Klassifikation), die Invasionstiefe des Tumors (pT-Klassifikation) und den Lymphknotenstatus (pN-Klassifikation) notwendig. Hieraus kann sich u. U. die Indikation zur Nachbehandlung mit einer Chemo- bzw. Radiochemotherapie ergeben. Erforderlich ist eine Aussage über die Anzahl untersuchter und befallener Lymphknoten. Nach neoadjuvanter Therapie ist ein histologisches Regressionsgrading wünschenswert.

Der Operateur sollte aus Gründen des Qualitätsmanagements eine Angabe zum Zustand des entfernten Mesorektums machen. Er sollte Einriss/Einschnitt in oder durch den Tumor sowie Sicherheitsabstände erwähnen. Bereits heute wird an einzelnen Kliniken der makroskopische Befund des Präparates zusätzlich photodokumentiert.

2.10.2 Makroskopische Beurteilung der TME-Präparate

Das Präparat wird nach folgenden Gesichtspunkten eingeteilt: intakt und glatt (lipomähnlich); umschriebener Defekt (Muskulatur nicht sichtbar) und ausgedehnter Defekt (Muskulatur sichtbar).

Parallel dazu wird in England eine Unterteilung in drei Stufen verwendet. Der Qualitätsgrad 1 („poor") bezeichnet ein irreguläres Mesorektum. Es bestehen Defekte von 1 cm^2 oder eine Inzision bis zur Muscularis propria, ein unregelmäßiger, zirkumferenter Resektionsrand mit geringer Menge von Mesorektum und wenig Sicherheitsabstand an der Vorderseite. Qualitätsgrad 2 („suboptimal") beinhaltet eine mäßige Menge des Mesorektums mit einigen Unregelmäßigkeiten. Ein mäßiges Coning kann vorhanden sein. Qualitätsgrad 3 („optimal") hat eine gute Menge des Mesorektums mit glatter Oberfläche. Ein ausreichender Sicherheitsabstand an der Vorderseite ist vorhanden. Im Mesorektum sind keine Defekte.

Wichtig für die Beurteilung des Mesorektums ist, dass neben dem Mesorektum auch der Gefäßstiel straff nach oral gezogen und fixiert wird, um die natürliche Lage in situ (mesorektumfreies, unteres Rektumdrittel) zu imitieren. Sonst kann es zu Fehlbeurteilungen der Nahmetastasierung kommen.

2.10.3 Tuschemarkierung des Mesorektums

Tuschemarkierungen sind keine Besonderheit in der histopathologischen Aufarbeitung von Operationspräparaten. Sie werden seit langem angewandt. Das Verfahren der Tuscheinjektion in die Endstrombahn der A. rectalis superior führt zu einer ganzheitlichen Anfärbung des arteriellen und venösen, mesorektalen Gefäßsystems. Dabei werden 10 ml eines Tusche-(Rotring-zeichen-Tusche Nr. R591417)Plasmaexpander-(HAES, steril 6 %, Firma Fresenius) Gemisches im Verhältnis 1:10 verwandt. Die Präparatmarkierung kann auch mit Methylenblau durchgeführt werden. Zur Dokumentation des Präparatzustands empfiehlt sich in der täglichen Anwendung eine Klasseneinteilung in I, II und III.

Die Klasse I entspricht einem makroskopisch vollständigen Präparat. Während und nach der Farbstoffinjektion kommt es zu keinem Farbstoffaustritt.

Die Klasse II beinhaltet Präparate, welche vom Operateur als makroskopisch vollständig mit erhaltener mesorektaler Hüllfaszie beurteilt worden sind. Es kommt jedoch während und nach der Injektion der Tuschelösung zu punktförmigen Farbstoffaustritten aus der mesorektalen Hüllfaszie. Diese Präparate wären ohne Farbstoffmarkierung sicherlich als vollständige Präparate beurteilt worden. Inwieweit sich die Mini-Läsionen der mesorektalen Hüllfaszie als prognostisch ungünstig erweisen, müssen weitere Untersuchungen zeigen. 2.10.3

Die Klasse III bezeichnet Präparate, welche makroskopisch unvollständig sind oder große Einrisse haben. Während der Injektion kommt es zu flächenhaftem Farbstoffaustritt.

Ziel der Kommission für Qualitätssicherung der Deutschen Krebsgesellschaft und der Arbeitsgemeinschaft Deutscher Tumorzentren ist es, eine standardisierte objektive Qualitätsbeurteilung der TME-Präparate einzuführen. Hierbei muss allerdings zwischen der Implikation der Ergebnisse für den Patienten (Prognose, Therapie) und der Vergleichbarkeit bestimmter Parameter im Rahmen von Studien unterschieden werden.

2.10.4 Präparatangiographie 2.10.4

Bei der Präparatangiographie kommt es nicht, wie bei der Tuschemarkierung, zu einem Farbaustritt im Bereich eines unvollständigen Mesorektums, sondern zu einem

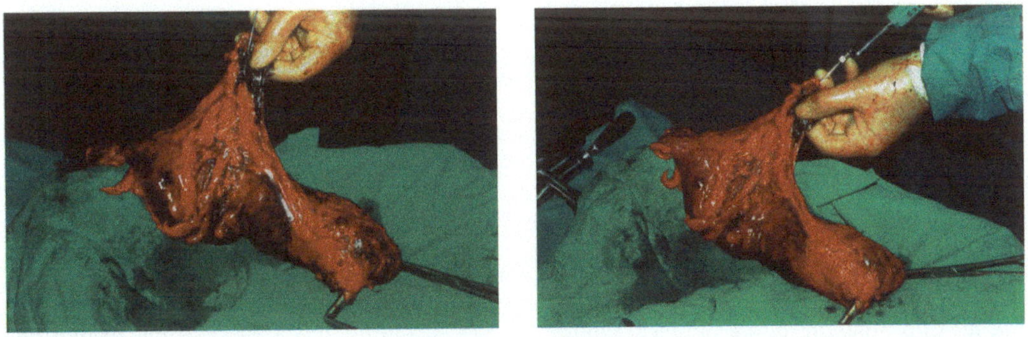

Abb. 2-10
Vollständiges Tusche-Präparat

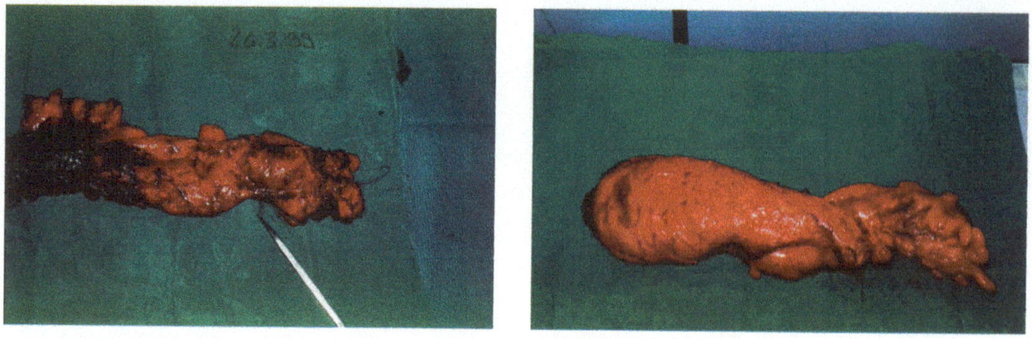

Abb. 2-11
Präparat mit Farbaustritt

radiologisch dokumentierten Kontrastmittelaustritt.

Es werden 10–15 ml eines wasserlöslichen, jodhaltigen Kontrastmittels (300 mg J/ml, Optiray 300, Ultravist 300 oder Peritrast 300) bis zur venösen Präparatkontrastierung über die A. rectalis superior injiziert.

Mit der Präparatangiographie (Abb. 2-12 und 2-13) können eindrucksvolle Bilder der mesorektalen Gefäßarchitektur gemacht und gleichzeitig das Operationsergebnis dokumentiert werden. Die Darstellung des Mesorektums als abgeschlossenes, anatomisches Kompartment ist mittels Farbstoffmarkierung und Präparatangiographie am aufgeschnittenen Präparat nicht mehr möglich.

2.11
2.11 Postoperative Funktionsstörungen

2.11.1
2.11.1 Defäkationsstörungen

Durch die partielle oder vollständige Ent-
2.11.2 fernung des Mastdarms fällt jenes Organ mit der Funktion des Stuhlreservoirs weg. Ebenfalls entfällt das physiologisch funktionelle Zusammenspiel zwischen Mastdarm und analem Schließmuskelapparat, welches für eine kontrollierte und koordinierte Defäkation wichtig ist. Nach einer kompletten Rektumresektion mit koloanaler Anastomose können in ca. 10 % Stuhlinkontinenz oder eine erhöhte Stuhlfrequenz (4–8 Stühle pro Tag), in 20–60 % ein rasch einsetzender, imperativer Stuhldrang und in 30–60 % ein häufiges Gefühl der inkompletten Stuhlentleerung auftreten. Bei höherliegenden Anastomosen verbessern sich im Durchschnitt die funktionellen Ergebnisse. Nach kompletter Mastdarmentfernung lassen sich heute die postoperativ funktionellen Ergebnisse durch die Rekonstruktion mit einem Kolon-Pouch zusätzlich verbessern.

Die Defäkationsstörungen bessern sich teils spontan oder können sich teils mit Diät und Medikamenten regulieren lassen.

Dennoch wird bei jeder Rektumoperation der Schwellkörper für die anorektale Kontinenz beeinträchtigt. Bei beckenbodennahen Kontinenzresektionen fällt dieser Schwellkörper sogar ganz weg. Es werden mehr oder weniger die Innervationswege zum Sphincter ani internus, der für 80 % des spontanen Abschlusses des Analkanals verantwortlich ist, zerstört.

2.11.2 Urogenitale Funktionsstörungen

Aufgrund der unmittelbaren Nachbarschaft des Rektums und Mesorektums zu den vegetativen Nervenstrukturen, welche Harnblase und Genitalorgane kontrollieren,

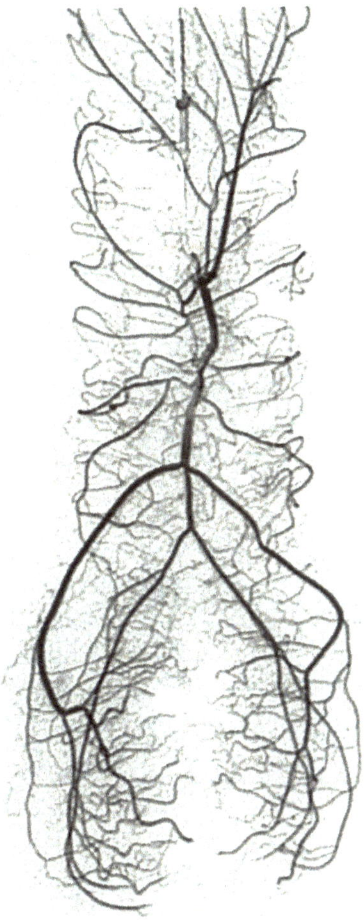

Abb. 2-12
Präparatangiographie a.p.-Strahlengang (Abbildung freundlicherweise zur Verfügung gestellt von Dr. med. T. Opitz, Ravensburg)

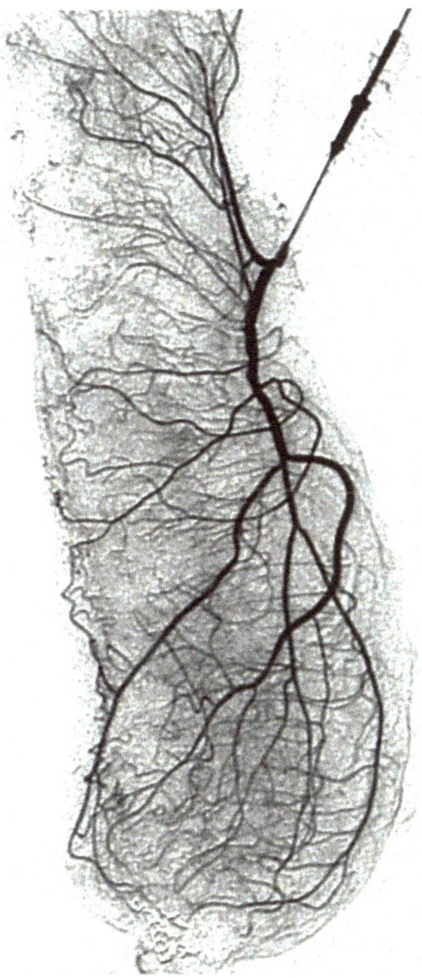

Abb. 2-13
Präparatangiographie im lateralen Strahlengang (Abbildung freundlicherweise zur Verfügung gestellt von Dr. med. T. Opitz, Ravensburg)

kann es bei chirurgischen Eingriffen zu urogenitalen Langzeitfunktionsstörungen kommen. Es treten in 20–70 % Blasenfunktionsstörungen und in 20–80 % Potenzstörungen auf. Die Inzidenz der postoperativen Impotenz ist neben der Operationstechnik und dem Resektionsausmaß auch vom Patientenalter abhängig, da die Potenz mit steigendem Lebensalter abnimmt und bei einem Teil der Patienten bereits präoperativ eingeschränkt ist.

Eine exakte, chirurgische Präparationstechnik entlang anatomischer Schichten, speziell exakt entlang dem Mesorektum (totale mesorektale Exzision), trägt entscheidend zur Nervenerhaltung bei.

Radikalere Operationsverfahren unter Mitentfernung auch der übrigen Beckenlymphknoten führen zu keinen verlängerten Überlebensraten, jedoch zu deutlich erhöhten, urogenitalen Funktionseinschränkungen.

Da bis auf den Plexus hypogastricus superior alle Nervenstrukturen paarig angelegt sind, ist eine beidseitige Läsion einer bestimmten Nervenstruktur gleichbedeutend mit vollständigem Funktionsausfall, eine einseitige Verletzung mit einem partiellen. Bei großen Rektumkarzinomen müssen, im Sinne einer En-bloc-Resektion des Tumors, solche Nervenstrukturen teilweise mitentfernt werden.

Eine neoadjuvante Therapie kann bei großen Rektumkarzinomen zur möglichen Tumorverkleinerung und damit zur intraoperativen Schonung der Nervenstrukturen führen.

2.12

2.12 Tumornachsorge

Einen wichtigen Beitrag im Behandlungskonzept der kolorektalen Karzinome liefert neben suffizienter Diagnostik und multimodalen Therapiekonzepten die Nachsorge.

Ihre Durchführung ist aus sozioökonomischer Sicht in neuerer Zeit in die Kritik geraten. Literaturangaben und eigene Ergebnisse, die auf einer langjährigen, prospektiven Kontrolluntersuchung basieren, können für Patienten, die sich einer konsequenten Nachsorge unterziehen, einen signifikanten Vorteil im Überleben nachweisen. Abgesehen von der notwendigen Qualitätskontrolle ist die Tumornachsorge beim kolorektalen Karzinom wichtig, um Lokalrezidive und Fernmetastasen rechtzeitig zu erkennen und dann in kurativer Intention operieren zu können.

Diskussionswürdig ist sicherlich die Art und das Intervall der Nachsorge. Es entsteht die Frage, welche Konsequenzen sich aus einem diagnostizierten Rezidiv ableiten lassen und welche therapeutischen Optionen eröffnet werden. Es herrscht Einigkeit darüber, dass die Nachsorge in jedem Fall risikoadaptiert durchgeführt werden sollte. Belastende Untersuchungen, wie zum Beispiel die hohe Koloskopie, können in ihrer Frequenz reduziert werden.

Die folgenden Nachsorgeempfehlungen für Patienten mit Rektumkarzinom entstammen den Leitlinien der Deutschen Krebsgesellschaft und ihrer Arbeitsgemeinschaften, der Deutschen Gesellschaft für Chirurgie und der Deutschen Gesellschaft für Verdauungs- und Stoffwechselkrankheiten (kurzgefasste Interdisziplinäre Leitlinien 2000, B6, Seite 139 ff.)

2.13

2.13 Rezidivdiagnostik

Die Verlaufskontrolle nach Resektion eines Rektumkarzinoms soll sowohl das lokoregionale Rezidiv als auch Fernmetastasen

Tab. 2-6:
Nachsorgeempfehlung für Patienten mit Rektumkarzinom UICC-Stadium I

UICC-Stadium I	Monate						
	6	12	18	24	36	48	60
Anamnese, körperliche Untersuchung				+			+
Koloskopie[1]				+			+

[1] 3 Monate postoperativ, wenn präoperativ Abklärung des gesamten Kolons nicht möglich. Nach dem 5. Jahr sollte alle 3 Jahre eine Koloskopie durchgeführt werden.

Tab. 2-7
Nachsorgeempfehlung für Patienten mit Rektumkarzinom nach lokaler Entfernung

Rektumkarzinom nach lokaler Exzision	Monate						
	6	12	18	24	36	48	60
Anamnese, körperliche Untersuchung	+	+	+	+	+	+	+
Rektoskopie oder Sigmoidoskopie, evtl. Endosonographie	+	+	+				
Koloskopie[1]				+			+

[1] 3 Monate postoperativ, wenn präoperativ Abklärung des gesamten Kolons nicht möglich.
Ab dem 5. Jahr sollte alle 3 Jahre eine Koloskopie durchgeführt werden. Nach endoskopischer Abtragung eines gestielten Polypen mit T1-Karzinom (low risk) sind bei tumorfreier Polypenbasis die Nachuntersuchungen nach 12 und 18 Monaten entbehrlich.

Tab. 2-8
Nachsorgeempfehlung für Patienten mit Rektumkarzinom UICC-Stadium II und III

UICC-Stadium II und III[1]	Monate						
	6	12	18	24	36	48	60
Anamnese, körperliche Untersuchung, CEA[2]	+	+	+	+	+	+	+
Abdomen-Sonographie	+	+	+	+	+	+	+
Röntgen-Thorax (in zwei Ebenen)		+		+	+		+
Nach Rektumresektion Rektoskopie oder Sigmoidoskopie, evtl. Endosonographie	+	+	+		+[3]	+[3]	
Koloskopie[4]			+			+	
Computertomographie (Axialverfahren) Becken	Drei Monate nach Abschluss der tumorspezifischen Therapie (Operation bzw. adjuvanter Strahlen-/Chemotherapie)						

[1] Tumoren, die nicht eindeutig dem Rektum oder Sigma zuzuordnen sind (sog. Rektosigmoidkarzinome) werden in der Tumornachsorge wie Rektumkarzinome behandelt;
[2] Die American Society of Clinical Oncology (ASCO) hat 1996 und 1999 [1, 2] die CEA-Bestimmung bei Patienten mit kolorektalem Karzinom des Stadiums II und III alle 2–3 Monate für 2 Jahre empfohlen. Allerdings nur für Patienten, die willens und in der Lage sind, sich bei Auftreten von Metastasen einer Leberresektion zu unterziehen.
[3] Nach adjuvanter Strahlen-/Chemotherapie wegen verzögert auftretender Lokalrezidive;
[4] 3 Monate postoperativ, wenn präoperativ Abklärung des gesamten Kolons nicht möglich.
Nach dem 5. Jahr sollte alle 3 Jahre eine Koloskopie durchgeführt werden.

frühzeitig erfassen und die weitere Ausbreitung des Tumors verhindern. Nur wenn das Tumorrezidiv frühzeitig erkannt wird, ist es möglich, bei einer erneuten Operation das Rezidiv in toto zu entfernen.

> **Bis zu 25 % der primär R0-operierten Tumorpatienten bekommen ein lokoregionales Rezidiv. Dabei handelt es sich bei 10–25 % um ein Anastomosenrezidiv und in 75 bis 90 % um ein extraluminäres, lokoregionales Rezidiv. Bei**
> 2.13.1 **25 % der Patienten entstehen im weiteren Verlauf Fernmetastasen (Leber, Lunge).**

Von den Patienten mit einem lokoregionalen Rezidiv können in kurativer Absicht nur 25 %, von den Patienten mit Fernmetastasen nur ca. 10 % operiert werden. Das lokoregionale Rezidiv ist zwar für einen erheblichen Teil der Spätmorbidität verantwortlich; die Haupttodesursache ist aber die disseminierte Tumorerkrankung. Anders als beim primären Rektumkarzinom spielt die Endoskopie beim lokoregionalen Rezidiv eine untergeordnete Rolle. Die meisten Rezidive im kleinen Becken entstehen extraluminär auf der Basis von tumorbefallenen Lymphknoten oder aus Teilen des bei der Erstoperation zurückgelassenen Mesorektums. Endoskopisch können diese lokoregionalen Rezidive nicht sicher diagnostiziert werden, da eine pathologische Mukosaveränderung meistens nicht gesehen werden kann. Zur
2.13.2 Nachsorge empfehlen sich regelmäßige Verlaufskontrollen der Tumormarker CEA und CA 19-9. Ein Anstieg der Tumormarker lässt einen ersten Verdacht auf ein Tumorrezidiv zu. Die abdominelle Sonographie der Leber, das konventionelle Röntgen des Thorax, die Computertomographie (CT), der endoluminale Ultraschall und die Kernspintomographie sind weitere, wichtige Nachsorgeuntersuchungen. Die Immunszintigraphie und die Positronenemissionstomographie sind neuere Verfahren, die eventuell zusätzliche Informationen zur Tumorausbreitung geben können. Diese kostenintensiven Verfahren sollten beim Rektumkarzinom besonderen Fragestellungen, wie der Abklärung eines Rezidivtumors oder der Nachsorge von high risk-Patienten mit schlechten, unabhängigen Prognosefaktoren vorbehalten bleiben. Als unabhängige Prognosefaktoren gelten die Tumorausdehnung, der Malignitätsgrad, die Veneninvasion, die Lymphbahn- und Nervenbahninvasion, die chirurgische Therapie und das Patientenalter.

2.13.1 Basisdiagnostik

Zur Verlaufskontrolle gehört die Erfassung der allgemeinen Anamnese des Patienten, der Haemoccult-Test, die Sonographie der Leber und der Röntgen-Thorax. Jede Änderung seines Allgemeinzustandes, über die der Tumorpatient berichtet, ist von Bedeutung und sollte vom behandelnden Arzt ernst genommen werden.

> **Die klinischen Symptome eines Tumorrezidivs sind neuaufgetretene, rektale Blutungen, der Wechsel der Stuhlgewohnheiten, eine allgemeine Schwäche des Patienten und starke, sakrale Schmerzen.**

Leider sind diese Symptome häufig aber schon Zeichen einer fortgeschrittenen Tumorerkrankung, welche dann nur noch palliative Therapieansätze zulässt.

2.13.2 Endoskopische Verfahren

Der Vorteil der endoskopischen Verfahren beruht auf der Kombinationsmöglichkeit von Diagnostik und Therapie in einem Arbeitsgang. Im Rahmen der hohen Koloskopie kann die makroskopische Beurteilung der Kolonmukosa, die Biopsieentnahme und die In-toto-Abtragung von neu entstandenen Polypen erfolgen. Dem erfahrenen Untersucher erlaubt der rein makroskopische Aspekt eine erste wichtige diagnostische Beurteilung. Die Bedeutung der Koloskopie in der Nachsorge liegt im Wesentlichen in der Erkennung eines metachronen Karzinoms.

Die Wahrscheinlichkeit, dass ein Rektumkarzinompatient einen Zweittumor im Restkolon bekommt, liegt bis zum 5. Jahr nach der Erstoperation bei 1,8 %, bis zum 10. Jahr bei 2,6 % und bis zum 15. Jahr bei 3,7 %.

Rekto-Sigmoidoskopie

Sie gestattet die Beurteilung der distalen 15–20 cm des Kolons und der Anastomose. Mit der Proktorektoskopie werden die Anastomosenrezidive und ca. 20–25 % der lokoregionalen Rezidive diagnostiziert. Anastomosenrezidive kommen in ca. 10–25 % aller Patienten vor. Die geringe Erkennungsrate liegt daran, dass die meist extraluminär wachsenden Rezidive nicht oder erst im fortgeschrittenen Stadium bei endoluminärer Inspektion gesehen werden.

2.13.3 Bildgebende Techniken

2.13.3

Abdominelle Sonographie

Die abdominelle Sonographie (Abb. 2-14 und 2-15) dient vor allem dem Nachweis von Fern-(Leber-) oder Lymphknotenmetastasen. Freie intraabdominelle Flüssigkeit kann ein sonographischer Hinweis auf Aszites und damit auch ein indirekter Hinweis auf eine Peritonealkarzinose sein. Morphologische Veränderungen der Rektumwand in Höhe der Anastomose, eine Vergrößerung iliakaler Lymphknoten, eine extraluminäre Raumforderung im kleinen Becken und die Einbeziehung des Sphinkterapparates in den Tumorprozess können mit Hilfe der Endosonographie bis zu einer Höhe von ca. 10 cm ab ano suffizient beurteilt werden. Vor allem bei der Detektion von kleinen intramural gelegenen Rezidiven ist die Endosonographie der CT- und MRT-Untersuchung überlegen. Bei der Erkennung von extraluminären Rezidiven ist die Methode durch die Eindringtiefe des Ultraschalls beschränkt. Rezidive, die weiter von der Darmwand entfernt liegen, können nicht sicher diagnostiziert werden. Zur histologischen Sicherung eines auffälligen Befundes kann eine sonographiegesteuerte Feinnadelbiopsie durchgeführt werden. Im Rahmen einer geplanten Reoperation nimmt die Endosonographie eine Schlüsselstellung in der Planung des Prozedere ein. Bei den

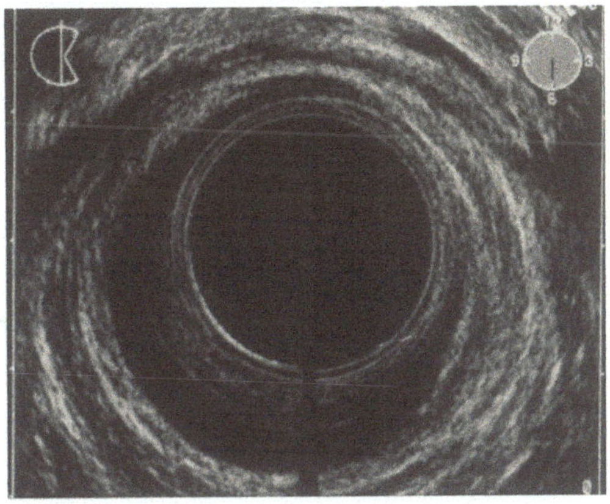

Abb. 2-14
Endosonographisches Anastomosenrezidiv (Abbildung freundlicherweise zur Verfügung gestellt von Dr. med. M. Kraus, Lübeck)

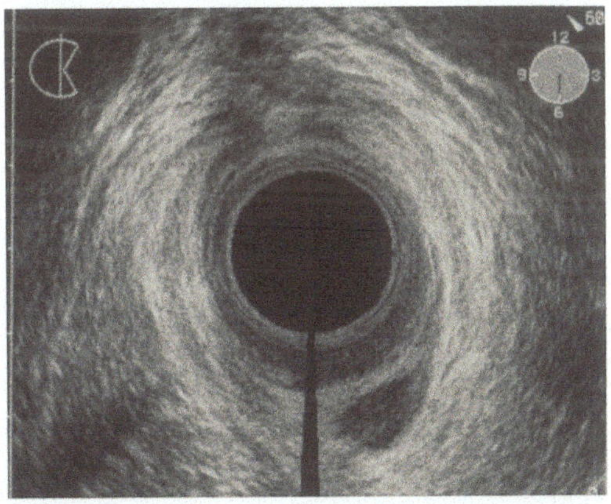

Abb. 2-15
Endosonographisches, extraluminales Rezidiv (Abbildung freundlicherweise zur Verfügung gestellt von Dr. med. M. Kraus, Lübeck)

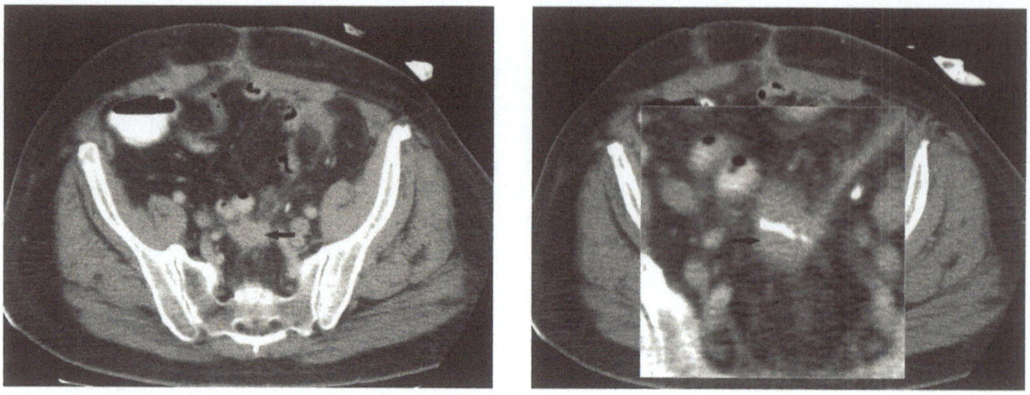

Abb. 2-16
CT eines kleinen Rektumrezidivs (Abbildung freundlicherweise zur Verfügung gestellt von Dr. med. T. Leibecke, Lübeck)

Fällen, in denen sie zeigt, dass der Sphinkter nicht infiltriert ist, kann eventuell eine erneute, kontinenzerhaltende Resektion durchgeführt werden. Die Treffsicherheit der Endosonographie für die Erkennung eines Rezidivs liegt bei 90 %.

Die Endosonographie ist die beste Methode, um kleine intramurale, aber noch submukös wachsende Tumorrezidive zu diagnostizieren.

Computertomographie

Die Computertomographie (CT) ist mit einer Treffsicherheit von 94,5 % die Standarduntersuchung bei der Suche nach einem Lokalrezidiv. Mit Hilfe der Computertomographie können Tumorrezidive ab einer Größe von 1–1,5 cm sicher diagnostiziert werden. Die Computertomographie kann die Infiltration von Nachbarorganen, Fern-

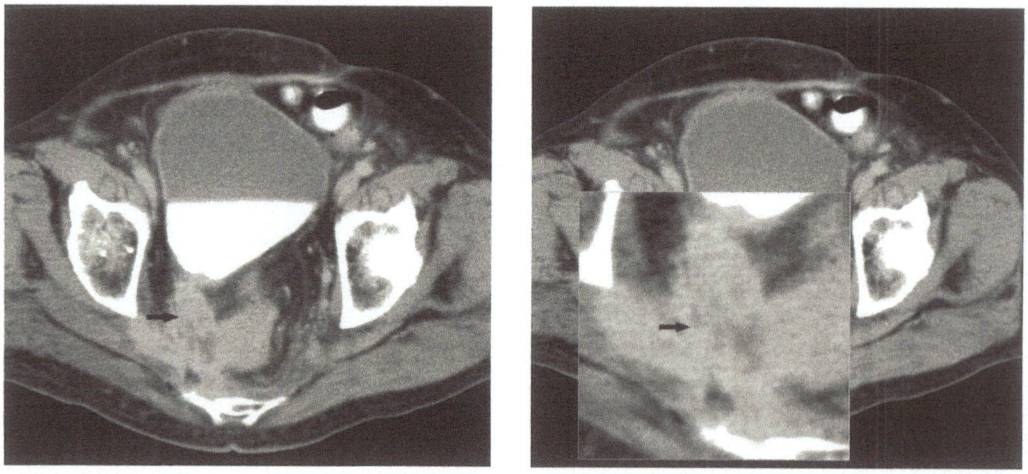

Abb. 2-17
CT eines großen Rektumrezidivs (Abbildung freundlicherweise zur Verfügung gestellt von Dr. med. T. Leibecke, Lübeck)

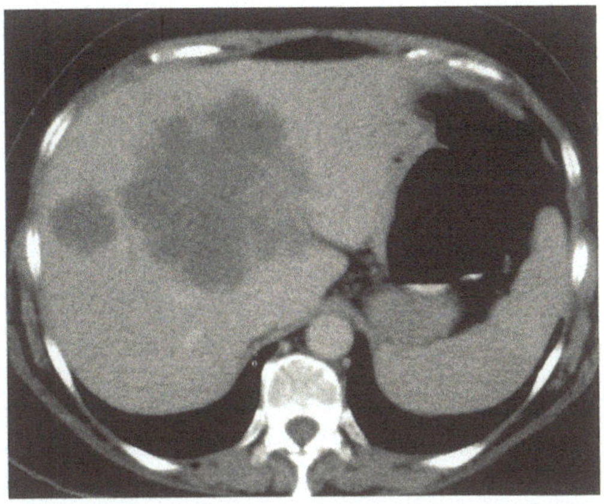

Abb. 2-18
CT einer Lebermetastase eines Rektumkarzinoms (Abbildung freundlicherweise zur Verfügung gestellt von Dr. med. T. Leibecke, Lübeck)

und Lymphknotenmetastasen nachweisen. Sie ist allerdings nicht in der Lage, mit ausreichender Sicherheit zwischen entzündlichen und fibrotischen Gewebsreaktionen und einem Tumorrezidiv zu unterscheiden. Zur histologischen Sicherung eines auffälligen Befundes ist eine Feinnadelbiopsie obligat.

Die Computertomographie ist die Standarduntersuchung bei Verdacht auf ein lokoregionales Rezidiv eines Rektumkarzinoms.

Magnet-Resonanz-Tomographie

Die Magnet-Resonanz-Tomographie zeigt ihre Stärke in dem unterschiedlichen Signalverhalten von T1- und T2-gewichteten Bildern sowie in der Möglichkeit, axiale Schnittbilder zusätzlich zu horizontalen Schnittbildern anzufertigen. Für die Erkennung von Lebermetastasen liegt die Sensitivität der Untersuchung bei fast 90 %. Bei der Detektion von Lungenmetastasen bietet sie gegenüber der CT-Untersuchung jedoch keine Vorteile.

Die Kernspintomographie (T2-gewichtete Bilder) des kleinen Beckens eignet sich besonders, die anatomischen Grenzschichten darzustellen und zwischen entzündlichen Veränderungen, Narbengewebe und Tumorrezidiv zu unterscheiden.

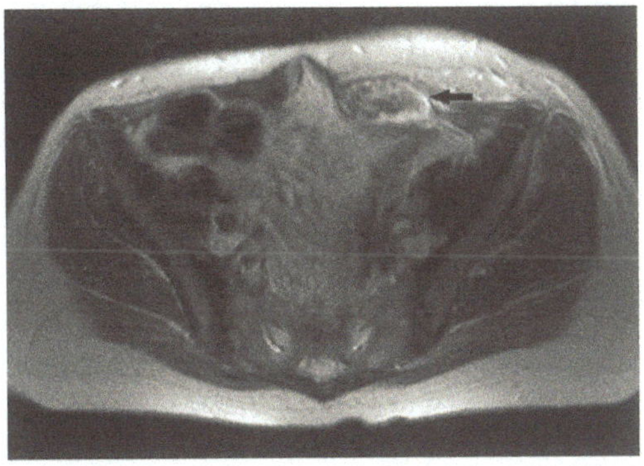

Abb. 2-19
MRT eines extraluminalen, organerhaltenden Rezidivs (klein) (Abbildung freundlicherweise zur Verfügung gestellt von Dr. med. T. Leibecke, Lübeck)

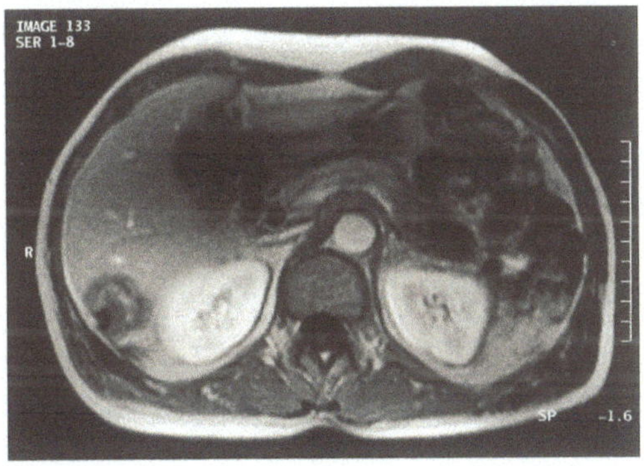

Abb. 2-20
MRT T2-Wichtung von Lebermetastasen (Abbildung freundlicherweise zur Verfügung gestellt von Dr. med. T. Leibecke, Lübeck)

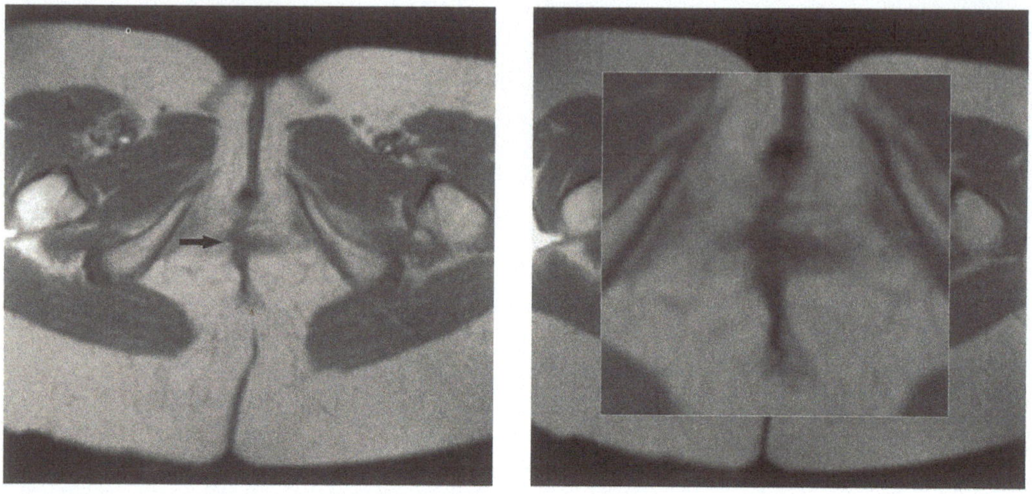

Abb. 2-21
MRT T1-Wichtung von pararektalem Narbengewebe nach Kontrastmittelgabe (Abbildung freundlicherweise zur Verfügung gestellt von Dr. med. T. Leibecke, Lübeck)

Positronen-Emissions-Tomographie

Bei der Unterscheidung von Tumor- und normalem Gewebe bringt die Positronen-Emissions-Tomographie (PET) entscheidende Vorteile. Es ist möglich, Tumor- von inaktivem Narbengewebe zu unterscheiden. Genutzt wird hierbei die vermehrte Glucoseaufnahme des Tumorgewebes im Vergleich zum umliegenden, normal stoffwechselaktiven Gewebe. Die vermehrte Glucoseaufnahme ist bedingt durch eine erheblich gesteigerte, aerobe und anaerobe Glykolyse maligner Tumoren. Je höher der Zellmetabolismus, desto ausgeprägter die Positronenemission. Die Visualisierung biochemischer Prozesse ermöglicht die Differenzierung von Tumor- und Narbengewebe.

Die Sensitivität der PET zur Detektion von Metastasen eines kolorektalen Karzinoms liegt zwischen 95–98 %.

Die Positronen-Emissions-Tomographie kann auch als Ganzkörper-Scan durchgeführt werden. Damit hat die PET ihre besondere Bedeutung in der Ausbreitungsdiagnostik des Rezidivtumorgeschehens und in der Erkennung von unbekannten Befunden. Metastasen mit entsprechendem Stoffwechselverhalten und einer bestimmten Größe (> 10 mm) können im ganzen Körper nachgewiesen werden. Die exakte anatomische Zuordnung des Rezidivs zum umliegenden Gewebe ist mit der PET nicht möglich. Dazu ist die sekundäre Untersuchung oder bildtechnische Fusion mit Computertomographie oder Kernspintomographie nötig. Mögliche, falsch positive Befunde müssen durch Untersuchungsverfahren sicher evaluiert werden.

Die Positronen-Emissions-Tomographie ist das Verfahren der Wahl beim weiterbestehenden Verdacht eines Tumorrezidivs oder einer Fernmetastasierung.

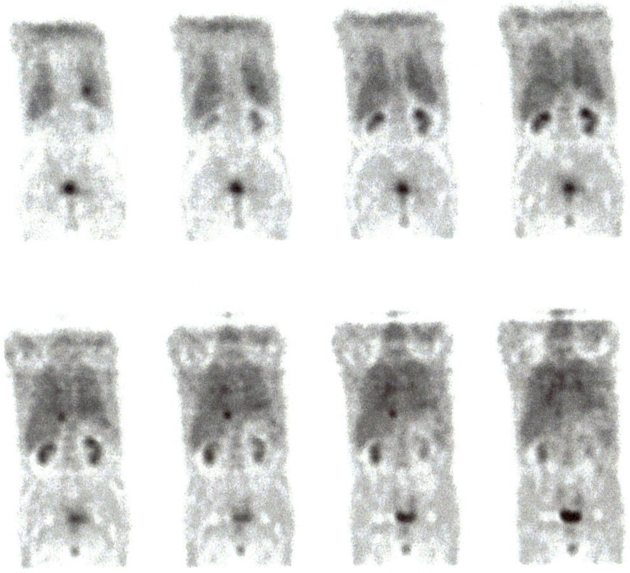

Abb. 2-22
Fernmetastasen in der PET (PM: Pulmonale Metastase) (Abbildung freundlicherweise zur Verfügung gestellt von Prof. Dr. med. M. Bähre, Lübeck)

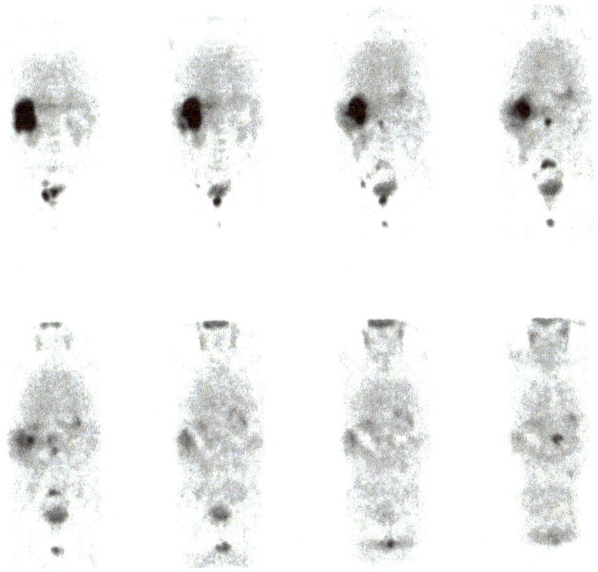

Abb. 2-23
Ganzkörper-PET, koronare Schnitte: (R: Rezidivtumor, LKM: Lymphknotenmetastase, LM: Lebermetastase) (Abbildung freundlicherweise zur Verfügung gestellt von Prof. Dr. med. M. Bähre, Lübeck)

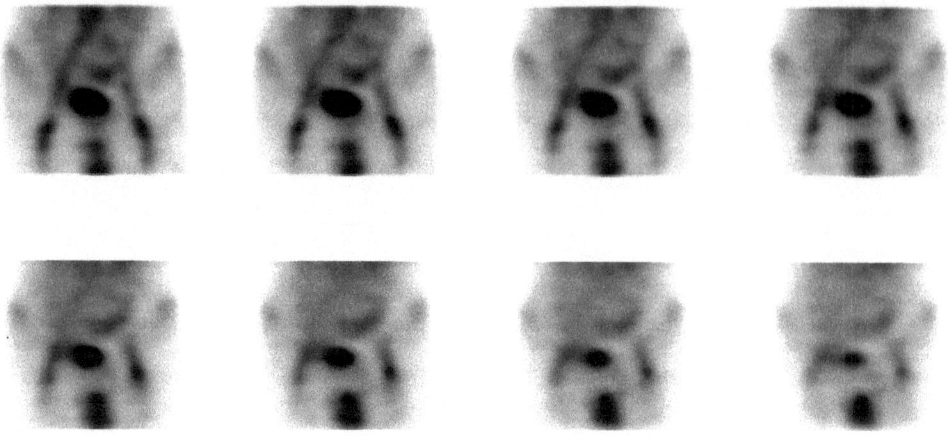

a

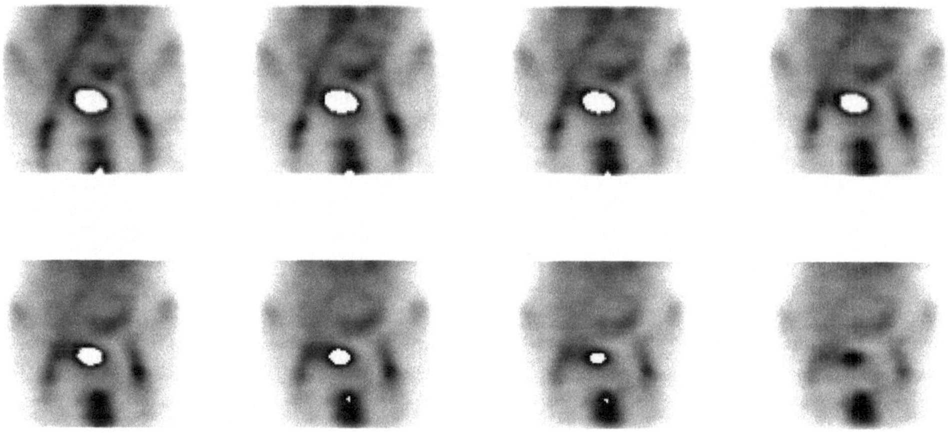

b

Abb. 2-24 a, b
Beckenrezidiv links, SPECT, koronare Schnitte (Abbildung freundlicherweise zur Verfügung gestellt von Prof. Dr. med. M. Bähre, Lübeck)

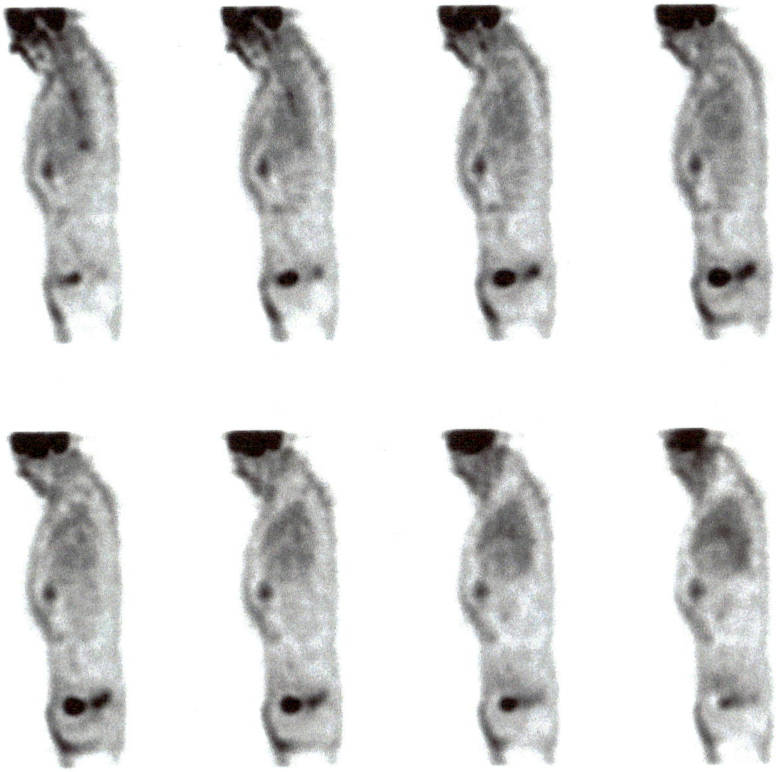

Abb. 2-25
Lokalrezidiv, dorsal der Harnblase. Ganzkörper-PET, sagittale Schnitte (Abbildung freundlicherweise zur Verfügung gestellt von Prof. Dr. med. M. Bähre, Lübeck)

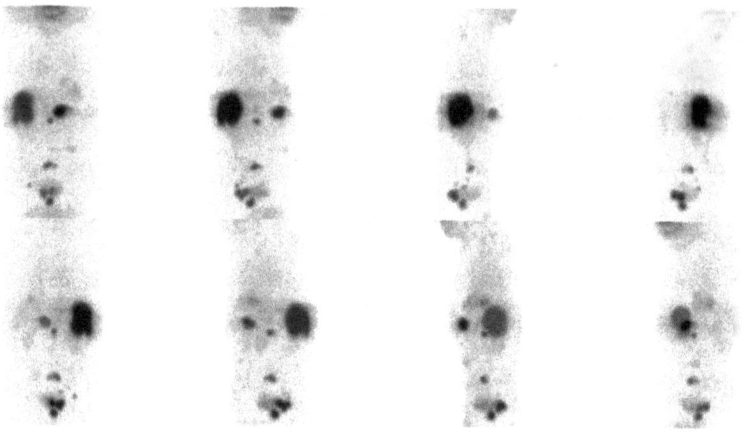

a

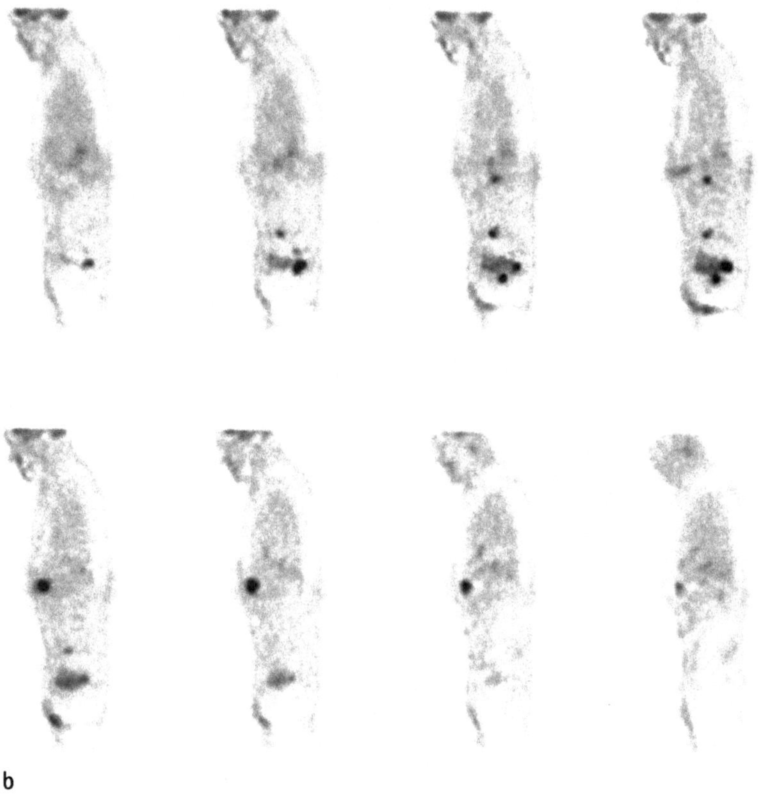

b

Abb. 2-26 a, b
Lokalrezidiv, ausgedehnte Metastasierung (Abbildung freundlicherweise zur Verfügung gestellt von Prof. Dr. med. M. Bähre, Lübeck)
a Ganzkörper-PET, 3-D-Darstellung
b Ganzkörper-PET, sagittale Schnitte
(LM: Lebermetastase, LKM: Lymphknotenmetastase, R: Rezidivtumor)

2.13.4 Immunszintigraphie

2.13.4

Die Anti-CEA-Szintigraphie soll in der postoperativen Tumornachsorge die Frage „benigne Narbe oder malignes Rezidiv?" beantworten.

Neben der heute üblichen SPECT-Technik (Schichtaufnahme) bringt die 3-D-Rekonstruktion eine deutliche Verbesserung der Darstellbarkeit kleiner Rezidive. Falsch negative Ergebnisse resultieren vor allem durch eine fehlende CEA-Expression im Lokalrezidiv bzw. durch einen zu geringen Antikörper-Uptake im Tumor. Falsch positive Ergebnisse können durch eine unspezifische Antikörperausscheidung in den Darm (insbesondere Colon ascendens), durch eine falsch positive Bewertung einer Harnaktivität bei nach dorsal verzogener Harnblase sowie durch eine falsch interpretierte Gefäßaktivität bedingt sein.

Aufgrund ihres geringen, diagnostischen Zugewinns in der Tumornachsorge sollte die Immunszintigraphie auf Problempatienten mit kolorektalen Karzinomen, bei denen klinisch der Verdacht auf ein Lokalrezidiv besteht, die morphologische Diagnostik und die Nachsorge mittels Tumormarker dieses nicht verifizieren kann, beschränkt sein. Besondere Bedeutung hat die Anti-CEA-Szintigraphie vor der Durchführung einer „Radioguided Operation".

Die Anti-CEA-Szintigraphie kann in Einzelfällen Rektumkarzinomrezidive < 1 cm Durchmesser abbilden. Der positive, prädiktive Wert liegt für metastasierende Rektumkarzinome bei 98 %, wenn sowohl CT- als auch CEA-Scan Aufnahmen auf einen pa-

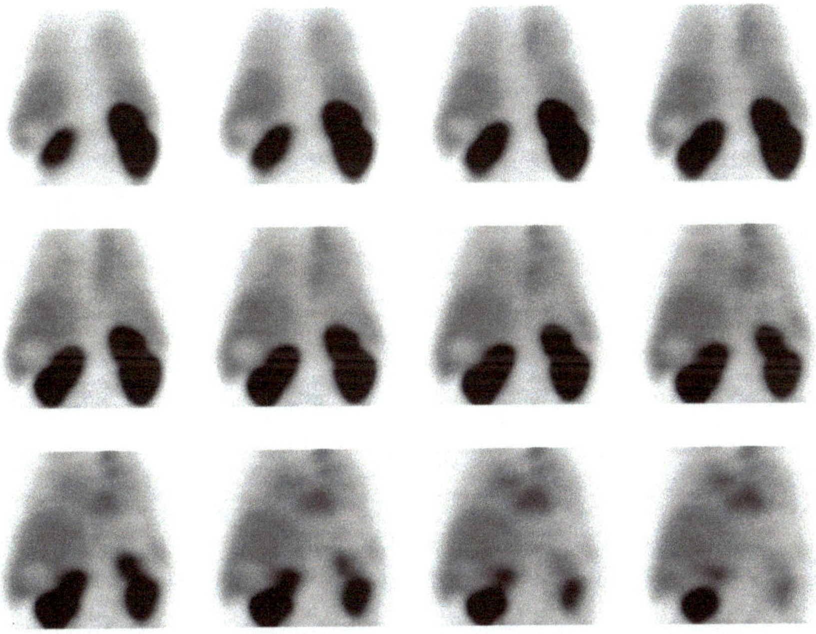

Abb. 2-27
Thorax/Abdomen, SPECT, koronare Schnitte (Pfeile: solitäre Lebermetastasen) (Abbildung freundlicherweise zur Verfügung gestellt von Prof. Dr. med. M. Bähre, Lübeck)

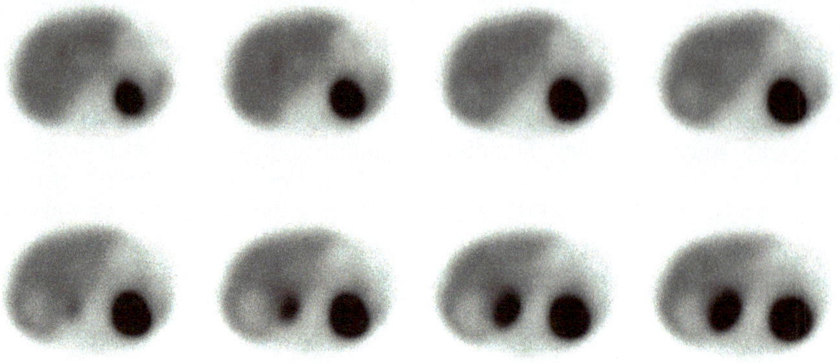

Abb. 2-28
Thorax/Abdomen, SPECT, transversale Schnitte (Pfeil: eine große solitäre Lebermetastase) (Abbildung freundlicherweise zur Verfügung gestellt von Prof. Dr. med. M. Bähre, Lübeck)

thologischen Befund hindeuten. Der negative, prädiktive Wert liegt bei 75 %, wenn beide Tests keinen pathologischen Befund liefern. Im Vergleich zum Computertomogramm ist der CEA-Scan bei der Lokalisierung von Metastasen im Abdomen und Becken sensitiver. Bei der Suche nach Lebermetastasen liefert der CEA-Scan gegenüber dem CT keine weiteren Befunde. Die Immunszintigraphie ist hinsichtlich Sensitivität und Spezifität der PET an einer koinzidenzfähigen Kamera deutlich unterlegen.

2.14 Therapie der Metastasen 2.14

Synchron oder metachron auftretende Fernmetastasen in der Leber oder Lunge können potenziell kurativ operiert werden. Voraussetzung dafür ist der Ausschluss eines Lokalrezidivs und einer extrahepatischen oder extrapulmonalen Tumoraussaat.

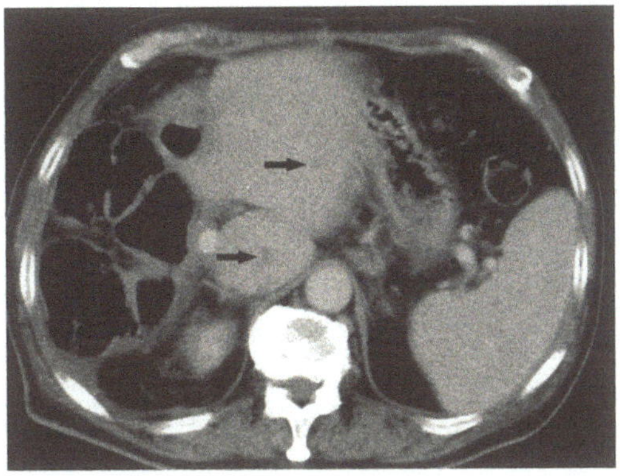

Abb. 2-29
Kleine Lebermetastasen nach Hemihepatektomie (CT) (Pfeile: kleine Lebermetastasen) (Abbildung freundlicherweise zur Verfügung gestellt von Dr. med. T. Leibecke, Lübeck)

2.14.1 Lebermetastasen 2.14.1

1–3 in einem Leberlappen auftretende Metastasen können häufig kurativ durch eine Operation entfernt werden.

Bei ca. 20 % der Patienten mit Lebermetastasen ist eine R0-Resektion möglich. Es resultiert eine 5-Jahres-Überlebensrate von etwa 30 %.

Werden mehr als 3–5 Metastasen diagnostiziert, so muss mit dem Patienten über die Möglichkeit einer palliativen, intraoperativen oder postoperativen Metastasenablation mittels Laser-, Thermo- oder Kryotherapie gesprochen werden.

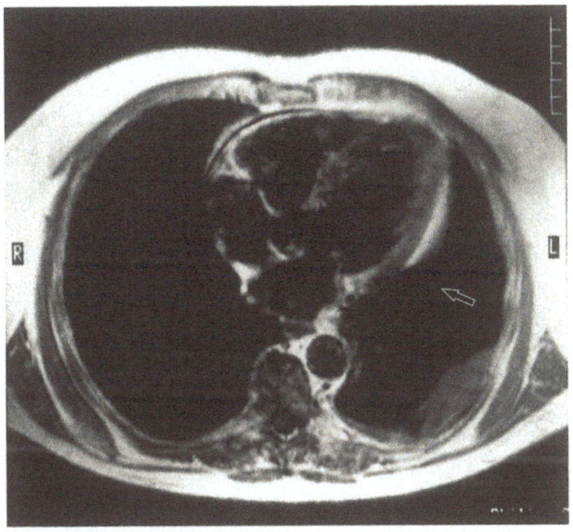

Abb. 2-30
Lungenmetastasen (CT) (Pfeil: periphere Lungenmetastase) (Abbildung freundlicherweise zur Verfügung gestellt von Dr. med. T. Leibecke, Lübeck)

2.14.2 Lungenmetastasen 2.14.2

Etwa 10 % der Rektumkarzinome metastasieren über die Blutbahn mit Tumorembolien in das Kapillarbett der Lunge. 50 % aller an einem Tumor verstorbenen Patienten weisen Lungenmetastasen auf.

Neben der Chemotherapie des Primärtumors spielt die chirurgische Metastasenentfernung eine immer bedeutendere Rolle. Für Metastasen nach kolorektalen Karzinomen ist sie die zur Zeit beste Therapie zur Lebensverlängerung. Prognosefaktoren für den Erfolg der Metastasenchirurgie sind die Radikalität des Eingriffs, die Art des Primärtumors, die Zahl der Metastasen und das metastasenfreie Zeitintervall. Bei einer FEV_1 (forced expiratory volume in one second) von weniger als 800–1000 ml ist ein erfolgreiches Operationsergebnis gefährdet.

2.15

2.15 Prognose und Fünfjahresüberleben

Die Prognose des kolorektalen Karzinoms hängt davon ab, ob der Tumor kurativ entfernt werden kann. Im Falle der kurativen Resektion stellt das Tumorstadium den entscheidenden, prognostischen Faktor dar. Erwartungsgemäß sinken die Fünfjahresüberlebenszeiten in Abhängigkeit vom Tumorstadium (Stadium UICC I: 90–100%; Stadium UICC II: 78%; Stadium UICC III: 54%, Stadium UICC IV: 6%).

Bei vorhandenen Fernmetastasen ist die Prognose erwartungsgemäß am schlechtesten. Neben dem Tumorstadium haben sich als prognostische Faktoren die Tumordifferenzierung, die venöse Invasion, die lymphogene Invasion und die Qualität der chirurgischen Leistung erwiesen. Tumorkomplikationen gehen über die Beeinflussung der unmittelbaren Operationsletalität in die Prognose ein.

Literatur

1. ACO: Arbeitsgemeinschaft für Chirurgische Onkologie der Österreichischen Gesellschaft für Chi- rurgie „Consensus-Bericht-Kolorektalkarzinom" 1995
2. Arnold M W, Young D M, Hitchcock C L, Barbera-Guillem E, Nieroda C, Martin EW. „Staging of kolorectal cancer: biology versus morphology" Dis Kolon Rectum, 41, 1482 bis 1487, 1998
3. Arulampalam T H A, Costa D C, Loizidou M, Visvikis D, Ell PJ, Taylor I. „Positron emission tomography and kolorectal cancer" Br J Surg; 88, 176–189, 2001
4. Büchler M W, Heald R J, Maurer C A, Ulrich B (eds). Rektumkarziom „Das Konzept der Totalen Mesorektalen Exzision" Karger, Basel, 1998
5. Eckerle S, Markert U, Lauer I, Richter E, Bähre M „Diagnostische Effizienz der Immunszintigraphie und der PET mit koinzidenzfähiger Gammakamera bei kolorektalen Tumoren" Der Nuklearmediziner;24, 203-207, 2001
6. Franke J, Rosenzweig S, Reinartz P, Höer J, Kasperk R, Schumpelick V. „Die Wertigkeit der Positronen-Emissionstomographie (18F-FDG-PET) in der Diagnostik von Rectum-Rezidivcarcinomen" Chirurg; 71, 80–85, 2000
7. Fürst H, Passlick B „Chirurgie von Lungenmetastasen, Tumoren der Lunge und des Mediastinums" Manual Tumorzentrum München, 47–51, 2000
8. Giacosa A, Franceschi S, La Vecchia C, Favero A, Andreatta R „Energy intake, overweight, physical exercise and kolorectal cancer risk" Eur J Cancer Prev; 1, 53–60, 1999
9. Hall N R, Finan P J, Al-Jaberi T, Tsang C S, Brown S R, Dixon M F, Quirke Ph „Circumferential margin involvement after mesorectal excision of rectal cancer with curative intent" Dis Kolon Rectum, 41, 979–983, 1998
10. Heidenreich P, Vogt H, Bachter D, Büchels H, Steinfeld D, Wawroschek F, Wengenmair H, Wagner Th „Das Konzept des Wächterlymphknotens: Stand und klinische Bedeutung" Deutsches Ärzteblatt, Jg 98, Heft 9-2, März 2001
11. Herfarth H, Schreyer A, Messmann H, Feuerbach St, Schölmerich J „MR-basierte virtuelle Endoskopie des Gastrointestinaltrakts" Deutsches Ärzteblatt, Jg 98, Heft 17, Seite1120–1124, April 2001
12. Hermanek P, Wiebelt H, Staimmer D, Riedl St and the German Study Group Kolo-Rectal Carcinoma (SGCRC) Tumori, 81, 60-64, 1995
13. Hermanek P „Methodik der histopathologischen Untersuchung von resektaten kolorektaler Karzinome" Chir Gastroenterol, 16, 255–259, 2000
14. Hermanek P „Pathology of kolorectal cancer" In: Bleiberg H, Kemeny N, Rougier Th, Wilke H J (eds) „Kolorectal Cancer: a clinical guide to therapy" Dunitz Publ, London, 2002
15. Interdisziplinäres Tumorzentrum Tübingen „Kolorektale Tumoren", 1–42, 1996
16. Kienle P, Glaser F, Kuntz C, Düx M, Herfarth Ch „Endosonographie, CT und MRT im diagnostischen Konzept des Rektumkarzinoms" Langenbecks Arch Chir Suppl II (Kongressbericht), 477–479, 1997
17. Kronberger L, Fueger G F, Nicoletti R, Ranner G, Wiltgen M, Stollberger R, Graif E, Uranüs S, Hauser H, Mischinger H-J, Steindorfer P „Ein neues Konzept der Darstellung pelviner Rezidive nach kurativoperiertem Rektumkarzi-

nom – Bildverschmelzung von Kernspintomographie und anti-CEA-Immunschichtszintigraphie (SPECT): Technik und klinisches Beispiel" Wien klein Wochenschr, 107/23: 710–713, 1995
18. Kurzgefasste Interdisziplinäre Leitlinie der Deutschen Krebsgesellschaft und ihrer Arbeitsgemeinschaften, der Deutschen Gesellschaft für Chirurgie und der Deutschen Gesellschaft für Verdauungs- und Stoffwechselkrankheiten, B6, Seit 139ff, 2000
19. Lieberman D A, Harford W V, Ahnen D J et al. „One-time screening for kolorectal cancer with combined fecal occult-blood testing and examination of the distal kolon" N Engl J Med; 345, 555–560, 2001
20. Mandel J S, Church T R, Ederer F, Bond Jh „Kolorectal cancer mortality: effectiveness of biennial screening for fecal occult blood" J Nat Canc Inst; 91 (5), 434–437, 1999
21. Mörschel M, Bockisch A, Junginger Th „Die Immunszintigraphie mit MAB B72.3 zum präoperativen Nachweis von Lymphknotenmetastasen kolorectaler Carcinome" Chirurg. 66, 503–506, 1995
22. Potter J D „Kolorectal cancer: molecules and populations" J Natl Cancer Inst; 91 (11), 916–932, 1999
23. Potter J D „Nutrition and kolorectal cancer" Cancer Causes Control, 7, 127–146, 1996
24. Ransohoff D F, Sandler R S „Screening for kolorectal cancer" N Engl J Med, 346, 40–44, 2002
25. Renda A, Iovino F, Capasso L, Ricciardelli L, Tammaro V, Acampa W „Radioimmunguided surgery in kolorectal cancer: a 6-year experience with four different technical solutions" Seminars in Surgical Onkology, 15, 226–230, 1998
26. Scheidler J, Frank C, Becker C, Feist H, Michalski G, Schätzl M, Bäuml A, Heuck A F, Reiser M F „Virtuelle CT- und MRT-Koloskopie" Radiologe, 38, 824–831, Springer Verlag, Berlin, 1998
27. Schmiegel W, Adler G, Frühmorgen P, Fölsch U, Graeven U, Layer P, Petrasch S, Porschen R, Pox Chr, Sauerbruch T, Schmoll H-J, Zeitz M „Kolorektales Karzinom: Prävention und Früherkennung in der asymptomatischen Bevölkerung – Vorsorge bei Risikopatienten – Endoskopische Diagnostik, Therapie und Nachsorge von Polypen und Karzinomen" Z Gastroenterol, 38, 49–75, 2000
28. Soreide O, Norstein J (eds) „Rectal Cancer Surgery. Optimisation, Standardisation, Documentation" Springer, Berlin, 1997
29. Stelzner F (ed) „Chirurgie an viszeralen Abschlusssystemen. Topographische, vergleichend-anatomische und klinische Untersuchungen an Barrieren und Sphinkteren" Georg Thieme Verlag, Stuttgart, 1998
30. Stelzner F „Irrwege der Proktologie und ihre Folgen" Koloproktologie, 2, 73–80, 2001
31. Stelzner F, Ruhlmann J „PET-Untersuchungen beim rückfälligen Rectumcarcinoms. Gesetzmäßigkeiten der Lymphmetastasierung visceraler und somatischer Carcinome" Chirurg, Teil 1, 72, 537-546, Teil 2, 72, 818–821, 2001
32. Stelzner F „Über das sporadische Kolonadenom in unserer wissenschaftlichen Welt der Täuschung" Minimal Invasive Chirurgie, 11.1, 40–42, 2002
33. Sterk P, Kasperk R, Opitz Th, Schubert F, Klein P „Vascular organization in the mesorectum: angiography of rectal resection specimens" Int J Kolorectal Dis, 15, 225–228, 2000
34. Sterk P, Keller L, Jochims H, Klein P, Stelzner F, Bruch H-P, Markert U „Lymphoscintigraphy in patients with primary rectal cancer: the role of total mesorectal excision for primary rectal cancer – a lymphoscintigraphic study" Int J Kolorectal Dis DOI 10.1007/s00384-001-0378-z
35. Sterk P, Nagel T, Günter S, Schubert F, Klein P „Verfahren zur postoperativen Kontrolle der vollständigen Exzision des Mesorektums" Zentralbl Chir; 125, 370-374, 2000
36. Sterk P „Die anatomische Integrität des Mesorektums als Qualitätsmerkmal der chirurgischen Therapie beim primären Rektumkarzinom" Habilitationsschrift im Fach Chirurgie an der Medizinischen Universität Lübeck, Dezember 2001
37. Stocchi L, Nelson H „Diagnostic and therapeutic applications of monoclonal antibodies in kolorectal cancer" Dis Kolon Rectum, 2, 232–250, 1998
38. Sunouchi K, Sakaguchi M, Higuchi Y, Namiki K, Muto T „Limitations of endorectal ultrasonography: what does a low echoic lesion more than 5 mm in size correspond to histologically? „ Dis Kolon Rectum, 41, 761–764, 1998
39. Tumorzentrum Freiburg „Kolorektales Karzinom. Empfehlungen zur standardisierten Diagnostik, Therapie und Nachsorge" 2000
40. Van Loon A J, Brug J, Goldbohm R A, van den Brandt P A „Differences in cancer incidence and mortality among socio-economic groups" Scand J Soc Med, 23, 110-120, 1995
41. Vining D J, Gelfand D W, Bechthold R E, Scharling E S, Grishaw E K, Shifrin R Y „Techni-

cal feasibility of kolon imaging with helical CT and virtual reality" Am J Roentgenol, 162 (supplement), 104, 1994
42. Wawroschek F, Vogt H, Weckermann D, Wagner Th, Harzmann R „Identifikation der Schildwächter-Lymphknoten des Prostatakarzinoms – Ergebnisse eines neuen Stagingverfahrens" Der Nuklearmediziner, Nr 4, 22: 283–291, 1999
43. Winawer S J, Zauber A G „Kolorectal cancer screening: Now is the time" CMAJ; 163 (5), 543–544, 2000
44. Wittekind Ch, Meyer HF, Bootz F „UICC International Union Against Cancer. TNM Klassifikation maligner Tumoren" Springer Verlag, Heidelberg, 2003

3 Chirurgische Therapie

P. Klein

3.1 Einleitung

Alle präoperativen Untersuchungen und Vorbereitungen haben allein das Ziel, den folgenden, operativen Eingriff für den Patienten kurativ und dabei schonend durchzuführen. Überlegungen, einen drohenden Kontinenzverlust auf Kosten einer geringeren Radikalität zu vermeiden, müssen unterbleiben. Die als überaus wichtig zu sehende Rolle des Chirurgen muss den größtmöglichen Stellenwert erhalten. In seiner Verantwortung liegt die handwerklich korrekte Ausführung der Operation, die allein das Überleben des Patienten an seiner Tumorerkrankung ermöglicht. Um dies zu erreichen, wurden entsprechende, standardisierte Vorgehensweisen seit langem erarbeitet, gut dokumentiert und ihre hervorragenden Ergebnisse im Hinblick auf die Vermeidung eines Rezidivbefundes mehrfach publiziert [9, 10, 17, 26, 31, 80].

Mittlerweile gibt es ein, nach heutigem Wissen richtiges, operatives Vorgehen: Die saubere Entfernung des tumortragenden Rektums unter partieller oder totaler longitudinaler und lateral immer kompletter Entfernung des Mesorektums [27, 80].

Zu unterschiedlich sind die individuellen Voraussetzungen unserer Patienten und ihre Einsicht in das Notwendige und evtl. nicht Machbare (Kontinenzerhaltung). So kann z. B. die Topographie des Tumors im Rektum den Eingriff verschieden gestalten.

Auch das Wissen, dass bereits 20 % der Patienten zum Zeitpunkt der Operation Fernmetastasen haben, bestimmt das Vorgehen. Vor allem in der Leber finden sich bei über 15 % der Kranken bereits Metastasen zum Zeitpunkt der Darmoperation. Umso dringlicher ist die größtmögliche Sicherheit in der präoperativen Diagnostik zu fordern. 3.1

3.2 Resektion am Rektum 3.2

In Verfolgung der eingangs aufgeführten Ziele einer verbesserten Chirurgie des Rektumkarzinoms hat sich heute eine Standardisierung der Operationstechnik entwickelt, die auf dem gewonnenen Wissen um die Anatomie des Mastdarms und seiner Grenzlamellen (Stelzner) beruht. Dabei muss zwangsläufig über ein heutzutage weit diskutiertes Behandlungskonzept kritisch nachgedacht werden, weil offenkundig längst bekannte anatomische Tatsachen und vor Jahren veröffentlichte Behandlungsergebnisse anderer Autoren im Vergleich nicht genügend gewürdigt werden.

Zu diskutieren ist das **Problem der totalen mesorektalen Exzision.** Heald und Mitarbeiter [26] veröffentlichten Ergebnisse ihrer Rektumoperationen mit sehr geringen Raten an Lokalrezidiven, wie dies andere Autoren in ähnlichen Größenordnungen bereits früher vorgelegt hatten. Offenkun-

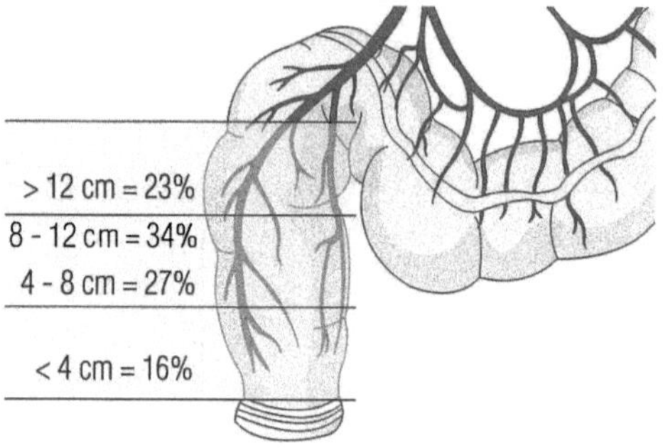

nach Lippert, Köckerling und Gastinger [48]

Abb. 3-1
Aus dem Jahresprotokoll einer 3364 Rektumkarzinome umfassenden Studie ergibt sich ein typisches Verteilungsmuster der Häufigkeit des Tumorsitzes im Rektum (Bild und Grafik mit Zahlen) gemessen ab Anokutanlinie:
< 4cm (16 %), 4–8 cm (27%), 8–12 cm (34%) und > 12 cm (23%)

3.3 dig hängen diese guten Ergebnisse davon ab, ob es dem Operateur gelungen war, das Mesenterium des Rektums - das Mesorektum - komplett zu entfernen. Dies wurde von den Autoren erreicht, die bereits vor Heald über ihre niedrigen Rezidivraten berichteten [15, 24, 57].

Nicht erklärt werden kann die Situation geringer Rezidive bei inkomplett entferntem Mesorektum - wie nach der Hartmann-Operation [24].

Zusammenfassend ist festzustellen, dass mit dem Schlagwort TME nicht alle noch offenen Fragen um das Rektumkarzinom beantwortet werden können. Nach der Auf-
3.3.1 deckung der Längsrichtung der Metastasenstraße des Rektums durch Westhues 1934 [89] und nach der Definition der Grenzlamellen um das Mesorektum nach dorsal und zwischen der Denonvilliers'schen Faszie nach ventral durch Stelzner war der zu beachtende Operationsweg beschrieben. Nach dieser Vorgabe richtet man sich zur Zeit bei der radikalen Operation des Rektumkarzinoms. Ob dabei das untere Viertel des Rektums, auch wenn kein direkter Tumorbefall besteht, tangiert bzw. teilweise mitreseziert werden soll, muss wegen der dabei drohenden Kontinenzprobleme diskutiert werden. Unbestritten ist, dass mit der Resektion der A. rectalis superior und dem anhängenden Mesorektum der wichtigste Schritt gegen einen erneuten Tumor in Form eines Lokalrezidivs erfolgt.

Durch die Arbeitsgruppe um van de Velde [41] wird neuerdings gezeigt, dass die Ergebnisse nach Rektumresektionen noch weiter verbessert werden können durch neoadjuvante Kurzzeitbestrahlung bei primär resektablen Rektumkarzinomen. Die Rate der lokalen Rezidive ließ sich um weitere 50 % verringern. Die Einbeziehung dieser nichtoperativen Behandlungsmöglichkeit wird getrennt aufgezeigt.

3.3 Operationen mit Erhaltung des Kontinenzorgans

Üblicherweise wird allen vom Abdomen her ausgeführten Rektumresektionen das Adjektiv „anterior" beigegeben. Es soll von „posterior" (von anal, sakral oder vaginal) vorgenommenen Resektionsverfahren unterscheiden. Dass vaginale Resektionen mittlerweile obsolet sind, ergibt sich aus dem Wissen um die Metastasenwege des Rektumkarzinoms.

3.3.1 Anteriore Resektion

1. Eine hohe anteriore Resektion des Rektums ist eine kolo-rektale Resektion mit einer Kolonanastomose im intraperitonealen Rektum.
2. Eine tiefe anteriore Resektion des Rektums ist eine kolo-rektale Resektion mit einer kolo-rektalen Anastomose im extraperitonealen Rektum.

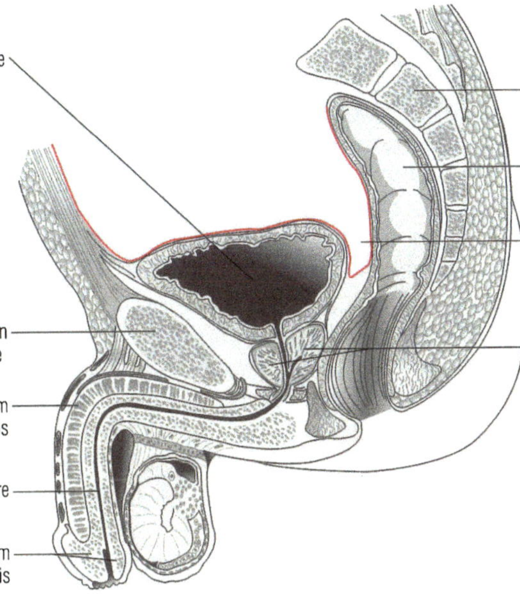

a

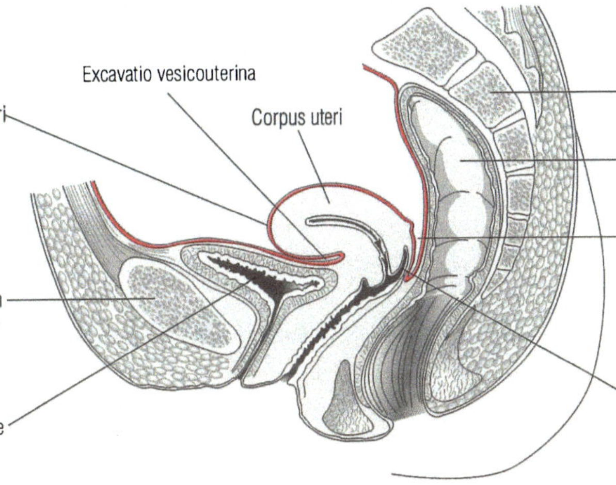

b

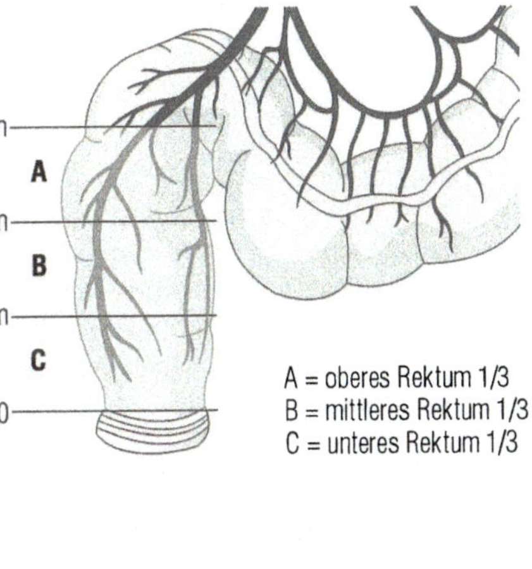

c

Abb. 3-2 a, b, c
Die Höhe des Tumorsitzes ergibt auch die Bezeichnung für die durchzuführende Operation. Man beachte den Verlauf des Peritoneums.

3. **Eine abdomino-anale Resektion des Rektums** mit kolo-analer Anastomose ist eine kolo-rektale Resektion mit einer Anastomose des Kolons an der Zirkumferenz des Analkanals, die Levatoren und die analen Sphinkter bleiben erhalten.
4. **Eine abdomino-perineale Resektion** ist die komplette Entfernung von Rektum und Anus über einen abdominellen und perinealen Zugang (= Rektumexstirpation = Rektumamputation) mit Entfernung des ischiorektalen Fettgewebes, der analen Sphinkteren und Levatoren [50].

Bei der anterioren, kontinenten Rektumresektion ist das Ziel der Operation, den vorbereiteten Patienten – wenn möglich in **einem** Eingriff – von seinem Tumor zu befreien (R0-Resektion). Diese OP-Planung ist ebenfalls bei solchen Kranken anzustreben, bei denen während der Voruntersuchungen ein rektumüberschreitender Befund durch MRT, CT oder Endosonographie erkannt wurde. In diesen Fällen sollte eine neoadjuvante Radio-/Chemotherapie vorausgehen, um die kurative Resektabilität zu verbessern. Die Entscheidung über die synchrone Entfernung von Fernmetastasen (z. B. Leber) hängt vom Allgemeinzustand des Patienten ab. Oft erscheint es sinnvoller, zunächst die definitive Operationshistologie abzuwarten. Mit Wissen um diesen Befund ist die Aufstellung des onkologischen Therapieplanes zur Behandlung der Leber leichter.

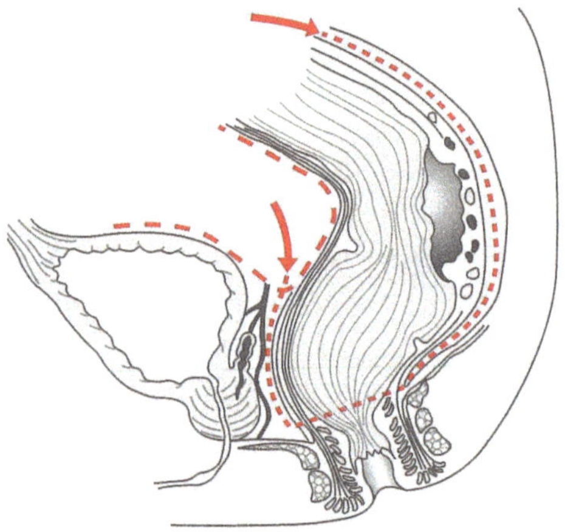

Abb. 3-3
Die verschiedenen Höhen des Tumors im Rektum bedeuten auch verschiedene Resektionsebenen mit zunehmenden OP- und Verlaufsrisiken. Die technischen Probleme der Operation nehmen in dem Maß zu und das Risiko von Komplikationen steigt analog der Tiefe der Resektion. Die Resektionshöhe des Mesorektums ist markiert. (Abb. nach Stelzner)

Der Sitz des Tumors wird in der Regel ab Linea dentata des Analkanals in Zentimetern Abstand zum Tumorunterrand beschrieben. Eine gröbere Zuordnung beschreibt den Sitz in den Rektumdritteln. Diese werden in 6-cm-Abschnitte unterteilt.

Die OP-Vorbereitung schließt neben dem Vorhandensein ausreichender biologischer Daten (Blut-Labor, Lungenfunktion, Herzleistung, etc.) auch die psychologisch wichtige Information des Patienten über einen möglichen Anus praeter ein. Auch wenn dies meist mit anderen Verfahren zur Anastomosensicherung vermieden werden kann. Eine misslungene, tiefe Anastomose oder ein vor OP nicht bekannter infiltrierender Prozess kann den Anus praeter notwendig werden lassen.

Prognose des Rektumkarzinoms

Wenn sich für einen Patienten die Notwendigkeit einer Operation wegen eines Rektumkarzinoms ergibt, wird er die Frage nach seinen Aussichten stellen, sein Tumorleiden zu überleben. Weder vor noch nach der Operation, mit Wissen um die persönlichen Befunde des Kranken, wird eine Prognose für ihn als Individuum möglich sein. Man kann bestenfalls die aus der TNM-Stadienstatistik abgeleiteten Durchschnittserwartungen als Antwort vortragen.

Eine hohe Heilungserwartung mit 90 % besteht beim UICC-Tumorstadium I. Im Stadium II werden Heilungen mit ca. 55–60 % erwartet. Drastisch niedriger ist das Überleben im Stadium III mit ca. 35 %. Die Pro-

Tab. 3-1
Operationsplanung für eine Rektumresektion

Operationsplanung Rektumresektion	
Vorbereitung	So gut wie möglich (Blutersatz, Atemübungen, orthograde Darmspülung), perioperative Antibiose, Blasenkatheter
Diagnosesicherung	Histologie, CT, Endosonographie zur Sicherung der Situation der Grenzschichten von Rektum bzw. Mesorektum
Anästhesie	Intubationsnarkose
Besonderheiten	Außer obligater, teilweiser oder kompletter TME En-bloc-Resektion benachbarter Organe; evtl. Anlage eines Anus praeter
Schnittführung	Unterbauch median (mit möglicher Erweiterung nach Bedarf), vorsorgliche Markierung im Stehen, Sitzen und Liegen eines evtl. notwendigen Anus praeter

gnose im Stadium IV mit 5 % bedeutet für den fragenden Patienten nahezu das Ende seiner Hoffnungen.

Wichtig in der Vorbereitungsphase ist die möglichst genaue Kenntnis des zu operierenden Befundes. Dazu gehören nicht nur Histologie und Abklärung des übrigen Kolons zur Erkennung etwaiger Zweittumoren in ca. 2 %, sondern die Ausdehnung des Rektumprozesses. Das Überschreiten der Darmwand oder das Durchbrechen der Grenzlamelle bedeuten evtl. primäre Inoperabilität. Das sicherste, diesbezügliche Diagnostikum neben der Endosonographie ist die MRT-Untersuchung. Diese erlaubt auch die Darstellung der Grenzlamelle des Mesorektums [6]. Im positiven Fall wäre eine neoadjuvante Radio-/Chemotherapie indiziert. Sie schafft in vielen Fällen Resektabilität und erhöht nicht die Rate an Anastomoseninsuffizienzen [43], wie eine Multivarianzanalyse zeigte.

Darmvorbereitung vor Dickdarmeingriffen

Die heutige, regelhafte Vorbereitung zur Operation bei nicht stenotischem Rektum besteht in der orthograden Darmspülung mit industriell vorbereiteten Spüllösungen, z. B. Kleanprep® (Zubereitung aus Polyethylenglykol, Natrium, Kalium, Sulfat, Chlorid, Hydrogenkarbonat). Von der angewärmten Lösung müssen mehrere Li-

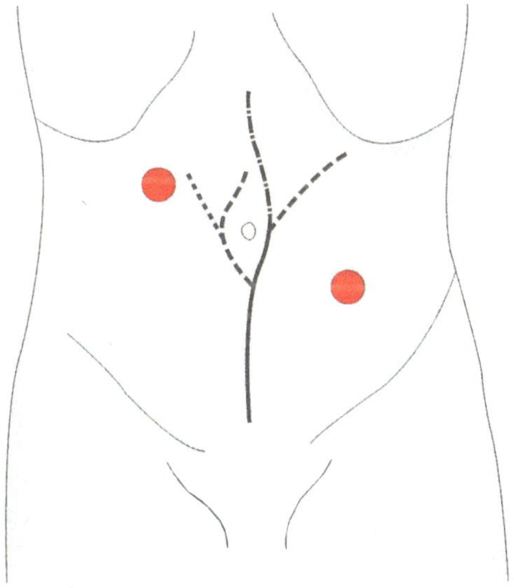

Abb. 3-4
Empfohlener Unterbauch-Medianschnitt (durchgezogen), evtl. Erweiterungen (gestrichelt). Evtl. Stomapositionen sind markiert.

ter getrunken werden, bevor eine nur noch gering gelblich gefärbte Flüssigkeit abgesetzt wird. Bei älteren Patienten empfiehlt es sich, den Spülvorgang über zwei Tage zu verteilen, um resorptionsbedingte, kardiale Probleme zu vermeiden. Bei bereits eingetretener Stenosierung werden neben der vorbereitenden, parenteralen Ernährung Laxanzien in Kombination mit Einläufen gebraucht. Jeder Versuch einer mechanischen Darmreinigung verbietet sich bei einer Ileussymptomatik. Hier muss stattdessen die evtl. notfallmäßige Operation erfolgen. Bei nicht vorzubereitendem Darm muss die sonst übliche, antibiotische, perioperative Kurzzeitbehandlung über mindestens drei Tage ausgedehnt werden.

Außer der tumorbedingten Einschränkung der Darmvorbereitung gilt es, andere Morbiditäten des vorzubereitenden Patienten zu beachten. Speziell bekannte Formen von Herz- und Niereninsuffizienz mit drohender Herzdekompensation mahnen zur Vorsicht. Besonders gefährdet sind Kranke mit abgelaufenen Herzinfarkten und solche unter Digitalis, da oft Abführmaßnahmen zu konsekutiven Kaliumverlusten führen. Die daraus resultierenden Rhythmusstörungen müssen präoperativ behandelt und beseitigt werden.

Empfehlungen zur Operationstaktik

Unterschiede in der Operationstaktik ergeben sich aus der Höhe des Tumorsitzes im Rektum. Bei Befall der beiden unteren Rektumdrittel ist immer eine vollständige Entfernung des Mesorektums gegeben, auch im Rahmen einer evtl. notwendigen, kompletten Rektumexstirpation, wenn der Operateur bei der Radikaloperation im blutleeren, interfaszialen Spalt vorgeht.

Die totale Mitnahme des Mesorektums bei Tumorsitz im oberen Drittel ist nicht nötig. Da eine Metastasierung ins Mesorektum nach distal nicht gegeben ist, reicht ein distaler Mesorektumüberstand von 2–3 cm und dessen Mitnahme. Dabei sollte der Unterrand des Tumors bei der genannten Situation gut zu ertasten sein. Das Fehlen des Mesorektums im unteren Viertel des Rektums erlaubt Anastomosen bis nahe an den Analkanal, ohne dass Sorgen bei undurchbrochener Rektumwand auf Tumorabsiedlungen um das tiefe Rektum bestehen müssen.

Die ausreichende Länge des proximalen Darmanteils zur Anastomosenbildung ergibt sich immer nach der Absetzung der A. mesenterica inferior distal des Abgangs der A. colica sinistra und der V. mesenterica inferior unterhalb des Pankreasrandes mit nachfolgender Mobilisation der linken Kolonflexur. Die Ausräumung der vom Rektum heraufziehenden Metastasenstraße ist damit ebenfalls gegeben. Nach der Fertigstellung der Anastomose kolo-rektal empfiehlt sich intraoperativ die Schnellschnittuntersuchung des distalen Schnittringes bei einer Stapler-Naht oder einer entsprechenden Probe bei Anfertigung einer Handnaht zur Sicherung der Tumorfreiheit. Vor dem Verschluss des Abdomens sollte die Radikalität des Eingriffes an der Resektionsgrenze feststehen.

Nach Legen der linearen Klammernaht empfiehlt es sich, am Rektumstumpf zwei Haltefäden anzubringen, um das Einbringen des Zentraldorns des Double-Staplers zu erleichtern. Zum anderen kann das Zurückgleiten des Stumpfes verhindert werden.

Eine generelle Empfehlung zur Schaffung eines neuen Rektumreservoirs unter Anlage eines **kolo-analen J-Pouches** kann nicht gegeben werden.

Zu wenig erkennbar sind überzeugende Vorteile nach einjähriger Beobachtungszeit gegenüber der kolo-analen Anastomose. Sowohl der Kolon-J-Pouch, als auch die mit kolo-analen Anastomosen operierten Patienten bedürfen einer protektiven Kolostomie. Nach der Rückverlegung des Stomas zeigen sich meist erhebliche Störungen der Kontinenz, bedingt durch den Verlust des Mastdarms. Der präoperativ darüber korrekt aufgeklärte Patient zieht meist allerdings den Versuch der kontinenten Resektion dem primär endgültigen Anus praeter vor.

Die Zurückhaltung vieler Chirurgen bei der operativen Bildung eines Ersatzreservoirs für ein entferntes Rektum erklärt sich nicht nur aus dem gesteigerten Risiko durch die Vervielfachung von Nähten und den daraus resultierenden Komplikationsmöglichkeiten. Oft wurden auch Erwartungen enttäuscht, die sich auf raschere Besserung der bestehenden Kontinenzprobleme richteten. Die Erfahrung zeigt, dass die bekannten Kontinenzprobleme nach tiefen kolo-rektalen und kolo-analen Anastomosen nach einer Anpassungsphase von ca. einem Jahr sich weitgehend normalisieren und den Pouch-Anlagen dann gleichwertig sind. Bei schlechter Prognose des Patienten kann allerdings die Möglichkeit einer beschwerdeärmeren Restlebensspanne die Entscheidung für einen Kolon-Pouch herbeiführen.

Die Operation ist eine kontinente Rektumresektion mit teilweiser oder kompletter Entfernung des Mesorektums. Der Patient befindet sich für den Eingriff in einer modifizierten Steinschnittlage (Abb. 3-7). Der Schnitt erfolgt im Unterbauch median. Zunächst müssen die physiologischen Verwachsungen des Überganges Colon descendens und Sigma durch Eröffnung des Peritoneums und Sicherung des Ureterverlaufs gelöst werden. Anschließend werden die A. mesenterica inferior distal des Abganges der A. colica sinistra oder zentral bei kurzem Darm und die V. mesenterica inferior am Unterrand des Pankreas (Abb. 3-8) unterbunden und durchtrennt. Die linke Kolonflexur wird mobilisiert. Durch Freilegung des Mesosigmoids bis zum rektosigmoidalen Übergang wird der Beckenboden (auch rechts) komplett eröffnet. Zum Schutz vor einer möglichen Tumorverschleppung wird dann das Darmlumen unterhalb der wahrscheinlichen, proximalen Anastomosenregion abgebunden. Das Rektum-/Mesorektumpräparat wird ohne Durchbrechung der hinteren und vorderen Grenzlamelle (Abb. 3-9 a, b) gewonnen. Die Paraproktien werden durchtrennt (Abb. 3-10 a, b). Die intraoperative Kontrolle des Lymphknoten- und des faszienumhüllten Präparates erfolgt durch eine unsterile Assistenz über eine Tuschefüllung nach Resektion des Rektums (Abb. 3-11) [84]. Zum Schluss wird die Anastomose angelegt und gesichert (Abb. 3-12). Ein gestielter Netzlappen dient als Schutz des Dünndarms und der Blase bei einer adjuvanten Bestrahlung, sowie als Resorptionshilfe bei möglichem Hämatom hinter dem Neo-Rektum (Abb. 3-13). Eine weiche Penrose-Drainage verbleibt retrorektal für 48 Stunden.

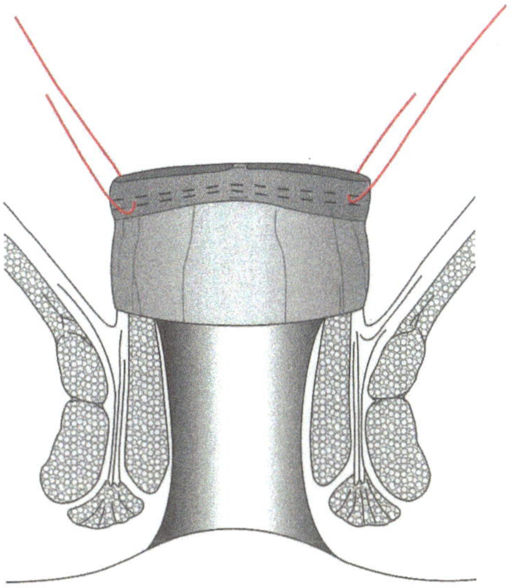

Abb. 3-5
Um das Zurückgleiten des mehr oder minder langen, distalen Rektumstumpfes zu vermeiden, sind rechts und links lateral Haltefäden angebracht. Manipulationen am Stumpf sind leichter durchführbar. Das Einbringen eines Nahtapparates von anal her gelingt zielgerichteter, ohne die Gefahr der Sprengung der Klammernaht.

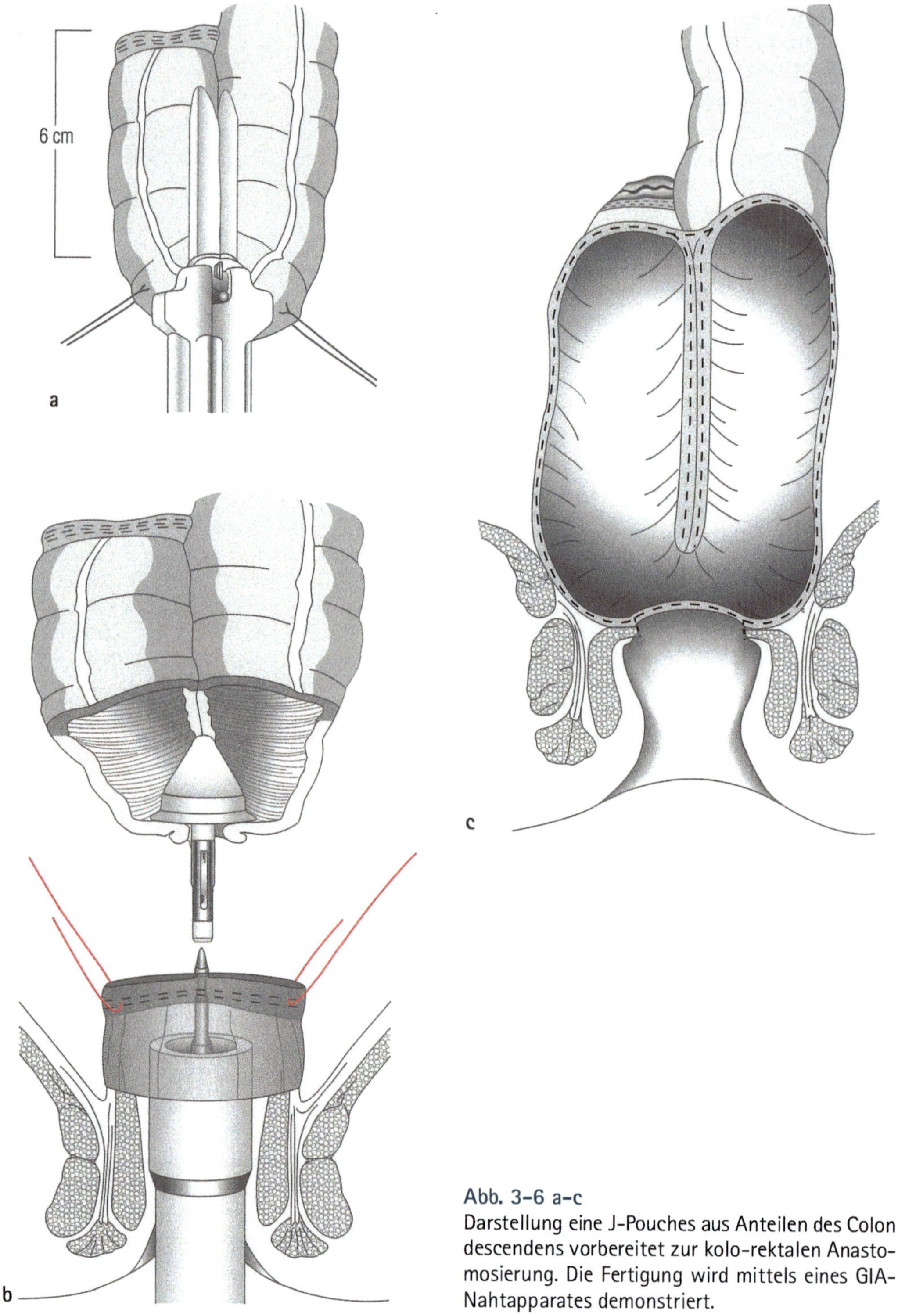

Abb. 3-6 a-c
Darstellung eine J-Pouches aus Anteilen des Colon descendens vorbereitet zur kolo-rektalen Anastomosierung. Die Fertigung wird mittels eines GIA-Nahtapparates demonstriert.

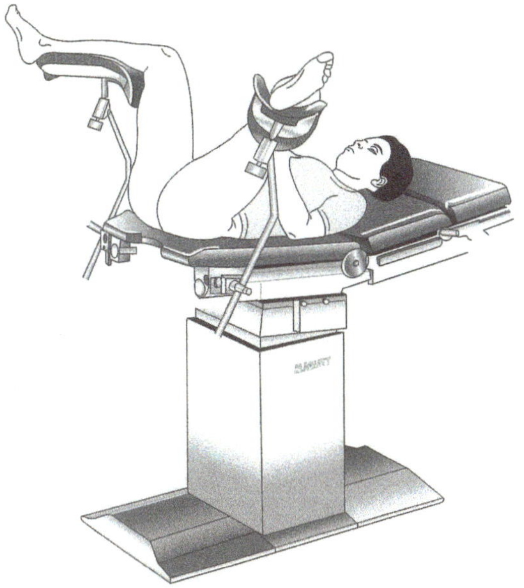

Abb. 3-7
Beweglicher OP-Tisch, regulierbar über Elektromotoren (Fa. Maquet, Rastatt)

Abb. 3-8
Darstellung der häufigsten Variante des Verlaufs und der Aufzweigung der A. mesenterica inferior und der V. mesenterica inferior. Markierung der empfohlenen Absetzungspunkte bei der Operation des Rektumkarzinoms. Rot eingezeichnet ist die Absetzung der A. mesenterica inferior unterhalb des Abgangs der A. colica sinistra.

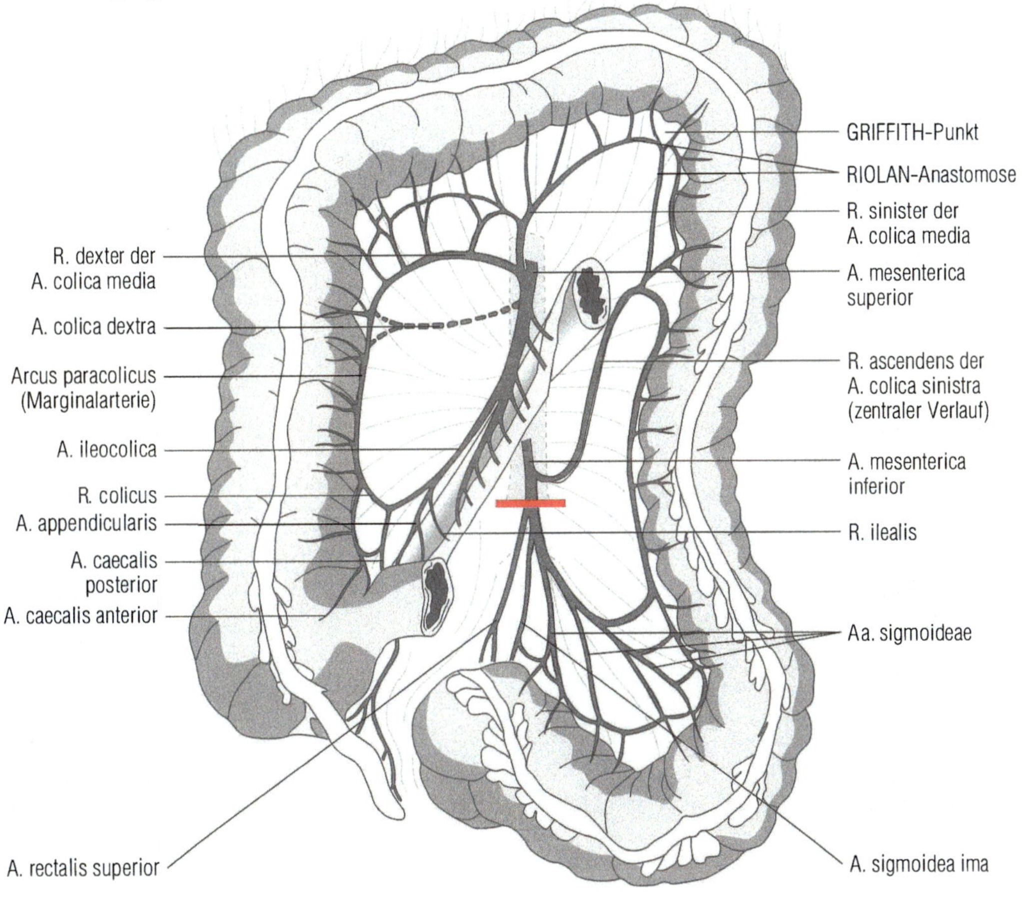

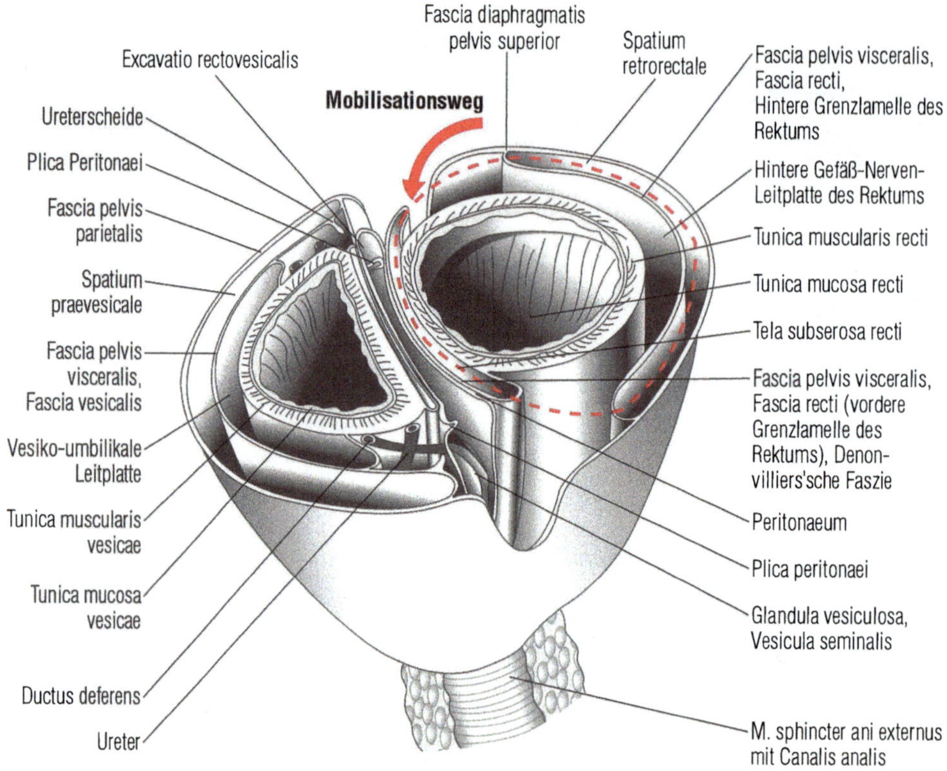

a

Abb. 3-9 a, b
Die Respektierung der rot markierten Präparationsschicht im Spatium retro- und praerectale entscheidet über die Unversehrtheit der Faszienverpackung des Rektum-/ Mesorektumpräparates (nach Stelzner). Der Obduzentengriff mobilisiert im Spatium retrorectale bis zur Steißbeinspitze.

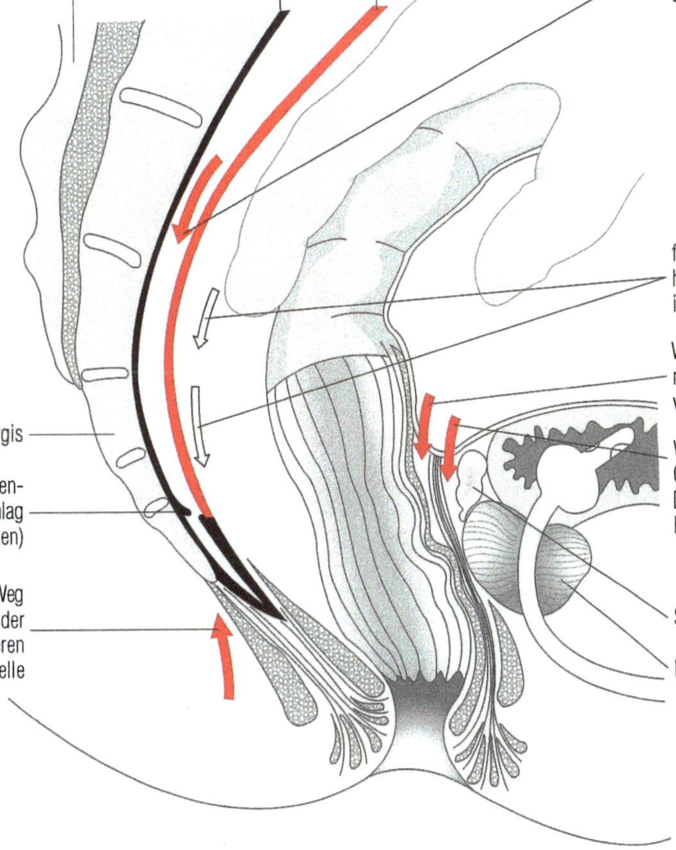

Fascia diaphragmatis pelvis superior
hintere Grenzlamelle
Sakrum
richtiger Weg hinter der hinteren Grenzlamelle
falscher Weg vor der hinteren Grenzlamelle im Mesorektum
Weg im Spatium praerectale (hinter Denonvilliers'scher Faszie)
Os coccygis
Weg vor der vorderen Grenzlamelle (mit Denonvilliers'scher Faszie)
Grenzlamellenumschlag (durchschnitten)
richtiger Weg hinter der hinteren Grenzlamelle
Samenbläschen
Prostata

b

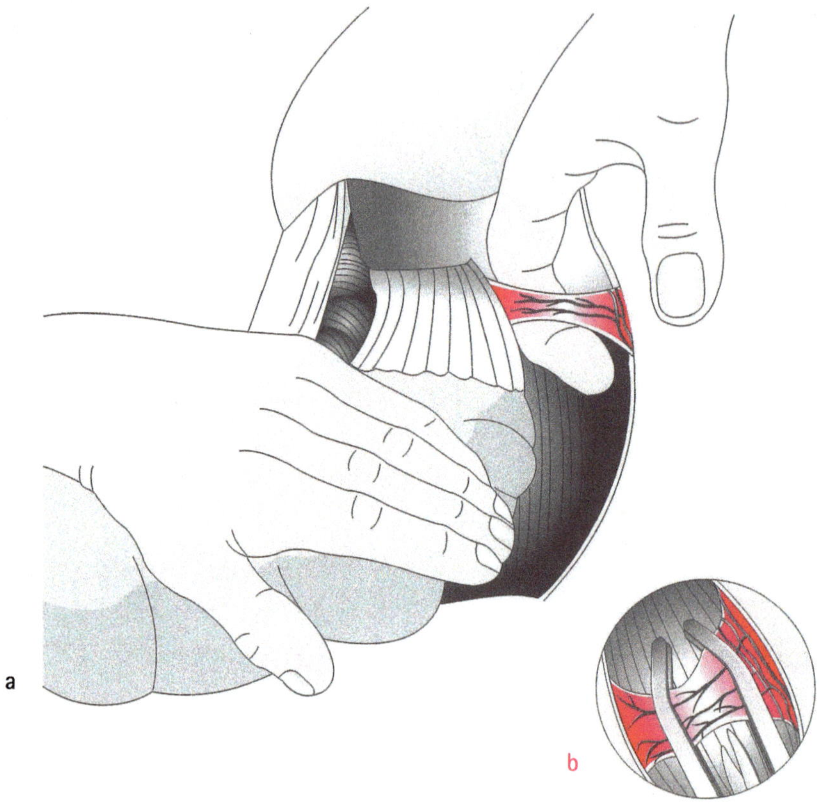

Abb. 3-10 a, b
Der Schritt der Durchtrennung der Paraproktien rechts und links beendet die Mobilisation des Rektums. Hilfreich ist das „Bündeln" des Periproktiums auf dem Finger vor der Durchtrennung.

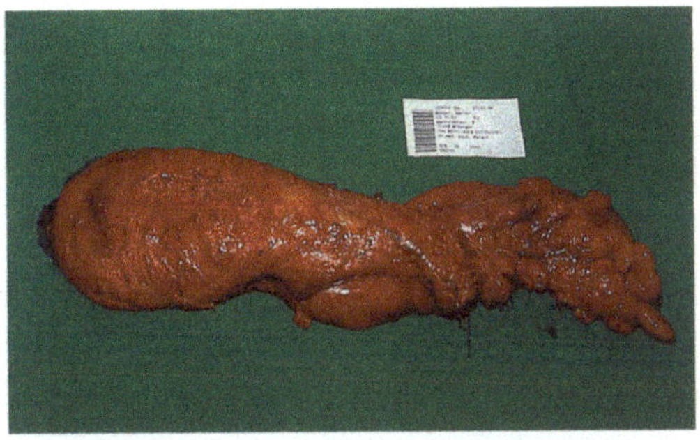

a

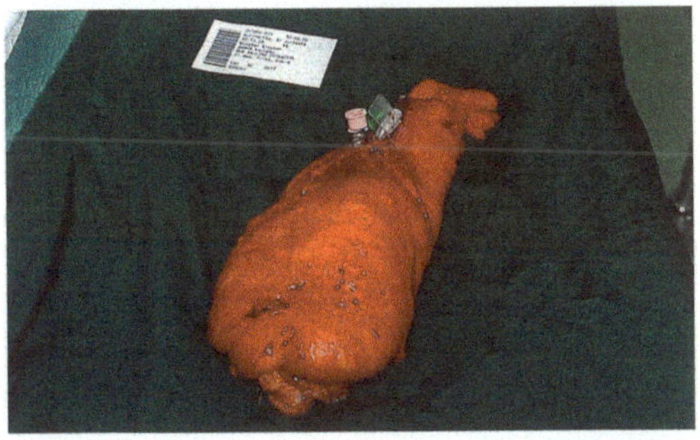

b

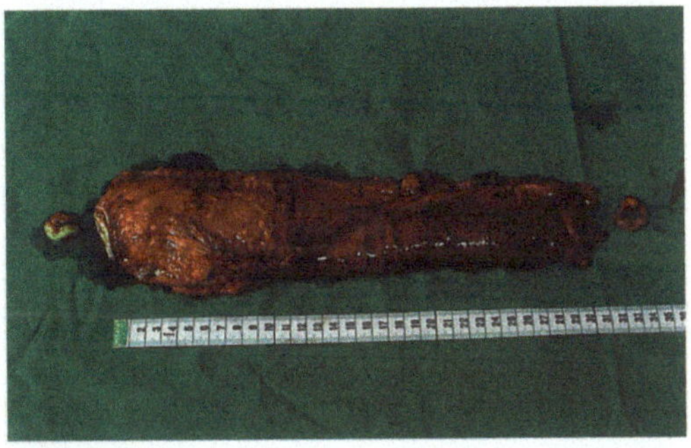

c

Abb. 3-11 a–c
Nach Entnahme des Rektumpräparates wird noch während der laufenden Operation die Vollständigkeit der Hüllfaszien geprüft. Dargestellt ist die Füllung der intraoperativ markierten, venösen und arteriellen Gefäße der A. rectalis superior. Bei nur teilweiser Resektion des Mesorektums – anteriore Resektion im oberen Rektum – wird bei der Tuschefüllung der Resektionsrand abgeklemmt und wiederum der Tuscheaustritt auf die freie Oberfläche kontrolliert.

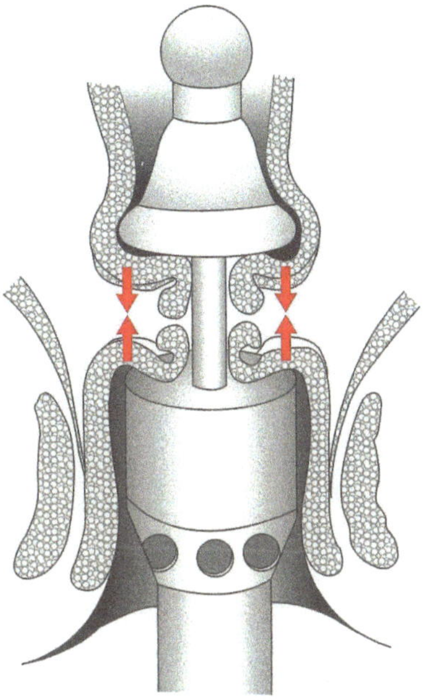

Abb. 3-12
Der transanal eingebrachte Teil des Nahtapparates hat nach Auslösen des Druckvorganges mit der im Colon descendens platzierten Andruckplatte die Anastomose konstruiert.

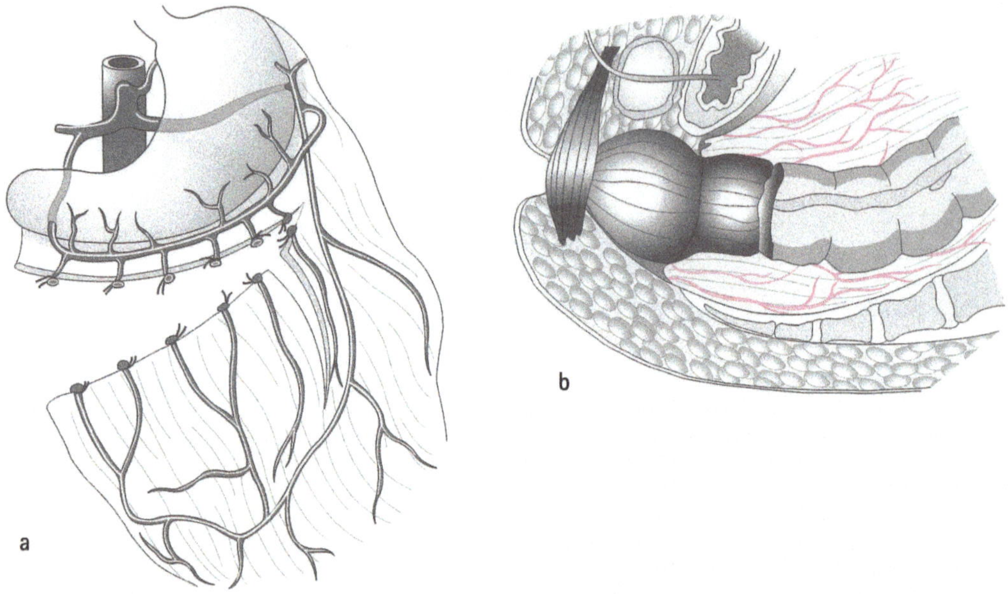

Abb. 3-13 a, b
Ein Teil des Netzes wird in die Sakralhöhle verlagert, um als Schutz gegen Bestrahlungsfolgen zu dienen und die resorptiven Fähigkeiten des Netzes zu nutzen. Gezeigt ist der linksgestielte Lappen mit seiner endgültigen Position. Bei der Mobilisation des Lappens ist auf eine ausreichende Blutzufuhr im Lappenstiel zu achten.

Nach allgemein akzeptierten Erfahrungen gibt es bei korrekt gefertigten, allschichtig oder zweischichtig-einreihigen, handgenähten Anastomosen am Rektum und solchen, die mit Nahtapparaten angelegt wurden, keine Unterschiede in der Dichtigkeit und die Stenoseentwicklung betreffend. Alleinige Kriterien für die Wahl des Verfahrens sind die technisch leichtere Durchführbarkeit und allenfalls Kostengründe.

Komplikationen sind z. B. Blutungen aus der fertiggestellten Anastomose, Ileus, Anastomoseninsuffizienz mit Peritonitis, ein perirektaler Abszess oder eine rektovaginale Fistel nach Maschinennaht. Blutungen werden endoskopisch mit einer durchgreifenden Naht gestillt. Bei einem Ileus, der Anastomoseninsuffizienz oder dem Abszess werden Relaparotomien nach Höhe der Komplikation notwendig. Eine rektovaginale Fistel bedingt eine Entlastungskolostomie vor einem späteren Fistelverschluss.

Fehler und Gefahren bei der Operation:
1. Ausreichender Zugang – Unterbauch median mit periumbilikaler Umschneidung (rechts oder links).
2. Verlaufssicherung, evtl. Anzügeln des Ureters links, ansonsten Verletzungsgefahr in allen Ebenen.
3. Ausreichende Mobilisation des linken Kolons. Kontrolle der anastomosennahen Durchblutung.
4. Verfehlen der Grenzlamellen bei Rektummobilisation. Blutung aus den Vv. iliacae (fehlende Radikalität).
5. Verlust der Denonvilliers'schen Faszi (Impotenz)
6. Vermeidung von Retroperitonealtaschen nach Mobilisation der linken Kolonflexur (Ileusgefahr!).
7. Beckenbodenverschluss – nur wenn lückenlos möglich (Ileusgefahr!).
8. Absolut spannungsfreie Anastomose (Ischämie- und Insuffizienzgefahr)

Die ultratiefe Anastomose (kolo-anal, kolo-pouch-anal)

Erzwingt die Tiefe des zu entfernenden Rektumtumors eine Anastomose kurz oberhalb des M. sphincter internus, so ist die sichere Anwendung der Naht mit dem doppelt benutzten Nahtapparat vom Abdomen her gelegentlich nicht mehr möglich.

Für diese Situation stehen zur Naht vom Analkanal her oder am ausgestülpten Rektumstumpf vor dem Anus mehrere Vorschläge zur Durchführung einer kontinenten Resektion zur Verfügung. Dem Autor hat sich am besten das Verfahren von Parks [63] bewährt, welches in Kleinigkeiten modifiziert, mit der intraanalen Naht zur Anwendung kommt.

Bei der technischen Durchführung ist wichtig, mit den auf Stoß durchgreifend gelegten Nähten den M. sphincter internus nicht zu tangieren. Mittels Spreizern mit teildurchsichtigen Branchen gelingt es, ausreichende Sicht auf den als Neo-Rektum heruntergeführten Sigma- oder Colon-descendens-Schenkel zu gewinnen. Das Einführen des Spreizers in das oft kontrakte Lumen wird durch eine i.v.-Gabe von Buscopan (nach Maßgabe der Anästhesie) deutlich erleichtert (Abb. 3-14).

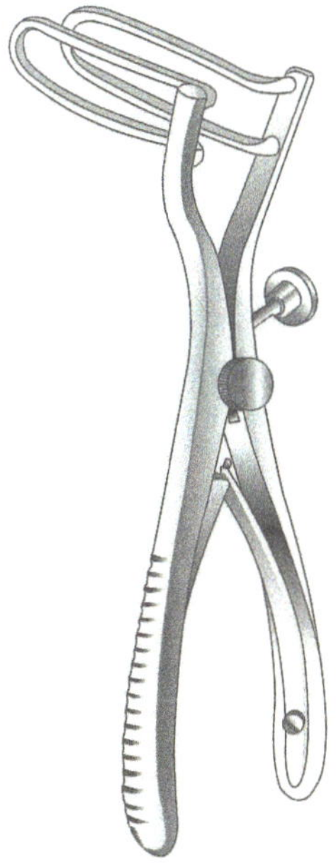

Abb. 3-14
Nach Dehnung des M. sphincter ani lässt sich mit Hilfe eines Spreizers der nach intraanal gezogene Kolonschenkel unter Sicht per Handnaht mit dem Analring vernähen (OP nach Parks). Durch die teildurchsichtigen Spreizerbranchen ergibt sich eine deutlich bessere Orientierung und Fixierung des Kolons bis zur Naht (Spreizer Fa. Aesculap, Modell Sims).

Um die Naht quadrantengerecht ausführen zu können, empfiehlt es sich, zur Vermeidung einer Torsion des anastomosennahen Neo-Rektums mit der Gefahr der Ischämie, unterschiedlich gefärbtes Nahtmaterial zu verwenden (Abb. 3-15).

Die bereits vom Operateur beim abdominellen Akt gelegten Fäden am Kolon werden später unter dosiertem Zug zur Verlagerung vor die anale Anastomosenfläche benutzt.

Es empfiehlt sich bei dieser Art gewonnener Anastomose immer, eine protektive Kolostomie vorzuschalten. Dies gilt selbstverständlich ebenfalls für eine auf gleiche Weise hergestellte kolo-anale Pouch-Anastomose.

Über die eingeschränkte Kontinenz dieser Anastomosen sowie über die allmähliche Besserung nach einem Jahr wurde bereits berichtet.

Auch schwer kontinenzgestörte Patienten ziehen diese Situation oft einem dauerhaften Anus praeter vor. Erfahrungsgemäß bessern sich diese Probleme in einer ca. einjährigen Anpassungsphase. Dabei ist für die Patienten ein fertig angebotenes Kolostomie-Spülset, welches die gezielte Darmentleerung erleichtert, eine wesentliche Hilfe.

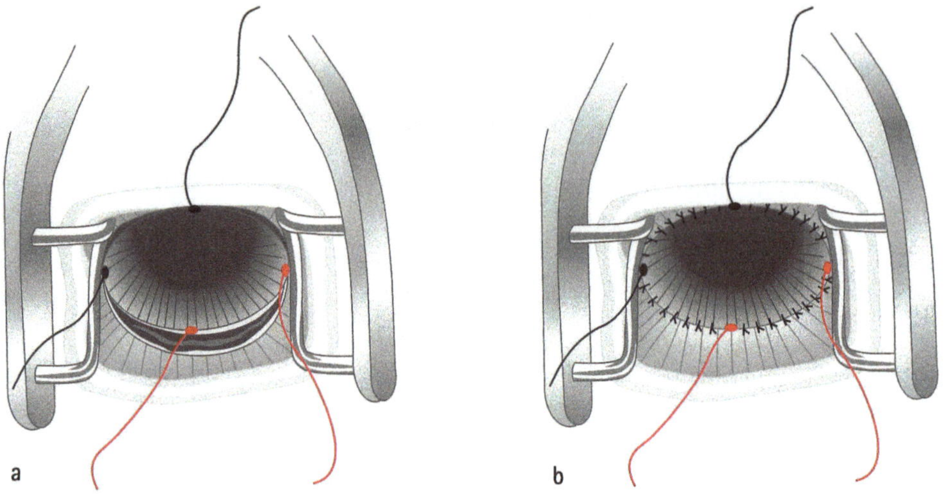

Abb. 3-15 a, b
Durch verschieden gefärbte Fäden leichteres, quadrantengerechtes Einnähen ohne Gefahr der Torsion mit konsekutiver Ischämie, z.B. anterior und rechtslateral gefärbt, sowie linkslateral und posterior ungefärbt.

3.3.2

3.3.2 Rektumtumor als Notfall

Bei etwa 5 % unserer Patienten ist das erste klinische Symptom eines Rektummalignoms eine Notfallsituation. Frühere Stuhlunregelmäßigkeiten oder gelegentliche Blutabgänge waren nicht genügend beachtet und gewürdigt worden.

Die Besonderheit dieser Situation ist neben einem **akuten Ileus** oder einer **Peritonitis** der onkologisch nicht ausreichend untersuchte Patient. Oft ist die befundverursachende Diagnose erst während der Laparotomie zu stellen.

Tab. 3-2
Operationsplanung bei einem Rektumtumor-Notfall

Operationsplanung für einen Rektumtumor-Notfall	
Vorbereitung	In der Regel nicht möglich. Immer Blasenkatheter
Anästhesie	Intubationsnarkose
Lagerung	In Rückenlage mit gespreizten, in Hüfte und Knie gebeugten Beinen (Steinschnitt).
Schnittführung	Unterbauch median
Besonderheiten	a. Durch Ileus unübersichtliche Situation. b. Durch Peritonitis (Perforation, Durchwanderung) schlecht beurteilbarer Situs (Belastbarkeit des Patienten) c. Einzeitige radikale Operation aus vitalen Gründen oft nicht angezeigt

Wegen des oft kritischen Allgemeinzustandes des Patienten hat die Beseitigung der vitalen Bedrohung den deutlichen Vorrang vor eventuellen, die Operation komplizierenden Maßnahmen, wie z. B. Tumorresektion und mesorektale Resektion. Beseitigt werden sollten immer die Tumorstenose, die Perforation und ein Tumor. Nachrangig ist die chirurgisch adäquate Lymphknotenbeseitigung. Diese kann unter besseren Bedingungen bei einer zweiten Operation nach ca. 6 Wochen erfolgen. Bis zum Erreichen dieses Zeitpunktes muss für den Patienten ein Anus praeter im tumornahen Colon descendens mit einem blind verschlossenen Rektumstumpf angelegt werden, einer so genannten **Hartmann-Situation.**

Je nach Absetzungshöhe des Rektums geschieht der Stumpfverschluss per Handnaht einstülpend unter Übernähung oder mit einem Linearstapler.

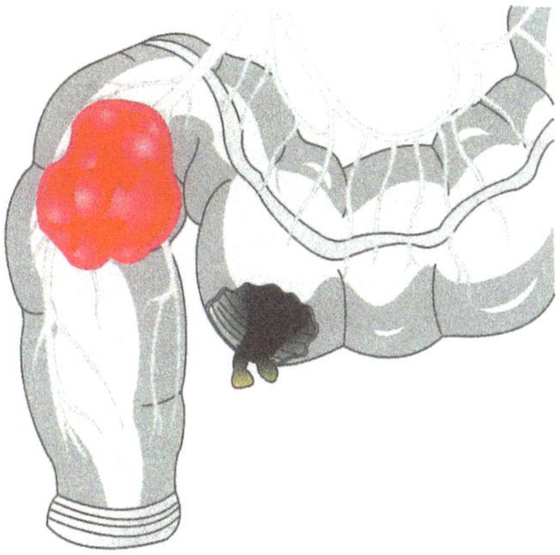

Abb. 3-16
Durch die Stenose im oberen Rektum ist es oberhalb davon im Sigma zur Perforation gekommen und konsekutiv zur kotigen Peritonitis. Die Situation erfordert rasches, chirurgisches Handeln, da sich die vitale Bedrohung für den Patienten dramatisch vergrößert.

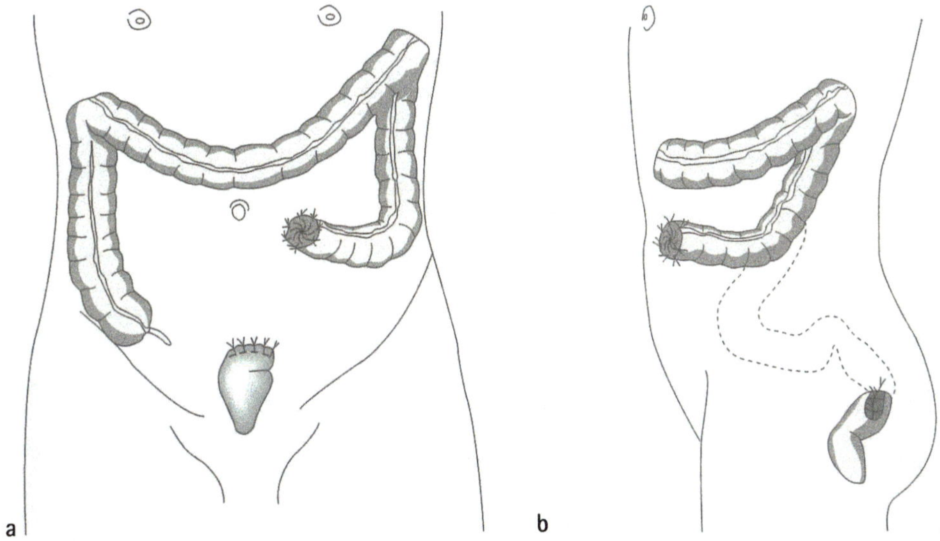

Abb. 3-17 a, b
Durch die Trennung des stuhlführenden Kolons von der Perforation und dessen Ausleitung wird die Peritonitis und ebenso ein Ileus beherrschbar. Wenn möglich, wird das perforierte Darmstück mit dem stenosierenden Tumor reseziert. Der mit seinem Mesenterium belassene Rektumstumpf (sog. Hartmann-Stumpf) kann evtl. später aus seiner Diskontinuität wieder zur Kontinuität reanastomosiert werden.

Anlässlich der Operation zur Wiederherstellung der Kontinuität wird entsprechend den onkologischen Notwendigkeiten gearbeitet. Sollte bei der Notoperation ein tiefsitzender Rektumtumor nicht entfernt worden sein, erfolgt dies jetzt. Mit der Tumorresektion im zweiten Eingriff erfolgt ebenso die Reanastomosierung.

Hartmann berichtete, dass bei seiner Operation, mit einem am Stumpf belassenen Mesorektum, keine Lokalrezidive auftreten [24].

Da der Notfalleingriff unter gewissem Zeitdruck erfolgt, wird die zeitsparende Stapleranlage des endständigen Anus praeter empfohlen!

Wichtig zur Beherrschung der Akutsituation ist eine konsequente offene Lavage des Bauchraumes mit Ringer-Lösung. Vor Verschluss der Laparotomie werden mindestens zwei Rohrdrainagen zur kurzzeitigen Sekretkontrolle und evtl. Spülung bei Verhaltungen eingelegt. Der vorübergehende Verlust der Kontinenz sichert das aktuelle Überleben des Patienten. Bis zur zweiten Operation ist eine onkologische Untersuchung und die histologische Kenntnis des entfernten Darmanteiles und der regionalen Lymphknoten gegeben. Eventuelle Erweiterungen dieses Eingriffes, z.B. Metastasenresektion in der Leber, sind dann ohne erhöhtes Risiko möglich.

Bei einem Notfall eines Rektumtumors werden folgende Operationsschritte empfohlen: Die Bauchhöhle wird mit einem medianen Unterbauchschnitt eröffnet. Nach einer Orientierungsphase wird der Befund gesichert, die Bakteriologie abgenommen und mit einer Antibiose begonnen. Das Beckenbodenperitoneum wird eröffnet und der Tumor offen oder geschlossen, ggf. mit dem perforierten Kolon (oral der Stenose) reseziert. Es findet keine Resektion des Tumors im mittleren und unteren Rektum statt. Anschließend wird mit Hand- oder Maschinennaht ein Hartmann-Stumpf gebildet. Das Sigma oder Colon descendens wird im linken Mittel-/Unterbauch als Anus praeter, unterhalb der Gürtelposition eingenäht. Nach einer ausgiebigen Lavage und dem Einlegen von zwei Rohrdrainagen erfolgt der Wundverschluss.

Fehler und Gefahren beim Notfall

1. Enger Kontakt mit Anästhesie – zu belastender Eingriff
2. Intraoperativ beginnende Antibiose nach Abstrichentnahme
3. OP-Taktik so, dass kurzfristig Eingriff beendet werden kann – z. B. keine mesorektale Präparation, evtl. Belassen des Tumors.
4. Immer Versorgung einer Perforation. Resektion, Übernähung, Platzierung als Stoma

Komplikationen können beim Notfalleingriff während wie nach der Operation in jeder Form auftreten und müssen adäquat behandelt werden. In der Regel sind die Patienten postoperativ intensivstationspflichtig.

3.4

3.4 Operation mit dauerhaftem Verlust des Kontinenzorgans

Die Entscheidung, das Ziel einer kontinenzerhaltenden Operation aufzugeben, ist für die Lebensqualität des Patienten einschneidend. Für den Operateur darf dieser Gesichtspunkt nur dann bestimmend sein, wenn er auf diese Weise die wahrscheinliche Tumorfreiheit auf Dauer erreicht. Die Tumorlokalisation und die Tumorgröße, z. B. auch nach einer nicht zielführenden, neoadjuvanten Behandlung, erzwingen heute in bis zu 10 % der tiefen Rektumkarzinome die radikale Entfernung des Mastdarms mit seinem Verschlussmechanismus.

Die Operationsplanung bei der Rektumexstirpation (abdomino-perineale Resek-

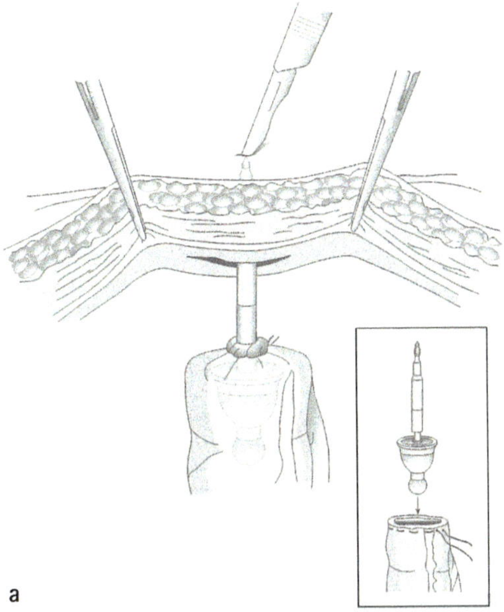

a

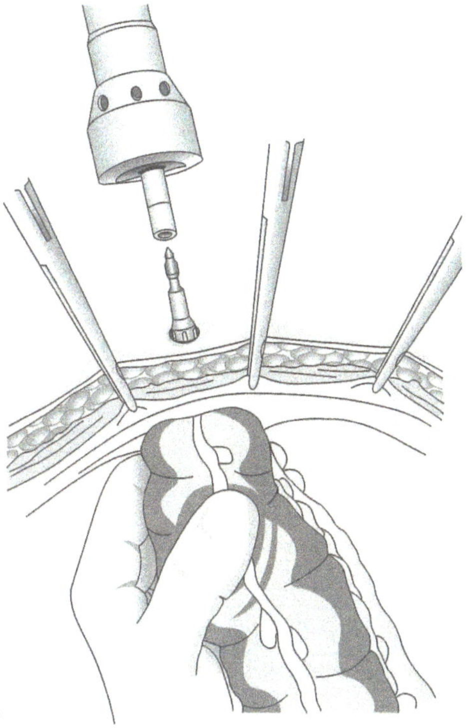

b

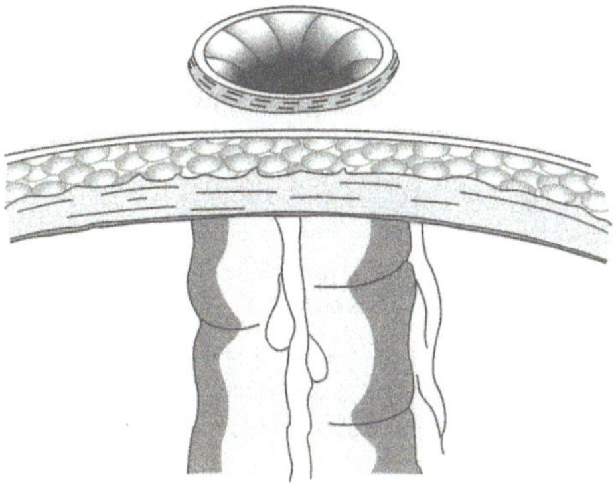

c

Abb. 3-18 a-c
Da im Notfall der operative Eingriff möglichst zeitsparend erfolgen sollte, empfiehlt sich zur Anus-praeter-Anlage bei der Operation nach Hartmann die Benutzung eines Nahtapparates. Die mit dem grünen EEA-Instrument erreichte Hautexzision entspricht etwa der Größe eines Ein-Euro-Stückes.

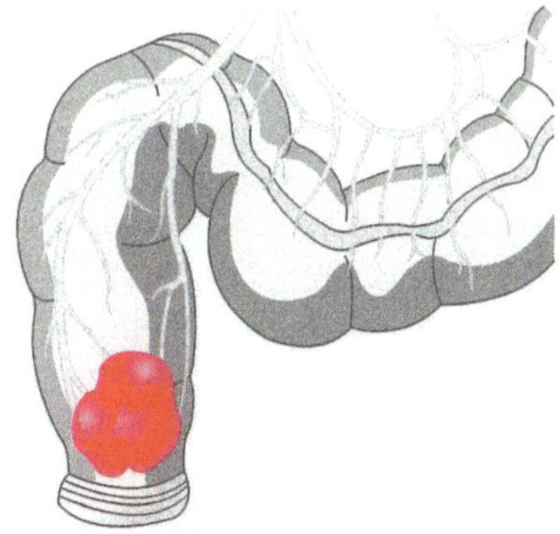

Abb. 3-19
Die Ausdehnung des Rektumtumors und evtl. auch die präoperativen Sphinkterverhältnisse des Patienten erlauben keinen Erhalt des Kontinenzorgans.

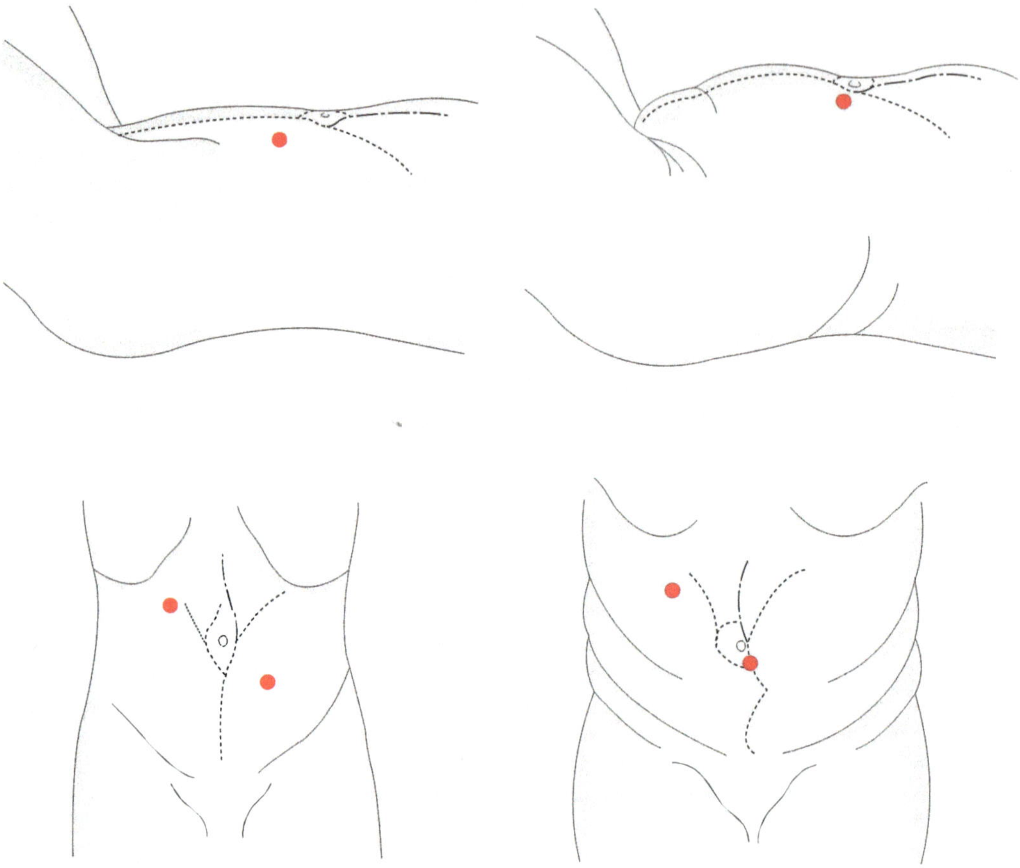

Abb. 3-20 und 3-21
Naturgemäß muss bei der Planung des endgültigen Anus-praeter-Sitzes auf die Konstitution des Patienten besonders Rücksicht genommen werden. Deutlich verschiedene Positionen ergeben sich z.B. bei Adipositas oder schlanker Figur (Kontrolle im Sitzen, Liegen und Stehen). Der Anus praeter sollte für jeden Patienten im Stehen sichtbar sein. Dadurch ergeben sich bei unterschiedlichem Körperhabitus deutlich verschiedene Positionen. Beispiele im Sitzen, Stehen und Liegen bei einem adipösen und asthenischen Patienten.

tion) beginnt mit der subtilen Festlegung der späteren Stomaplatzierung, insbesondere bei adipösen Patienten im linken Mittel-/Unterbauch (Abb. 3-20, 3-21). Die Patienten befinden sich für den operativen Eingriff in Steinschnittlage. Der Unterbauch wird mit einem medianen Schnitt eröffnet. Alle Punkte der Diagnosesicherung und Anästhesie entsprechen dem Vorgehen bei der Resektion. Spezielle Beachtung verdient die psychologische Vorbereitung des Patienten auf den Anus praeter. Sehr hilfreich ist das präoperative Gespräch des Patienten mit Betroffenen (z. B. Ilco-Angehöriger).

Die Operation erfolgt auf zwei aufeinander zulaufenden Operationswegen, beginnend vom Abdomen. Sie wird deshalb vorzugsweise von zwei synchron arbeitenden OP-Teams durchgeführt. Der abdominelle Operateur leistet alle Mobilisationsschritte wie bei der kontinenten Resektion. Der von perineal her operierende Chirurg fertigt die

Auslösung des zuvor vernähten Anus und die Mobilisation des mit einem antiseptischen Mullstreifen ausgelegten, tumortragenden distalen Rektums. Dabei ist genau darauf zu achten, dass es zu keiner Tumoreröffnung kommt, da hierdurch die Lokalrezidivrate statistisch signifikant ansteigt.

3.4.1 Die perineale Mobilisation

Für männliche Patienten mit einem tiefsitzenden Karzinom des Rektums bedeutet eine Amputation des Kontinenzorgans in hohem Maß eine Bedrohung ihrer Potenz (im nichtchirurgischen Schrifttum mit bis zu 60% angegeben [70]). Erst durch grundlegende Arbeiten von Stelzner, Stark, Fritsch, Fleischhauer und Porst [79] wurden die gefäß- und nervenbedingten Funktionsstörungen im Zusammenhang erkannt und die durch eine Operation verursachten Verletzungsfolgen dargelegt. Es ergaben sich eindeutige Empfehlungen für das richtige operative Vorgehen.

Bewegt sich der Operateur bei der abdominellen Mobilisation des Rektums in den richtigen Schichten der dorsalen und ventralen Grenzlamellen, stößt er durch Eröffnung des Spatiums retrorektal und prärektal rechts und links am Mastdarm auf die Paraproktien – die Nervengefäßleitplatte. Diese wird zum Darm hin ligiert und durchtrennt (siehe Abb. 3-10 a, b). 3.4.1

Bei der weiteren Mobilisation bis zur Steißbeinspitze muss die Fascia diaphragmatis pelvis superior mit der ihr verwachsenen Grenzlamelle durchtrennt werden.

Bei der ventralen Präparation ist der Operateur auf ein gutes Fingerspitzengefühl angewiesen. Die Mobilisation sollte hinter der Denonvilliers'schen Faszie im Spaltraum hinter der Prostata erfolgen, d. h. die Samenbläschen bleiben unsichtbar. Eine Beschädigung der Fasern aus dem Plexus pelvicus unterbleibt und eine Störung des Urogenitalsystems wird vermieden.

Einen wesentlichen Hinweis zur Erhaltung der Potenz gibt Stelzner mit seiner OP-Technik zur Schonung der Pars mem-

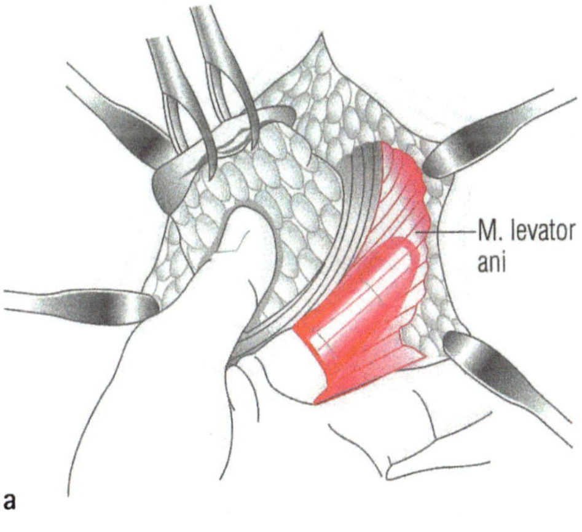

a

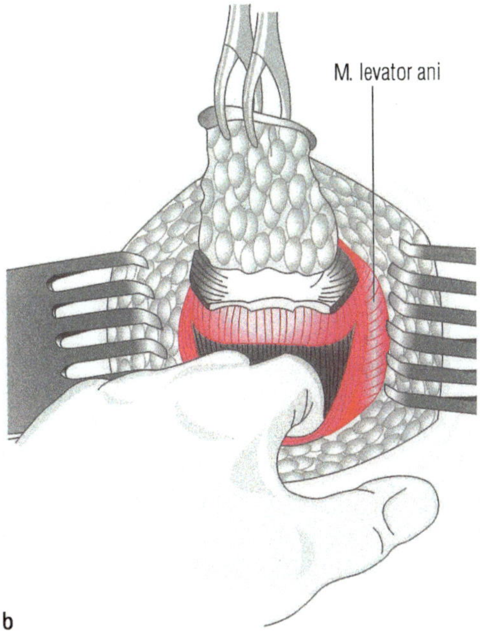

b

Abb. 3-22 a, b
Im eröffneten Spatium retrorectale wird der M. levator ani am Rektum schrittweise durchtrennt.

branacea der Urethra. Dieser wichtige Schritt ist dem von anal her operierenden Chirurgen vorbehalten. Nach Umschneiden des mit einem Mullstreifen ausgelegten und durch zirkuläre Naht verschlossenen Afters, sowie nach Durchdringen des ischiorektalen Fettes wird das Lig. anococcygeum durchtrennt. Jetzt kann die Steißbeinspitze dargestellt und der Ansatz des M. levator ani an dieser durchtrennt werden. Damit treffen sich synchron vorgehende Chirurgen von abdominal und sakral. Im eröffneten Spatium retrorectale kann der M. levator ani am Rektum schrittweise durchtrennt werden (Abb. 3-22 a, b).

Jetzt kann das tumortragende Rektum, welches zum linken Kolon hin bereits abgesetzt ist, aus der Sakralwunde gekippt werden. Es hängt „nur" noch im ventralen Bereich an seinen Verbindungen zum Urogenitaltrakt (Prostata, Urethra).

Der jetzt folgende Präparationsschritt entscheidet beim Mann über die verbleibende Potenz. Gelingt es, in der Muskelwand des Rektums ohne Eröffnung der Mukosa zu präparieren und damit eine Verletzung des M. rectourethralis zu vermeiden, werden die dort gebündelten Nerven aus dem Plexus pelvicus geschont. Die Corpora cavernosa können weiterhin versorgt werden. Durch die scharfe Präparation in der ventralen Rektumwand lässt sich ein Tunnel bilden, dessen seitliche Begrenzungen die restlichen Levatorschenkel sind, die jetzt durchschnitten werden. Die Radikalität ist für diese Situation nur gewährleistet, wenn kein Tumor in diesem Kontaktbereich des Rektums zur Urethra besteht. Sollte dies aber der Fall sein, würde die Entfernung der kompletten Rektumwand zur Impotenz führen.

Tumorinfiltrationen Richtung Blase oder Scheide erzwingen die En-bloc-Resektion und den plastischen Verschluss dieser Strukturen. Bei der Scheide bedeutet das oft das Erreichen eines bluttrockenen Schnittrandes ohne Verschluss.

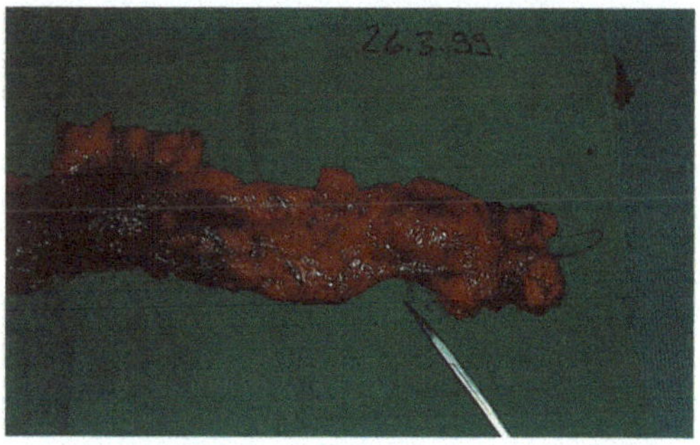

a

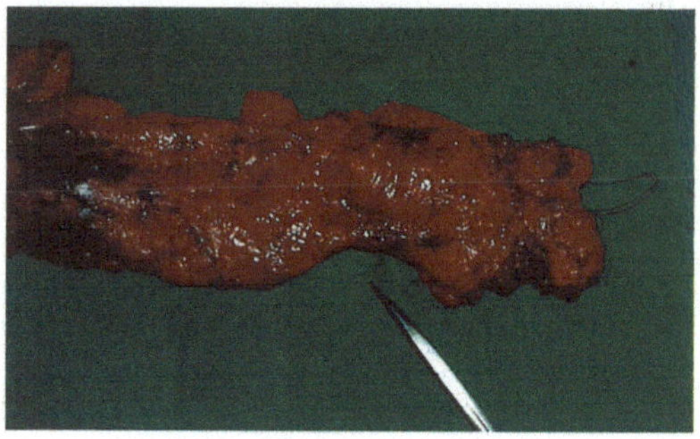

b

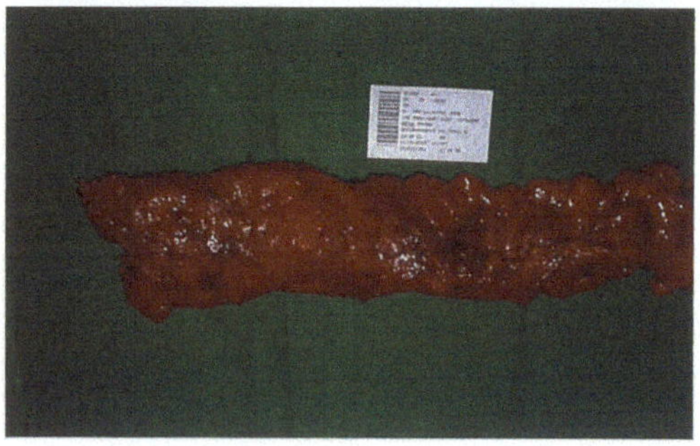

c

Abb. 3-23 a, b, c
Das intraoperativ mit Tusche gefüllte TME-Präparat zeigte einen Defekt der hinteren Grenzlamelle. Bei der Nachkontrolle konnte der fehlende Mesorektumanteil entfernt werden.

Die Kontrolle des entfernten Rektumpräparates auf Vollständigkeit der Lymphknoten in der Hülle ihres Faszienmantels erfolgt durch eine unsterile Assistenz noch während des Verschlusses der sakralen Wunde. Sollte ein Defekt in der Umhüllung erkennbar sein, so kann von abdominal her gezielt nachrevidiert werden. Der Operateur kann sich der R0-Resektion sicher sein.

Zur sicheren, digitalen Identifizierung der Urethra dient während der Präparation von sakral ein transurethraler Blasenkatheter. Erst wenn die Präparation abgeschlossen ist, sollte vor Beendigung der Operation dieser gegen eine suprapubische Blasenfistel ausgewechselt werden.

3.4.2 Der übergewichtige Patient mit Rektumkarzinom

Die folgenden Anmerkungen gelten nicht für dicke Patienten, sondern für die Fälle, bei denen eine extreme Fettleibigkeit die nötigen Therapieschritte erschwert oder teilweise unmöglich macht. Die Probleme beginnen bereits mit erheblichen Erschwernissen bei der Narkoseeinleitung. Oft sind entsprechende Patienten kardial deutlich leistungsgemindert, so dass die allgemeine Belastbarkeit auch intraoperativ eingeschränkt ist. Für den notwendigen, abdominellen und evtl. sakralen Eingriff ergeben sich Schwierigkeiten in der Erreichung des Operationsgebietes. Dennoch darf von der angegebenen Lagerung nicht abgewichen werden, wenn die Laparotomieinzision ausreichend weit gewählt wird (Abb. 3-4). Da der Fettgehalt im Mesosigma deutlich vermehrt ist gegenüber dem im Mesocolon descendens, sollte zur Herstellung einer Anastomose primär das Colon descendens gewählt werden, um ausreichend Platz für Manipulationen zu gewährleisten. Muss ein protektives Stoma geplant werden, sollte a priori eine Zökalfistel gewählt werden, da diese in der Anlage erfahrungsgemäß am geringsten Probleme bereitet und mit großer Wahrscheinlichkeit kein weiterer Eingriff zur Rückverlegung notwendig werden wird. Bei der Anlage eines permanenten Anus praeter sollte die Stomaöffnung mehr zentral verlagert werden, um die Mitte der vorderen Rektusscheide zu erreichen und die spätere Stomapflege korrekt zu ermöglichen. Ein entsprechend langes, gut durchblutetes Colon-descendens-Segment muss dementsprechend vorbereitet werden.

Bei der abdomino-perinealen Resektion (Rektumexstirpation) gibt es keine Unterschiede zur kontinenten Resektion bis zur Mobilisation in das mesorektumfreie, unterste Viertel des Rektums im Spatium rectale. Oraler Schnittrand (Klammernaht) des zum Anus praeter bestimmten Kolonteils ist der Übergang Colon descendens/Sigma. Ein frühzeitiges Setzen der Naht schützt vor Tumorverschleppung. Nach der in der Regel mit dem Diathermie- bzw. dem UltraCision®-Gerät durchgeführten, blutungsarmen Mobilisation des Rektums ist besonders die Bluttrockenheit der perianalen Wundfläche bis zur Levatorhöhe zu beachten. Anschließend wird ein linksgestielter Netzlappen gebildet und in die Sakralhöhle zum Schutz vor evtl. Strahlenfolgen oder als Resorptionsfläche für Hämatome bzw. Serome verlagert. Die Adaptationsnaht der Levatorstümpfe ermöglicht einen zusätzlichen Schutz gegen einen Dünndarmprolaps. Nach Verschluss der Laparotomiewunde wird der Anus praeter an markierter Position mit Einzelknopfnähten zirkulär durchgreifend eingenäht (Abb. 3-24). In die Sakralwunde wird eine Saugdrainage eingelegt. Der Wundverschluss sollte abdominal und sakral synchron zur wechselseitigen Kontrolle der Bluttrockenheit erfolgen.

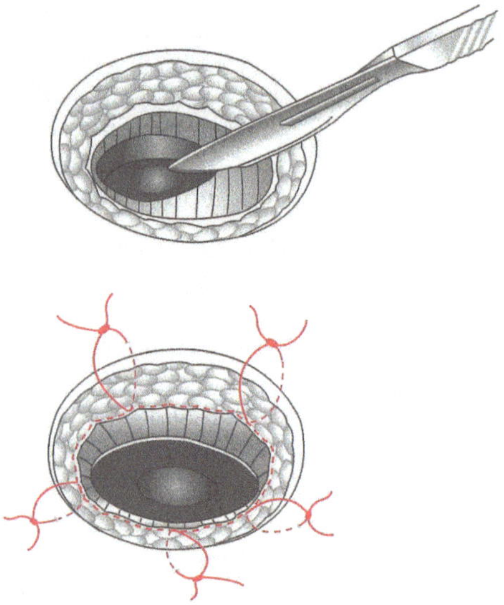

Abb. 3-24
Der endständige Anus wird allschichtig an die Haut fixiert. Intraabdominell werden einzelne Adaptationsnähte am lateralen Peritoneum gelegt, um ein seitliches Durchgleiten von Dünndarm zwischen Kolonschenkel und Bauchwand zu verhindern.

Fehler und Gefahren bei der Rektumamputation

1. Bei der Mobilisierung Verlassen der weit gehend blutungsfreien Schicht der Grenzlamelle nach dorsal mit Gefahr venöser Blutung bei Zerstörung der Fascia diaphragmatica pelvis superior.
2. Verletzung bzw. Entfernung der ventralen Grenzlamelle mit Freilegung von Samenbläschen und Prostata bedeutet Bedrohung der Potenz.
3. Drohender Potenzverlust bei Verletzung der Pars membranacea der Urethra.
4. Gefährdung insbesondere des linken, aber auch rechten Ureters bei der Mobilisation von Sigma und Rektum. Korrekte Durchtrennung der Paraproktien!
5. Bei Darmeröffnung drohende, frühe oder späte Entwicklung eines Abszesses im Beckenboden.
6. Scheidenverletzung.
7. Stomanekrosen durch Ischämie.

Komplikationen nach Rektumamputation sind z. B. ein Dünndarmileus durch eine eingeklemmte Darmschlinge zwischen Stoma und lateraler Bauchwand oder bei nicht richtig durchgeführtem Beckenbodenverschluss, eine Dünndarmfistel nach Beckenbodenabszess oder bei lokalem Tumorrezidiv, sowie ein Vorfall der vorderen Scheide mit folgender Harninkontinenz nach Verlust der hinteren Scheidenwand.

3.5 Anus-praeter-Anlagen

3.5.1 Temporär am Querkolon

Aus Schutzgründen für eine (tiefe) Rektumanastomose können Stomata in das rechte Querkolon platziert und nach ca. 6–8 Wochen wieder zurückverlegt werden.

Die Anlage ist technisch nicht aufwendig und verlängert die eigentliche Operation nur unwesentlich: Nach Exzision eines etwa Zwei-Euro-Stück großen Hautbezirkes lateral rechts oberhalb des Nabels kreuzweises Einspalten der lateralen Rektusfaszie und stumpfes Auseinanderdrängen der Muskulatur. Auch das Peritoneum wird auf zwei Finger durchgängig scharf erweitert. Über einem industriell angebotenen „Reiter", der auch als Rückhalt für die erforderliche Beutelplatte dient, wird der Darm vor der Bauchwand fixiert. Zuvor wird mit einem Gummizügel der zur Herausleitung gewählte Querkolonteil armiert und vorsichtig bis zum Unterschieben des Reiters vor die Bauchwand luxiert.

Die Luxation des Kolons gelingt wesentlich leichter, weil spannungsärmer, wenn zuvor das Netz im Bereich des geplanten Stomas präpariert wurde.

Nach Verschluss der Laparotomiewunde wird die vorgelagerte Kolonpartie sofort längs eröffnet. In der Regel kann auf ein Einnähen der Darmwand in die Haut verzichtet

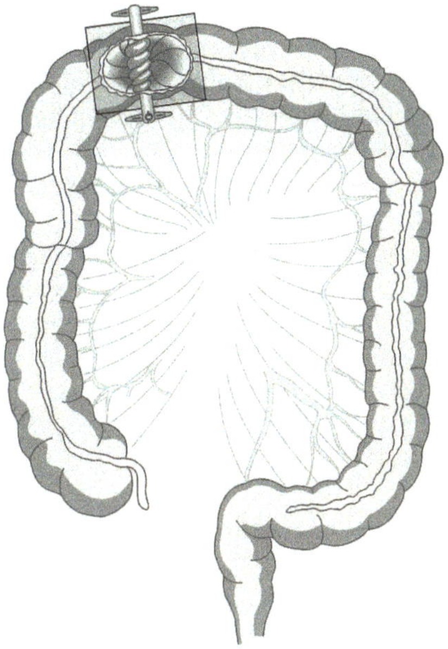

a

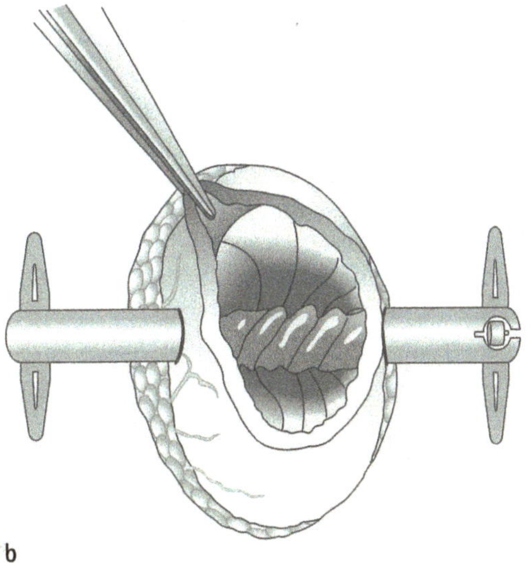

b

Abb. 3-25 a, b
Protektiver Anus praeter als Kolostomie im Transversum bei schwieriger kolo-rektaler Anastomose. Sichtbar ist die Fixierung im Hautniveau ohne Nähte mittels Haltesystem der Beutelplatte.

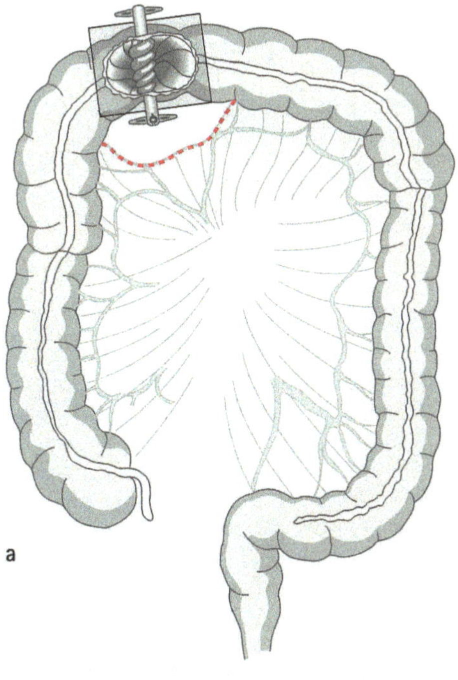

a

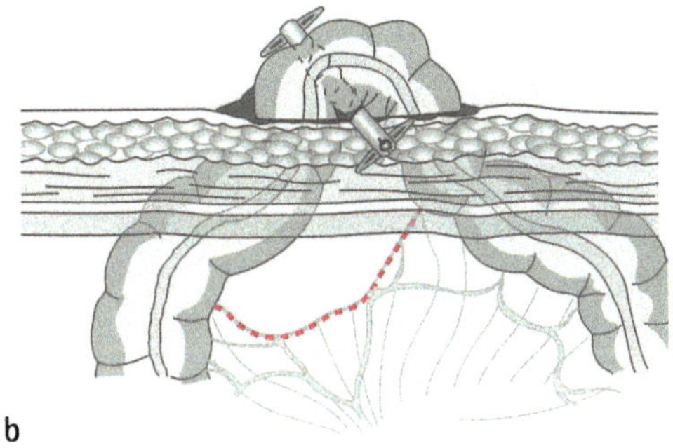

b

Abb. 3-26 a, b
Das Herausleiten des für den Anus praeter vorgesehenen Teils des Colon transversum gelingt deutlich leichter, wenn zuvor das große Netz in diesem Bereich abpräpariert wurde. Ebenfalls ist der Zug am vor der Bauchwand liegenden Kolon geringer.

werden. Der Reiter wird nach 14 Tagen entfernt. Die Rückverlegung nach ca. 6–8 Wochen erfolgt regelhaft ohne zusätzliche Laparotomie. Eine Resektion des Anus praeter mit einer Neuanastomosierung muss normalerweise nicht sein. Meist genügt nach Auslösen aus der Haut die Naht der primär eröffneten Vorderwand quer zur Verlaufsrichtung des Kolons und der schichtweise Verschluss der Bauchwand.

3.5.2

3.5.2 Temporär am terminalen Ileum (Loop-Ileostomie)

Besteht die Notwendigkeit einer Stuhlableitung nicht nur aus Schutzgründen für eine Anastomose, sondern auch zur Entlastung eines durch Dilatation oder Entzündung (Peritonitis) schwer geschädigten Kolons, so wählt man das terminale Ileum zur Stomalokalisation. Auf die Anlage einer operativ aufwendigeren, prominenten Ileostomie kann in der Regel verzichtet werden, da nur eine kurzfristige Kolonentlastung geplant ist.

Die Anlage erfolgt im rechten Mittelbauch und wird vom bestehenden medianen Unterbauchschnitt vorgenommen. Wichtig ist dabei das sichere Erkennen der terminalen Ileumschlinge. Erfolgt dies nicht, drohen hohe Flüssigkeitsverluste und damit nicht nur versorgungstechnische Probleme am Ileostoma. Die Anlagetechnik entspricht der des doppelläufigen Kolostomas. Allerdings wird immer der eröffnete Darm am Hautrand eingenäht. Die Rückverlegung geschieht ohne zusätzliche Laparotomie.

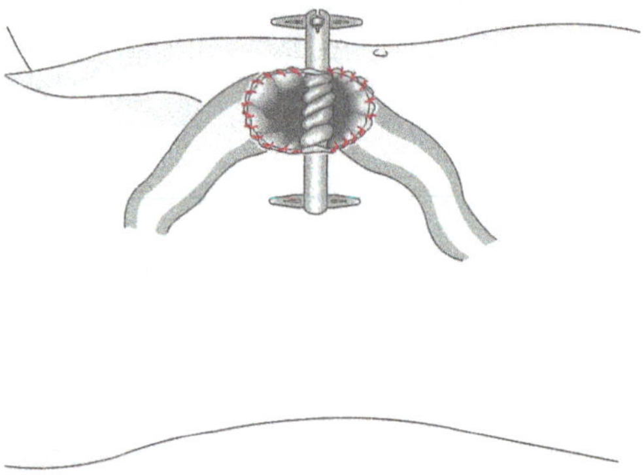

Abb. 3-27
Fertiggestellte Loop-Ileostomie mit eingenähten Rändern des eröffneten Dünndarms. Die Nähte mindern den Druck auf den Reiter und damit die Gefahr des Durchschneidens des Darms und das Zurückgleiten in das Abdomen.

3.5.3

3.5.3 Temporär am Zökalpol (Zökostomie)

Eine wünschenswerte Alternative zu den oben beschriebenen Techniken ist eine Stuhlableitung über den Zökalpol. Entscheidender Vorteil ist, dass in ca. 80 % der Fälle eine erneute Operation zur Rückverlegung vermieden werden kann.

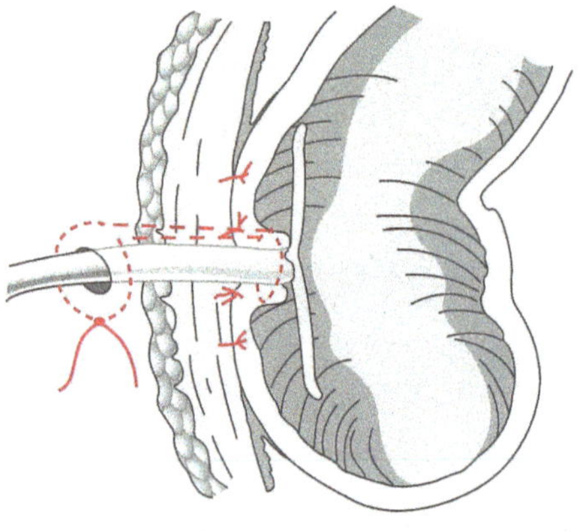

Abb. 3-28
Anlage einer Zökalfistel mit Petzer-Katheter. Der im Zökum mit Tabaksbeutelnaht fixierte Schlauch wird durch eine vorbereitete Inzision herausgeleitet. Die Fixierung an der Haut erfolgt mit der Tabaksbeutelnaht und durch Adaptationsnähte des Zökums am Peritoneum. Der Hauptvorzug der Zökalfistel ist aber ihr spontaner Verschluss in über 80% der Fälle. Zum anderen ist sie immer, auch bei sehr adipösen Patienten, anzulegen, ohne das Risiko zu starken Zuges durch zu fettreiche Bauchdecken.

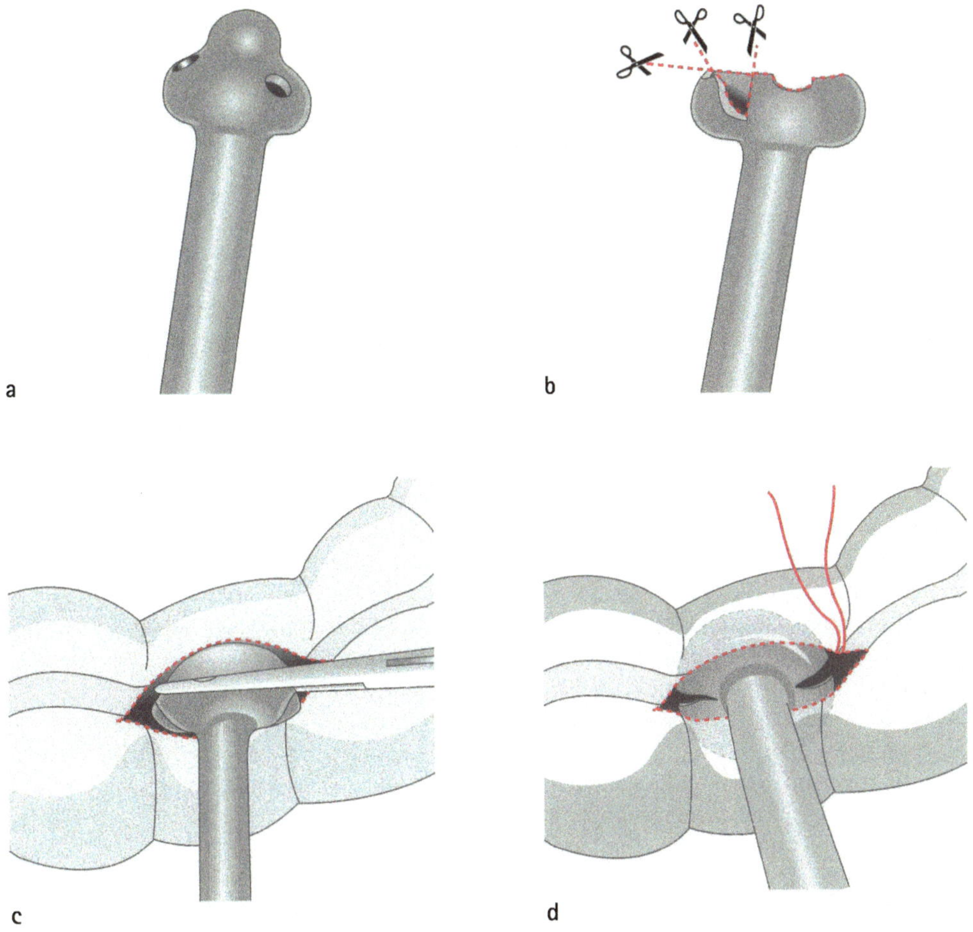

Abb. 3-29 a–d
Nach Abschneiden des äußeren Anteils des Petzer-Katheters und nach Exzision zweier Kerben aus dem belassenen Trichterteil gelingt das Einbringen wie das Entfernen des Rohres ohne Probleme.

Die Zökalfistelanlage wird vom Unterbauchmedianschnitt, der ursprünglichen Laparotomie, hergeleitet: Nach Legen einer Tabaksbeutelnaht am Zökum wird ein Petzer-Katheter (Größe Nr. 38) mit Hilfe eines Overholt in die innerhalb der Tabaksbeutelnaht gelegte Öffnung in das Zökum platziert, der Faden geknotet und lang belassen. Später wird dieser Faden als erste Fixierungsnaht in die etwa 50-Cent-Stück große Hautexzision, durch die zuvor das Rohr geführt wurde, eingenäht.

Zusätzlich wird der jetzt am Peritoneum anliegende Zökalpol mit vier Quadrantennähten fixiert. Sobald die Kolonentlastung nicht mehr notwendig ist, kann das Rohr gezogen werden. Die meisten der so gelegten Fisteln verschließen sich spontan.

Sowohl das Einbringen als auch das Herausnehmen des Petzer-Rohres wird wesentlich erleichtert durch die Abtrennung des Kopfbereiches des Rohres und durch das Anbringen zweier Kerben im restlichen Trichterbereich.

Eine eindeutige Qualifizierung, welche Anus-praeter-Wahl im Hinblick auf Anlage und Rückverlegung das für den Patienten günstigste Verfahren darstellt, ist aus der reichlichen Literatur nicht zu gewinnen [67].

3.5.4

3.5.4 Permanent nach Hartmann

Im Kapitel „Notfall bei Rektumtumor" wurde bereits die Versorgung nach Hartmann mit dem Ziel der späteren Reanastomosierung besprochen. Eine ständige Versorgung mit Sigmaanus und belassenem Rektumstumpf mit oder ohne Tumor stellt eine der palliativen Maßnahmen bei nicht resezierbarem oder (wegen lokalem Rezidiv) nicht rekonstruierbarem Rektum dar. Hartmann selbst hat an „seinen" extraperitonealen Stümpfen nach Tumorentfernung, aber bei belassenem Mesorektum, nie ein Rezidiv gesehen [24].

Komplikationen nach der Anlage von Stomata entstehen z. B. als eine Folge einer Ischämie der durch Naht geschädigten Randarkade oder zu starkem Zug über dem Reiter. Es droht die **Nekrose der Darmwand, evtl. mit Perforation** nach intraabdominell. Bei einem inkompletten Infarkt des ausgeleiteten Darmabschnittes ist danach eine mehr oder weniger stark sich entwickelnde **Stenose** zu beobachten. Die erstgenannte Komplikation verlangt sofortige chirurgische Intervention, bei der zweiten ist eine abwartende Haltung angebracht. Hier kann evtl. durch Spülung des Stomas die Zeit bis zur Anus-praeter-Rückverlegung überbrückt werden, ohne zwischenzeitlich operativ zu intervenieren. Das Auftreten **peristomaler Weichteilinfekte** ist selten und wird durch Öffnen von Verhaltungen chirurgisch angegangen. Peristomale **Dermatitiden** werden in der Regel durch lokale Antiphlogistika und temporäre Föhnbehandlung in Verbindung mit geändertem Plattensystem gut behandelbar.

Fehler und Gefahren bei der Anlage von Entlastungsstomata
Bei allen Stomata gilt es, die richtige Platzierung in der Bauchwand bereits vor der Operation in verschiedenen Körperhaltungen am Patienten zu eruieren und letztendlich zu markieren. (Auf das Problem des adipösen Patienten wurde bereits speziell eingegangen).
Intraoperativ muss die zum Stoma gewählte Dünn- oder Dickdarmschlinge torsionsfrei fixiert werden. Falls es an der lateralen Bauchwand sitzt, muss das Hindurchgleiten freier Dünndarmschlingen zwischen dem ausgeleiteten Darm und der Bauchwand durch Fixierungsnähte vom Dickdarm am Peritoneum unbedingt verhindert werden. Ansonsten droht ein Dünndarmileus. Bei zu kurzem Dünndarmmesenterium, wie z. B. bei dicken Patienten, darf keinesfalls ein Ileostoma unter Spannung zur Ausleitung gewählt werden, da eine Nekrose der Darmhinterwand über dem Reiter droht. Hier ist besser eine Zökalfistel anzuwenden. Bei der Anlage derselben sollte das intrazökal liegende Rohr nicht den Bereich der Ileozökalklappe einengen.

3.6

3.6 Anastomosenprotektion ohne Anus praeter

3.6.1

3.6.1 Perioperative Maßnahmen

Bereits in der Vorbereitungsphase des Patienten auf die Operation werden wichtige Voraussetzungen für eine regelrechte Anastomosenheilung geschaffen. Die Herstellung einer ausreichenden Herzleistung bei ausgeglichenem Flüssigkeitshaushalt und normalem Proteingehalt des Blutes sind zwingend in den Tagen vor der Operation anzustreben. Die Gerinnungssituation ist zu evaluieren.

Die Vorstellung des zur Operation anstehenden Patienten beim Kollegen der Intensivmedizin schadet nicht dem Image des Chirurgen, sondern erhöht die intra- und postoperativen Chancen des Patienten.

Überlegungen zur Vermeidung des Risikos einer Rektumanastomose wegen drohender Insuffizienz gehören ebenso zur Festlegung der operativen Taktik und zur Begrenzung der den Patienten zumutbaren Maßnahmen wie die spätere Operation selbst. Der Operateur wird zwischen einer Hartmann-Situation mit Belassen des Mesorektums, der Anastomose nach Resektion und der Rektumexstirpation abwägen müssen.

Vor der Kalkulation des Tumorrisikos ist primär, dass der Patient die Operation überlebt. Der adäquate Einsatz aller Maßnahmen zum Erreichen des Operationszieles ist obligat.

Möglicherweise gehören in naher Zukunft auch Vorbehandlungen mit spezifischen Wachstumsfaktoren (KGF und IGF I) zur regelrechten Vorbereitung vor Darmoperationen [16]. Es wird mit dieser Hilfe über wesentlich gebesserte Anastomosenheilungen berichtet.

3.6.2 Intraoperative Maßnahmen zur sicheren Anastomosenheilung

Allgemeine Operationstaktik

Grundsätzlich gelten alle diejenigen Regeln zur operativen Neuanlage von Rektumverbindungen wie für den übrigen Intestinaltrakt. Ausreichende Durchblutung der Darmenden und Spannungsfreiheit der Naht sind unerlässlich. Bei neoadjuvant bestrahltem Darm kann dies aber durchaus schwierig intraoperativ abzuschätzen sein. Die Vermeidung von Quetschzonen durch Pinzetten oder länger angelegte Ellis-Klemmen sollte unbedingt beachtet werden. Eine zu ausgedehnte präparatorische Denudierung der zur Anastomose vorgesehenen Darmenden im Hinblick auf eine Insuffizienz ist bekannt. Welche Rolle die fehlende Lymphdrainagefunktion nach einer TME bei der hohen Insuffizienzrate spielt, könnte durch Stelzners [82] grundlegende PET-Untersuchungen am operierten Rektum erklärt werden. Es finden neu begangene oder regenerierte Lymphgefäße nie Anschluss an das zu einer Anastomose herangeführte Kolonsegment, bilden aber andererseits keine permanenten Lymphfisteln. Stelzner diskutiert aber für einen Zeitraum von 1–3 Wochen ein lymphbedingtes, passageres Gewebeödem. Dieser Zeitraum mit nicht intaktem Lymphtransport würde die genannten Anastomosenbrüche erklären. Die Darmnaht, ob mit Hand oder Nahtapparat angelegt, hat zunächst nur das Ziel, bis zur erfolgten Heilung, etwa 10 Tage später, eine Haltefunktion auszuüben. Sie soll verhindern, dass in dieser Frühphase der Heilung Leckagen mit dem Austritt kontaminierter Flüssigkeiten oder Gase auftreten. Als sicherster Weg galt bislang die vorherige protektive Ausleitung des Stuhles durch Transversostoma, Ileostoma oder Zökalfistel. In jüngster Zeit sind bemerkenswerte Erfahrungen gesammelt worden, dass unter dieser Art Regime zwar gravierende Fistelkomplikationen vermieden werden, die Fistelbildung selbst aber ungewöhnlich hoch ist, wie vergleichende Untersuchungen am Tier zeigten [53]. Die fehlende Transportmotorik und die dadurch geminderte Durchblutung des ausgeschalteten Darms spielen hierbei wahrscheinlich eine entscheidende Rolle. 3.6.2

Transanale Drainage

Ausreichende Sicherheit und die Vermeidung einer zusätzlichen Operation zur Anusrückverlegung bietet die transanale Schie-

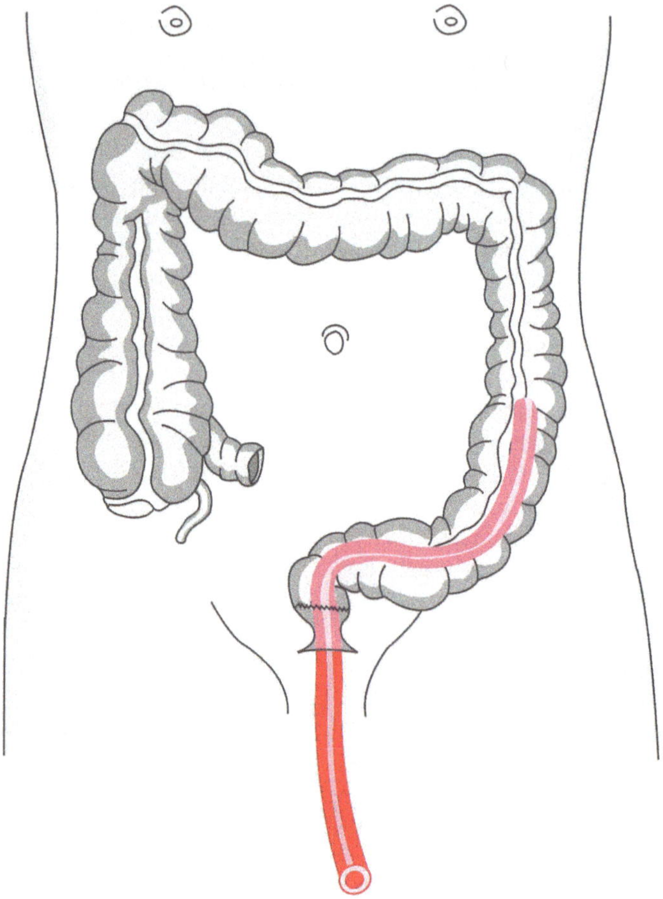

Abb. 3-30
Ein in der Länge adäquates, dicklumiges Darmrohr wird transanal für fünf Tage zum Schutz der Anastomose im Neo-Rektum platziert. Die perianale Fixierung per Naht sowie das Entfernen bedeuten keine Probleme für den Patienten.

nung der Anastomose mit einem großkalibrigen Darmrohr für fünf Tage. Diese verhindert sicher die Überdehnung der Anastomose durch die Entlastung von Stuhl und Gas, behindert aber nicht die Motorik (Abb. 3-30) [83].

Die subjektiven Beschwerden für die Patienten durch das liegende Rohr sind bei entsprechender Aufklärung (Vermeidung des Anus praeter) in der Regel unproblematisch. Die im Vergleich deutlich niedrigere Insuffizienzrate könnte durch die erhaltene Transportmotorik des Neo-Rektums erklärt sein. Diese führt zu einer besseren Durchblutung der Darmmuskulatur und damit der Anastomose.

Gestielter Peritoneallappen

Eine weitere, intraoperative Sicherungsmaßnahme stellt die Ummantelung der Anastomose mit einem Lappen vom lateralen Peritoneum dar. Die Vorgehensweise hat sich nach therapeutischen Bestrahlungen

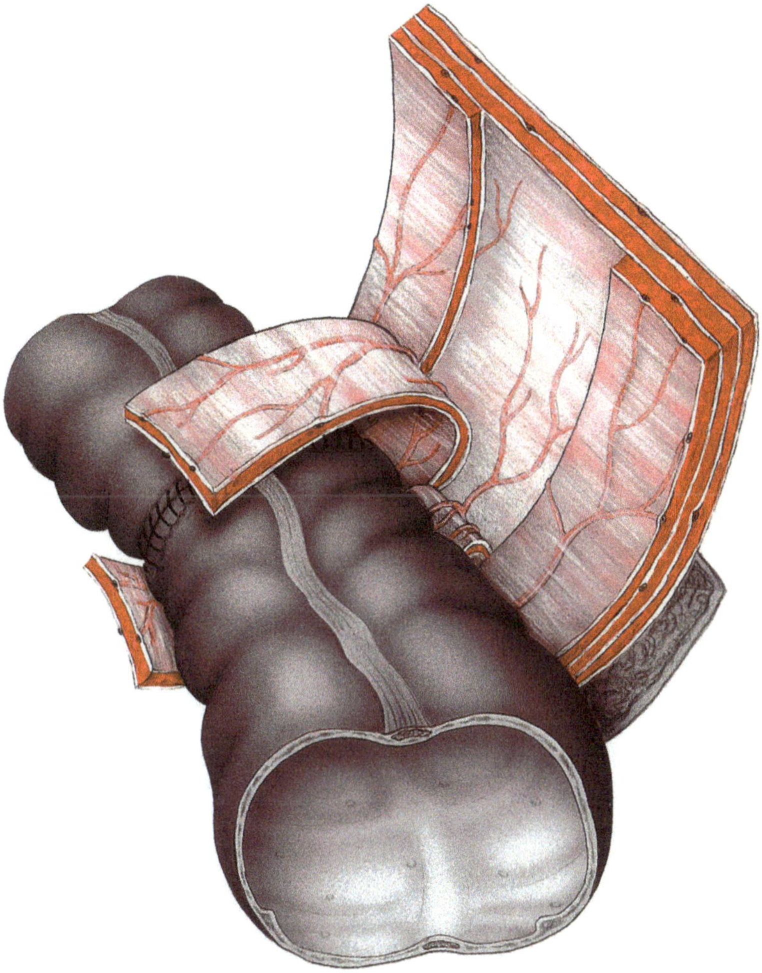

Abb. 3-31
Der gestielte Lappen aus dem parietalen Peritoneum bietet nicht nur Dehnungsschutz für die Anastomose, sondern verbessert auch die lokale Durchblutungssituation. Dadurch werden auch keine Stenosierungen beobachtet (beispielhaft am Colon descendens).

bei intraabdominellen Tumorerkrankungen und späteren Kolon-/Sigmaresektionen zur besseren Anastomosenheilung bewährt [44]. Durch entsprechende Schnittführung und Länge des Lappens (Abb. 3-31, 3-32 a, b) kann jede Anastomosentiefe erreicht werden.

Zu der gegebenen mechanischen Verstärkung der Anastomose kommt eine im histologischen Bild nachweisbare, zusätzliche Durchblutung der Kontaktfläche der Darmnaht hinzu. Relevante Stenosierungen werden unter dieser Maßnahme nicht beobachtet.

Die bereits früher empfohlenen Haltefäden zum leichteren Hantieren mit dem Rektumstumpf können nach Fertigstellung der Anastomose zur ersten Fixierung des Lappens benutzt werden.

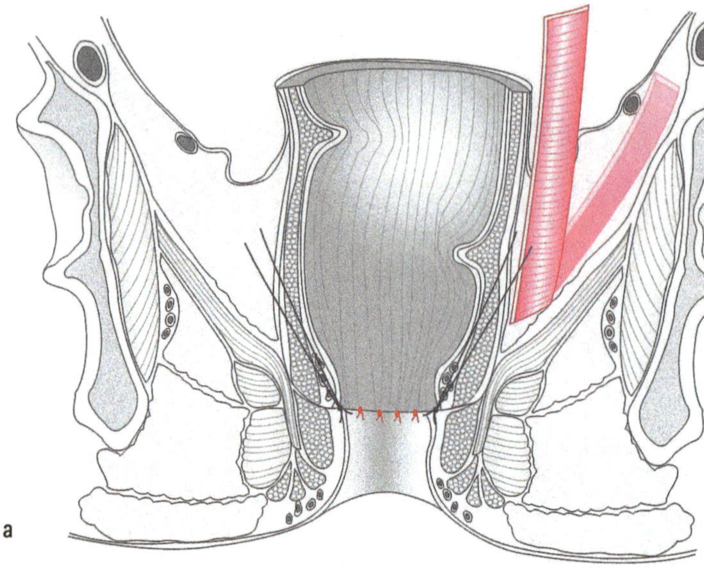

a

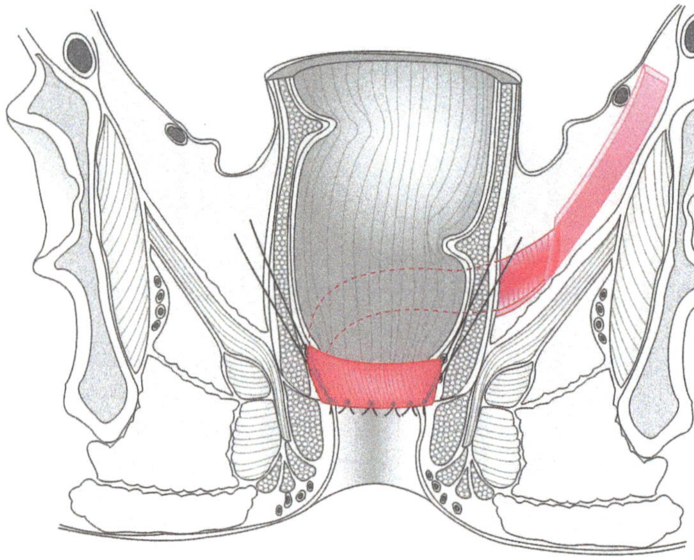

b

Abb. 3-32 a, b
Der Lappen kann entsprechend der lokalen Verhältnisse aus dem Peritoneum der lateralen Bauchwand wie auch aus dem Blasenperitoneum gewonnen werden. Die bereits liegenden Haltefäden am distalen Rektumstumpf erleichtern die primäre Fixierung wesentlich.

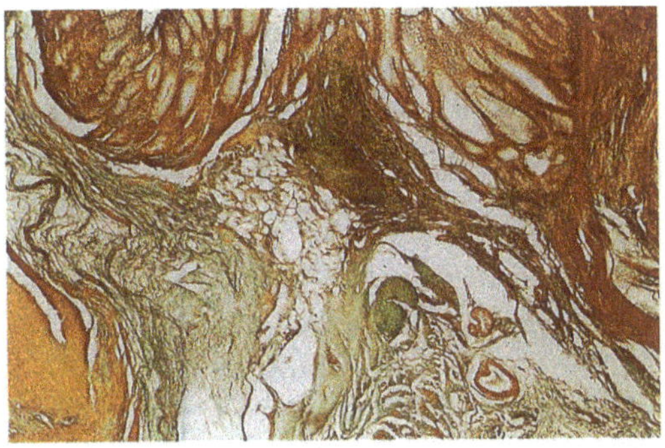

a

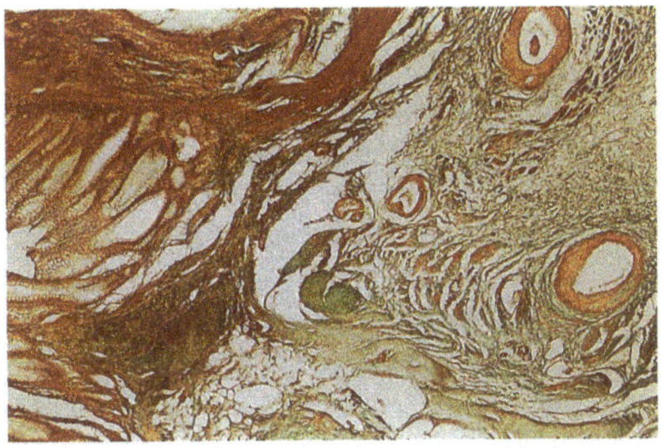

b

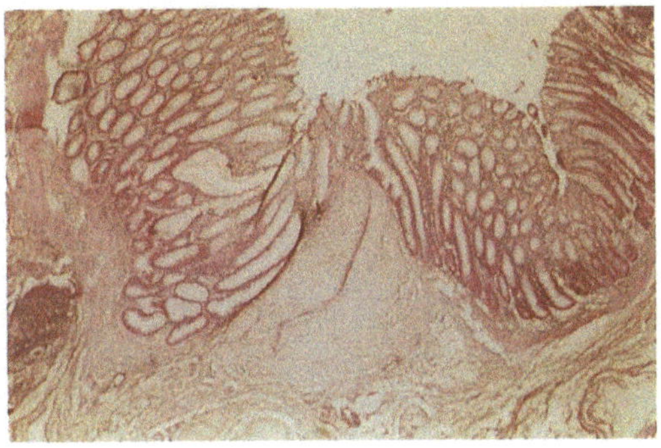

c

Abb. 3-33 a, b, c
Im histologischen Bild 6 Wochen nach Aufbringen des Lappens auf eine Anastomose (Färbung van Gieson, Vergrößerung 120fach) erkennt man gut das zusätzliche, aus dem Peritoneallappen stammende Gefäß. Die lokale Durchblutung wird dadurch verbessert.

3.6.3 Postoperative Maßnahmen

Während der Operation wird durch eine entsprechende Anästhesie eine optimale Kreislaufsituation aufrechterhalten. Hierdurch wird die bestmögliche Durchblutung in der Anastomose gewährleistet. Zum anderen wird durch den entsprechenden venösen Reflux eine Thrombosierung im Beginn verhindert. Mit einer präoperativ begonnenen und über die Operation fortgesetzten Kurzzeitantibiose wird einer Infektsituation intraoperativ begegnet, während die Darmlumina offen sind. Diese antibiotische Maßnahme ergänzt die präoperativ erfolgte, antegrade Spülung zur OP-Vorbereitung des Darms. Die Vermeidung des Primärinfektes um die frisch gebildete Anastomose stellt einen wichtigen Aspekt im Konzept einer Rektumresektion dar.

Der frühzeitige Beginn der postoperativen oralen Flüssigkeits- und später Nahrungsaufnahme hilft, den raschen Beginn der Transportmotorik in Gang zu setzen und damit die optimale Durchblutung im Anastomosengebiet zu sichern. Die gelegte transanale Drainage wird fünf Tage belassen, auch wenn bereits früher Stuhl peranal abgesetzt wird. Eventuelle Dehnungsvorgänge in der Anastomose werden durch das intraluminär gelegte Rohr sicher vermieden. Ab dem 3. postoperativen Tag sollte mit der Aufnahme breiiger Nahrung begonnen werden. 3.6.3

Nachdem der Chirurg bereits während der Operation auf die Vermeidung von Hämatomen in der Darmwand der Anastomose geachtet hat, sollte ebenfalls das evtl. später entstehende Hämatom um die Anastomose verhindert werden. Mit vom Darm stammenden Keimen kann es Ausgangspunkt für eine frühe Abszedierung sein und damit zu einer großen Gefahr für die Heilung der Darmnaht werden. Aus diesem Grund gilt höchste Aufmerksamkeit beim Gewinnen des Mesorektum-Präparates einer absolut zuverlässigen Blutstillung. Zusätzlich wird immer eine Drainage neben der obligaten Netzplombe in die Sakralhöhle bzw. in das ehemalige Bett des Rektums eingelegt und transabdominell ausgeleitet. Bei der Rektumexstirpation wird nur nach sakral drainiert. Um Thrombosierungsvorgänge auch im Anastomosenbereich zu verhindern, wird eine gewichtsadaptierte Heparinisierung 6 Stunden nach Ende der Operation begonnen bzw. wieder fortgesetzt.

Bei Verdacht auf eine Heilungsstörung der Anastomose sollte keine intraluminäre Röntgendarstellung erfolgen, sondern eine weniger riskante, aber in der Aussage sicherere CT-Kontrolle.

3.7

3.7 Spezielle Operationsverfahren

3.7.1

3.7.1 Lokale Tumorexzision

von W. Slisow

Nicht nur die Opferung oder Beeinträchtigung der Stuhlkontinenz nach radikalen Eingriffen, sondern auch eine postoperative Letalität von 1–10 % sowie sexuelle Störungen von 10–15 % und Harnblasendysfunktionen bis 30 % sind die Ursache dafür, dass das Interesse an lokalen Verfahren in der Behandlung des Rektumkarzinoms schon immer groß war [21, 54]. Erfahrungen mit der ursprünglich vorwiegend unter palliativer Zielsetzung durchgeführten lokalen Exzision (LE) supraanaler Karzinome zeigten, dass dieser Eingriff bei einem Teil der Patienten kurativ sein kann [64].

Unter den verschiedenen *Methoden lokaler Therapie* hat nur die chirurgische Karzinomexzision durch die Vollwandresektion das Potenzial der Kuration. Die Elektrokoagulation, Kryo- sowie Lasertherapie sind lediglich mit palliativem Ziel sowie die endoskopische Polypektomie vorwiegend bei gutartigen gestielten Tumoren einzusetzen.

Die En-bloc-Entfernung ist für alle lokalen Vorgehen zu fordern, sodass das Exzisat aus einem Gewebestück besteht. Dadurch wird die Gefahr einer Kontamination der Wundfläche mit Tumorzellen minimiert und die Aussage des Pathologen über die Vollständigkeit der Tumorentfernung erst ermöglicht. Vor der Abgabe zur histologischen Untersuchung sollte das exzidierte Präparat markiert und auf Kork aufgespannt werden [30].

Unter *den Zugängen* zur lokalen Exzision eines Rektumkarzinoms wird gegenwärtig der *transanale Zugang* bevorzugt (Staimmer). Dieser ist im Vergleich zu den anderen weniger traumatisierend und dadurch komplikationsärmer sowie weniger kontinenzbeeinträchtigend.

Für die Technik nach Masson, die einen linksperinealen und transsphinktären Zugang beinhaltet, gibt es heute kaum noch Befürworter. Die Ursache dafür ist in einer hohen postoperativen Morbidität zu erklären. Der klassische Zugang nach Kraske, der 1885 beschrieben wurde und die Resektion des Os coccygeum sowie der linksseitigen Anteile der 5.–3. Sakralwirbel beinhaltet, ist in den letzten Jahren kaum vertreten und verdient hier die Erwähnung nur im historischen Sinne [30].

Der gegenwärtig favorisierte transanale Zugang kann durch folgende *Instrumente und Techniken* realisiert werden.

Der *Parks-Spreizer* erlaubt, kleine und supraanal sitzende Tumoren zu entfernen [64]. Das Zusammenfallen der Rektumwand sowie Austritt des Darminhalts aus dem Sigma in das Operationsfeld bedingen meist nur eine suboptimale Übersicht. Dies kann zu einem höheren Anteil von R1(X)-Exzisionen und somit zu einer hohen Rezidivfrequenz führen [40].

Ein *Operationsproktorektoskop*, das von Bueß für die TEM-Technik (Transanale endoskopische Mikrochirurgie) entwickelt wurde [40, 56], hat eine Tubuslänge von 12 oder 20 cm mit einem Durchmesser von 4 cm. Durch die Arbeitskanäle können speziell angefertigte Instrumente (Scheren, Pinzette, RF-Messer, Nadelhalter, Clipapplikator und Sauger) eingeführt werden. Ein weiterer Kanal dient der Einführung der vergrößernden Stereooptik. Das Operationsproktorektoskop kann auch an ein Videosystem angeschlossen werden. Zur Dilatation des Darmlumens mit CO_2-Insufflation steht ein Endochirurgie-Kombinationsgerät zur Verfügung, das außerdem die Messung des intraluminalen Druckes, Absaugung und Optikspülung ermöglicht. Durch TEM-Technik können bis 20 cm ab ano entfernte Tumoren en bloc exzidiert werden [29, 38, 47, 69, 92].

Eine weitere Möglichkeit der transanalen Vollwandresektion ergibt sich durch ein *frontal geschlossenes und seitlich gefenstertes Glasspekulum* (Abb. 3-34).

Das Spekulum steht in unterschiedlich konfigurierten Fensterungen zur Verfügung. Dieses zweckmäßige und preisgünstige Instrument entfaltet gut das Rektum und verhindert die intraoperative Verschmutzung des Operationsfeldes mit Darminhalt. Nach Prolabieren des Tumors durch das seitliche Fenster kann der Tumor mit RF-Messer unter Mitnahme eines makroskopisch gesunden Schleimhautsaumes sowie des anliegenden perirektalen Fettgewebes exzidiert werden (Abb. 3-35).

Der Verschluss des entstandenen Defektes erfolgt mit durchgreifenden, adaptierenden U-Nähten. Durch diese Technik können bis 3 cm durchmessende Tumoren entfernt werden, die dorsal bis 8 cm und ventral bis 6 cm ab Lin. dentata lokalisiert sind [77].

In Abhängigkeit von der *Exzisionstiefe* kann ein Tumor prinzipiell entweder durch Mukosektomie – im Submukosaniveau, Teilwandresektion – unter Mitnahme eines Anteils der Muscularis propria oder Vollwandresektion – unter Mitnahme des perirektalen Fettgewebes – entfernt werden.

Während die ersten beiden Methoden nur bei gestielten Adenomen mit low-grade-Dysplasie indiziert sind, ist bei Adenomen

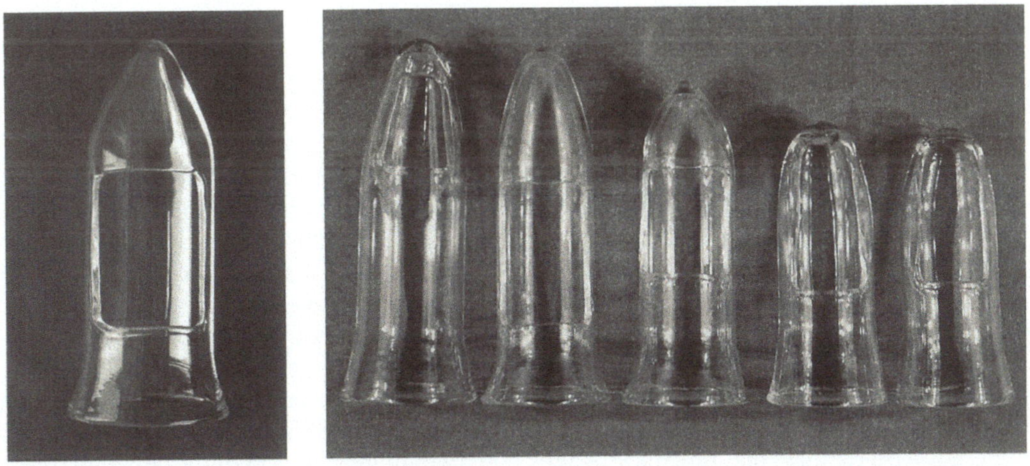

Abbildung 3-34
Analspekulum zur transanalen Tumorresektion

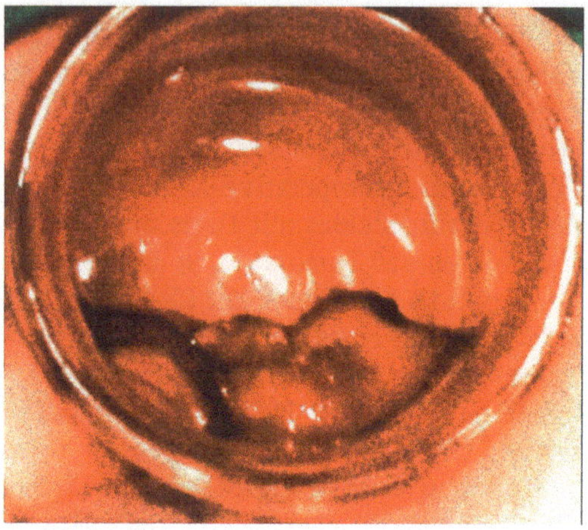

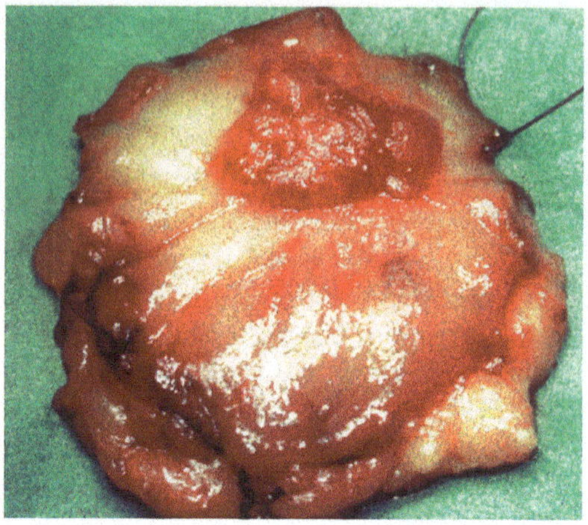

Abbildung 3-35
Analspekulum und Operationspräparat

mit high-grade-Dysplasie sowie bei Frühkarzinomen nur die Vollwandresektion anzuwenden. Dabei hängt die Dicke des mitgenommenen periproktalen Fettgewebes vom zirkumferenzialen Tumorsitz ab. Bei der Vollwandexzision können auch periproktale Lymphknoten mitentfernt werden. Die Technik kann mit einer Radionuklid geführten Sentinel-Node-Biopsie kombiniert werden [4, 88].

Die *Richtigkeit zur Indikation zu einer lokalen Exzision* des Rektumkarzinoms mit kurativer Intention wird neben tumorfreien Resektionsrändern (R0) vor allem durch eine sicher ausgeschlossene lymphonodale Metastasierung bestimmt. Durch zahlreiche Studien konnte bereits nachgewiesen werden, dass die Häufigkeit und die Intensität des metastatischen Lymphknotenbefalls von Wandinfiltrationstiefe (T), Differenzierungsgrad (G) des Tumors sowie Lymphgefäßinvasion (L) abhängt. So ist schon bei pT1-Karzinomen in 4,9–7,0% und bei pT2-Karzinomen in 22,9–23,4% der Fälle mit einer lymphogenen Metastasierung zu rechnen [5, 30, 40, 77]. Zur Präzisierung des Risikos unterteilte Hermanek die Infiltrationstiefe der Muscularis propria auf pT2a-innere Muskulatur und pT2b-äußere Muskulatur. Außerdem wurden unter Berücksichtigung des histomorphologischen Bildes zwei Gruppen definiert: *low-risk*-Karzinome mit gutem bzw. mäßigem Differenzierungsgrad (G1-2) sowie ohne Lymphgefäßinvasion (L0) und *high-risk*-Karzinome mit geringerem Differenzierungsgrad (G3-4) oder mit Lymphgefäßinvasion (L0). Hieraus resultiert eine Einschätzung des lymphonodalen Metastasierungsrisikos [30].

Die *Präselektion* wird anhand der klinischen Untersuchung der Rektoskopie mit Biopsie, der genauen histologischen Beurteilung der Biopsate (Typing, Grading) sowie des endosonographischen Befundes getroffen.

Rektoskopisch wird die Tumorgröße präzisiert und die Entfernung von der Lin. ano-cutanea bestimmt. Außerdem erfolgen die Biopsien aus unterschiedlichen, vor allem vitalen Tumorarealen. Ein infiltrativ wachsendes und exulzeriertes Karzinom ist für die lokale Entfernung mit kurativer Intention schon vom makroskopischen Aspekt kaum geeignet. Falls histologisch in Biopsaten ein gering differenziertes oder schleimbildendes Karzinom diagnostiziert wird, ist die Indikation mit ähnlicher Zurückhaltung zu stellen.

Die endorektale konventionelle Sonographie liefert weitere entscheidende Informationen für die Präselektion. Diese Methode ermöglicht eine exakte Bestimmung der tumorösen Wandinfiltrationstiefe in über 90 % der Fälle und ist der CT sowie konventioneller MRT überlegen [85]. Es entstehen die Schwierigkeiten in Abgrenzung eines Adenoms von fokalen T1-Karzinomen. Deshalb ist nicht selten in den Tumoren, die endosonographisch und bioptisch als breitbasige Adenome verifiziert wurden, nach Exzisionen histologisch ein herdförmiges T1-Karzinom nachweisbar [56, 69]. Hier kann der Einsatz der endoskopischen Minisonde mit dem 12,5-MHz-Transducer vorteilhaft sein. Die dadurch erreichbare exzellente Abgrenzung der Wandschichten erlaubt auch, einen kleinherdigen Durchbruch der Lamina muscularis mucosae zu erkennen [38, 85].

Die exakte Aussage über den Status der perirektalen Lymphknoten bleibt sowohl durch die konventionelle endorektale Sonographie als auch durch die CT und MRT problematisch, die korrekte Einschätzung gelingt lediglich in 70–80 % der Fälle. Deshalb kann man bei zweifelhaftem Befund versuchen, durch die endosonographisch gestützte Nadelpunktionsbiopsie des dargestellten perirektalen Lymphknotens die lymphogene Metastasierung zu klären [38]. Die Probleme der konventionellen 2-D-Sonographie, die aus fehlender räumlicher Orientierung sowie erschwerter Interpretation der statischen Einzelbilder resultieren, können durch die 3-D-Endosonographie teilweise gelöst werden. Die simultane Beurteilung von drei Schnittebenen verbessert die Detailerkennung, insbesondere bei der Differenzierung zwischen kleinen Blutgefäßen und Lymphknoten [38, 85].

Eine potenzielle Möglichkeit zur weiteren Optimierung der Einschätzung des Lymphknotenstatus stellt die Sentinel-Lymphknoten-Detektion dar [4]. Ziel ist, durch die szintigraphische Identifikation des Sentinel-Lymphknotens mit einer gezielten Punktionsbiopsie eine präzise Aussage zu erhalten bzw. unter Umständen selektiv mit zu exzidieren.

Die *definitive Selektion* zum lokalen Verfahren kann nur anhand der pathohistologischen Aufarbeitung des Exzidates erfolgen, wenn das präoperativ vermutete low-risk-Karzinom sowie seine lokale Entfernung im Gesunden (R0) bestätigt wird.

Der Prozentsatz von R0-Exzisionen beträgt im selektionsfreien Patientengut nach Literaturangaben 50–89 % [18, 19, 20]. Anhand eigener Erfahrungen wird der Anteil von R1-Exzisionen durch die Tumorgröße, das einstellende Instrumentarium, die Operationszahl/Operateur und Exzisionstiefe beeinflusst. Dies unterstreicht die Tatsache, dass das lokale Verfahren nicht zu einem sporadischen Eingriff gehören darf und nur in den mit speziellem Instrumentarium ausgerüsteten Einrichtungen sowie nur durch die Vollwandresektion durchzuführen ist.

Die *postoperative Komplikationsrate sowie Letalität* sind nach einer transanalen Karzinomexzision geringfügig. Nach Literaturangaben liegt die postoperative Komplikationsrate nach lokaler Exzision bei 3,5 bis 21,0 %. Im Gegensatz dazu werden nach Rectotomia posterior Komplikationsraten von 33,7–66,7 % und nach anteriorer Resektion 17–35 % angegeben [30].

In der Serie von Said et al. wurde nach 465 lokalen rektalen Tumorexzisionen (darunter 83 Karzinome) über 1,1 % Darmperforationen, 0,9 % rekto-vaginale Fisteln und 0,9 % Nachblutungen berichtet. 0,4 % (2/465) der Patienten starben im früh postoperativen Verlauf an einer Lungenembolie oder an kardialer Dekompensation [9]. Die postoperative Letalität schwankt von 1,6–7,7 % nach anterioren Resektionen sowie von 0,5 bis 11,8% nach abdomino-perinealen Rektumexstirpationen [54]. Somit sind die postoperativen Ergebnisse nach transanaler Karzinomexzision im Vergleich zum radikalen Eingriff günstiger:

Dies konnte ebenfalls sowohl durch retrospektive als auch durch prospektive Studien nachgewiesen werden: Komplikationsrate nach lokalen Exzisionen 3,5–20,8 % vs. 17,7 bis 34,6 % nach anterioren Resektionen [29, 92].

Die geringen postoperativen Komplikationsraten sowie Letalität nach lokalen Exzisionen konnten durch andere Autoren bestätigt werden [5, 21, 56, 77].

Die *Langzeitergebnisse* nach lokalen Exzisionen sind in der Literatur auffällig unterschiedlich, was teilweise auf eine starke Inhomogenität der Patientenkollektive hinsichtlich der T- und R-Kategorien, der durchgeführten Zusatztherapien sowie der Beobachtungszeiten zurückzuführen ist [5, 12, 21, 46, 47, 56, 77, 87, 88].

Die Schwankungen der lokalen Rezidivraten nach Exzision von T1-Karzinomen von 0–40 % lassen annehmen, dass der aus radikaler Rektumkarzinomchirurgie bekannte Prognose-Faktor „Chirurg" auch beim lokalen Verfahren seine Gültigkeit hat [89].

Nach Bericht von Steele et al. trat ein lokales Rezidiv bei 9,1 % (10/110) der in seiner multizentrischen Studie registrierten pT1 und pT2-Fälle nach R0-Resektion bei medianer Beobachtungszeit von 48 Monaten (1,8 bis 7,7 J.) auf: 5,1 % (3/59) in der Gruppe mit pT1-Karzinom und 13,7 % (7/51) in der Gruppe mit pT2-Karzinom (mit RCT) auf. Das 5-Jahres-Überleben betrug 85 %. Dieses Ergebnis ist sogar günstiger als Daten des American Joint Committee, welche ein 5-Jahres-Überleben für chirurgisch behandelte Rektumkarzinompatienten im Stadium I mit 75 % und 70 % angibt [77].

3.7.2

In einer prospektiven und randomisierten Studie von Winde et al. wurden die Ergebnisse von 24 Patienten nach TEM und 26 Patienten nach tiefer anteriorer Rektumresektion bei pT1G1–2-Karzinomen verglichen. Die Rezidivrate betrug in den Gruppen 4,2 % vs. 3,8 % bei medianer Beobachtungszeit von 40,9 und 45,8 Monaten. Die 5-Jahres-Überlebensrate war mit 96 % für beide Gruppen identisch [91].

Im eigenen Patientengut bei medianer Beobachtungszeit von 64 Monaten trat in 8,6 % (7/81) der Fälle nach R0-Exzision ein lokales Rezidiv auf: 5 % (3/56) in der low-risk- sowie 16 % (4/25) in der high-risk-Gruppe.

Zusammenfassend kann festgestellt werden, dass bei sorgfältiger Selektion und adäquater Operationstechnik mit der lokalen Vollwandexzision bei T1- und T2-Rektumkarzinomen günstige Ergebnisse zu erzielen sind [30, 91]. In der klinischen Praxis sind folgende Patientengruppen zu definieren, bei denen eine lokale Exzision eingesetzt werden kann:

1. Patienten mit low-risk-Karzinomen (pT1G1-2L0uN0 sowie pT2aG1L0uN0) mit einem Tumordurchmesser bis 3 cm und einer Lokalisation dorsal bis 8 cm sowie ventral bis 6 cm ab Lin. dentata;
2. Patienten mit high-risk-Karzinomen, bei denen ein hohes Operationsrisiko für einen radikalen Eingriff besteht. In diesen Fällen ist eine adjuvante Therapie zu empfehlen;
3. Patienten mit synchronen inkurablen Fernmetastasen, bei denen der Primärtumor technisch transanal entfernbar ist; hier könnte in Abhängigkeit von der Lebenserwartung eine Nachbestrahlung erwogen werden.

Weitere Voraussetzung für eine lokale Tumorexzision ist die engmaschige qualifizierte Nachsorge, welche eine rektoskopische, endosonographische und ggf. MRT-Untersuchung mit einschließt.

3.7.2 Minimal invasive laparoskopische Operationen

von W. Slisow

Im Zuge der Fortschritte der minimal invasiven Operationen per Laparoskopie werden auch zunehmend Ergebnisse nach Eingriffen bei Rektummalignomen berichtet. Folgt man den Leitlinien der Deutschen Gesellschaft für Chirurgie [2], sind die bisher vorliegenden Berichte wegen der zu kurzen Beobachtungszeiten nicht ausreichend, um dieses Verfahren als Standard zu empfehlen [2, 11].

Aussagen bezüglich laparoskopischer Rektumchirurgie sollten auch immer mit der Einschränkung betrachtet werden, dass in den meisten Publikationen Kolon- und Rektumchirurgie zusammen und nicht getrennt betrachtet wird.

Ein aussagefähiger Parameter für die Radikalität eines Eingriffs am Rektum ist die gewonnene Lymphknotenzahl. Direkte Vergleiche zwischen offenem und laparoskopischem Vorgehen zeigen, dass in beiden Operationstechniken median zwischen 5 und 13 Lymphknoten entfernt wurden (Tab. 3-3). In neueren Arbeiten konnten laparoskopisch zwischen 13 und 23 Lymphknoten entfernt werden, was entweder auf eine genauere pathologische Aufarbeitung oder auf eine Weiterentwicklung der laparoskopischen Technik bei der TME hinweisen könnte [3, 60].

Lokalrezidive treten beim Rektumkarzinom insbesondere in den ersten 2 Jahren auf. Eingeleitet durch die Publikation von Heald 1998 [27] kann heute bei der chirurgischen Behandlung des Rektumkarzinoms eine Lokalrezidivrate von unter 10 % und

Tab. 3-3
Untersuchte Lymphknoten (median) nach totaler mesorektaler Exzision bei laparoskopischer und konventioneller Rektumkarzinomchirurgie.

Autor	Laparoskopie	Laparotomie
Darzi, 1995 [14]	10	6
Ramos, 1997 [66]	11	8
Seow-Choen, 1997 [72]	10	10
Iroatulam, 1998 [39]	9	10
Fleshman, 1999 [20]	10	8
Schwandner, 1999 [71]	13	12
Bärlehner, 2001 [3]	23	-
Morino, 2003 [60]	13	-

Tab. 3-4
Lokale Rezidivraten nach laparoskopischer kolorektaler Chirurgie unter Beachtung der medianen Follow-up-Zeit

Autor	Follow up (Monate)	Lokales Rezidiv
Lord, 1996 [49]	17	4 %
Lumley, 1996 [52]	18	6 %
Böhm, 1997 [8]	27	4 %
Köckerling, 2000 [45]	16	9 %
Bärlehner, 2001 [3]	40	4 %
Poulin, 2002 [65]	31	4 %
Lujan, 2002 [51]	64	5 %
Morino, 2003 [60]	46	4 %

Tab. 3-5
Fünf-Jahres-Überlebensrate bei laparoskopischer kolorektaler Chirurgie unter Beachtung der medianen Follow-up-Zeit.

Autor	Follow up (Monate)	5 JÜLR
Szinicz, 1999 [86]	63	64 %
Hartley, 2000 [23]	42	50 %
Bärlehner, 2001 [3]	40	81 %
Poulin, 2002 [65]	31	65 %
Lujan, 2002 [51]	64	54 %
Morino, 2003 [60]	46	63 %

ein 5-Jahres-Überleben von 65 % als Behandlungsstandard gefordert werden.

Nach nunmehr medianen Follow-up-Zeiten bei laparoskopisch operierten Rektumkarzinomen von bis zu 5 Jahren kann jetzt eine erste relevante Aussage über die Häufigkeit von Lokalrezidiven bei dieser Art des operativen Vorgehens getroffen werden. Die Lokalrezidivhäufigkeit beim offenen Vorgehen in den hierfür spezialisierten Kliniken beträgt 4–13 % [7, 13, 19, 25, 26, 33, 35, 68] und wird beim laparoskopischen Vorgehen mit 4–10 % nicht überschritten. (Tabelle 3-4). Beim Langzeitüberleben sind zum derzeitigen Zeitpunkt Aussagen zu Ergebnissen des laparoskopischen Vorgehens noch wesentlich unsicherer. Liegen die bekannten Zahlen für das offene Vorgehen zwischen 46 % und 80 % [7, 17, 25, 27, 31, 33], so sind jedoch die Zahlen bei der laparoskopischen kolorektalen Chirurgie mit 50–81 % fast identisch (Tabelle 3-5). Hinsichtlich weiterer verlässlicher Daten über die Wertigkeit laparoskopisch-onkologischer Operationen beim Rektumkarzinom müssen jedoch unbedingt die Ergebnisse der derzeit laufenden prospektiv randomisierten Studien (LAPCON II, NIH, CLASSICC, COLOR) abgewartet werden. Da erst danach eine Anwendungsempfehlung der minimal invasiven Chirurgie beim Rektumkarzinom außerhalb von Studien denkbar ist, sollten alle laparoskopischen Zentren diese Studien im eigenen Interesse unterstützen.

Technisch wird derzeit beim laparoskopischen Vorgehen in der Behandlung eines Rektumkarzinoms folgendermaßen vorgegangen:

Der Patient befindet sich in Steinschnittlage und Trendelenburg-Position. Der Operateur steht auf der rechten Seite des Patienten. Am Kopfende befindet sich der Kameramann, der Assistent ist vis a vis positioniert. Es werden 2 Monitore benötigt. Der größere sollte dabei am Fußende des Patienten positioniert sein, der andere links vom Patienten in Kopfhöhe. Der Kameratrokar wird supraumbilikal in der Mittellinie platziert. Wir benötigen 3 oder 4 zusätzliche Arbeitstrokare, wobei 2 jeweils 2 Querfinger medial der Spina iliaca superior rechts und links unterhalb der Nabelhöhe positioniert werden sollten. Ein Dritter wird zwischen Kameratrokar und dem lateralen linken Trokar platziert. Ein vierter Trokar kann in Höhe des Kameratrokars in Rektusmitte links platziert werden. Nach Identifikation des Tumors sollten zunächst die lateralen fetalen Verwachsungen des Sigmas gelöst werden. Dazu kann eine mono- bzw. bipolare Schere oder Ultrazision verwendet werden. Neben dem linken Ureter werden die Vasa spermatica bzw. ovarica dargestellt. Danach erfolgt in Höhe des Promontoriums die Inzision des Retroperitoneums auf der rechten Seite des Mesosigmas. Mit einem Stieltupfer o. Ä. werden auf der Grenzlamelle das Mesosigma und obere Teile des Rektummesos untertunnelt. Hier bewegt man sich in einer gefäßfreien Schicht, wobei man versehentlich leicht den Plexus hypogastricus nach ventral abheben kann. Durch vorsichtiges Spalten des peritonealen Blattes des Mesosigmas nach kranial können zuerst die Arteria und danach die Vena mesenterica basisnah dargestellt und zwischen Clips durchtrennt werden. Wenn möglich, sollte zur besseren Mobilisation der linken Flexur das Meso des Colon descendens nach oben verfolgt und weiter basisnah durchtrennt werden. Das Ligamentum phrenicolienale wird ebenfalls mit Ultrazision oder Strom durchtrennt. Dabei trifft man häufig auf ein direkt die Riolan-Arkade versorgendes Gefäß, was zur besseren Mobilisation der linken Flexur durchtrennt werden sollte. Eine Überprüfung der Vollständigkeit der Arkade kann beim laparoskopischen Operieren in der Regel bei fehlender Möglichkeit einer Diaphanoskopie und fehlender Pulstastung nicht überprüft werden. Das Omentum majus wird nun nach oben verlagert und vom Querkolon zur Hälfte abpräpariert. Hier sollte auf eine zu kolonnahe Präparation mit Strom oder Ultraschall verzichtet werden, um Läsionen der Darmwand zu vermeiden. Jetzt wird wie im offenen Vorgehen das Beckenbodenperitoneum umschnitten und dorsal überwiegend stumpf im Spatium retrorectale auf der gefäßfreien Fascia diaphragmatis pelvis superior präpariert. Dies gelingt in der Regel mühelos bis zum Beckenboden, da bei einem Kapnoperitoneum von 15 mm das CO_2 sofort in eröffnete Gewebsspalten geht und die Präparation sehr unterstützt. In diesem engen Raum kommt der Vorteil der Laparoskopie mit einer bis zu 30fachen Vergrößerung, insbesondere bei der Schonung der beiden Schenkel des Plexus hypogastricus, zum Tragen. Die separierten seitlichen Gefäße können meistens mit Ultrazision ausreichend verschlossen und durchtrennt werden. Im ventralen Bereich auf der Denonvilliers'schen Faszie wird ebenfalls insbesondere in Höhe von Prostata und Samenblasen mit der Ultraschallschere oder der bipolaren Schere das Gewebe durchtrennt. Je nach Tumorhöhe erfolgt die Durchtrennung des Darmlumens mit einem oder mehreren Endogia (blaues Magazin, 30 mm). Vorher sollte das Rektum gespült werden. Bei laparoskopisch assistierten Eingriffen erfolgt jetzt eine Minilaparotomie an der linken unteren Trokarstelle von ca. 8 cm. Es wird eine Ringfolie zum Schutz der Laparotomiewunde eingeführt und das Rektum mit anhängendem Colon descendens herausgezogen. Nach Überprüfung des Gefäßverlaufes im Meso wird das Rektum proximal abgesetzt und der Kopf eines zirkulären Klammernahtgerätes in den oralen Darmschenkel mit einer Tabaksbeutelnaht eingeknüpft. Nach Reposition des Darms erfolgt die Entfernung der Ringfolie und Handschuhwechsel. Verschluss der Minilaparotomie und erneuter Aufbau eines Kapnoperitoneums. Anales Einführen des zirkulären Klammernahtgerätes und Herstellen der Anastomose in üblicher Double-Stapling-Technik. Platzieren einer Drainage in den präsakralen Raum. Bei der Rektumexstirpation wird zusätzlich von perineal der Anus umschnitten und das gesamte Rektum nach dorsal herausgeleitet. Der linke Trokar dient dann als Ort des herausgeleiteten Anus praeter.

3.7.3 Operativer Sphinkterersatz

3.7.3

Der verständliche Wunsch nach **Herstellung einer Art Kontinenz** an einem dauerhaften, endständigen Anus praeter hat zu verschiedenen Versuchen mit unterschiedlichen Techniken geführt. Aber weder der so genannte **Erlanger Magnetverschluss** (Drucknekrosen der Haut) noch die **Muskelplastik** mit autologer glatter Muskulatur haben sich dauerhaft in der Klinik bewährt. Insbesondere ältere Patienten kommen mit der Irrigation des erzeugten, spastisch engen Kolonsegmentes nicht zurecht. Nachdem sich mittlerweile die Selbstirrigation mit angebotenen Kolostomie-Spülsets weitgehend durchsetzt, verzichtet man zunehmend auf die erwähnten Verfahren.

Die Bildung eines Imitats des inneren Sphinkters durch eine spiralförmige seromuskuläre Manschette und die dynamische Graziloplastik sind neue, vielversprechende Verfahren [71]. Inwieweit die hiermit erzielten ersten Ergebnisse langfristig zu einem funktionell zufrieden stellenden Resultat führen und welche Selektionskriterien für die Operation bestehen, muss allerdings weiter abgewartet werden.

3.7.4

3.7.4 Laterale (iliakale Lymphadenektomie)

Im Bestreben, auch zahlenmäßig kleine Lymphknotenabsiedelungen zu erfassen, wurde und wird immer wieder die operative Revision des lateralen Beckens (zur Dissektion lateraler Lymphknoten) diskutiert. Dass dabei eine Schädigung der autonomen Nerven, welche die Blasen- und Sexualfunktion steuern, akzeptiert werden muss, wurde bereits von den japanischen Autoren berichtet, aber nicht hoch gewichtet. Im angloamerikanischen und europäischen Schrifttum wird diese Ausweitung der eigentlichen TME-Operation regelhaft verneint, insbesondere deswegen, weil maximal 2 % der T4-Tumorträger onkologisch einen Benefit hätten. Mittlerweile kommen auch aus Japan Berichte, in denen nach einer Vorbestrahlung auf eine laterale Revision und Resektion der evtl. vorhandenen Lymphknoten verzichtet wird [61]. Es gibt keinen Unterschied in der Rate lokaler Rezidive zwischen Patienten nach iliakaler Lymphadenektomie und solchen nach Vorbestrahlung. Statistisch signifikant war allerdings wiederum in der iliakal lymphadenektomierten Gruppe die Höhe der Beeinträchtigung der Sexual- und Blasenfunktion.

Diese mit der lateralen (iliakalen) Lymphadenektomie verbundenen hohen Komplikationsraten mit Harnblasendysfunktion bis 68 % und sexuellen Problemen bis 97 % [32, 37, 55] können unter Umständen durch subtile Operationstechniken mit Schonung des autonomen pelvinen Nervensystems bis auf 25–30 % reduziert werden (59). Die bisherigen onkologischen Ergebnisse im gesamten Krankengut sind jedoch wenig überzeugend (42). Das Konzept bleibt auch dann noch problematisch, da die anatomische Grundlage für die Begründung der iliakalen Lymphadenektomie als Standard-Eingriff bei allen Rektumkarzinompatienten fehlt [82].

Zur Entscheidungsfindung könnte die szintigraphische Untersuchung des individuellen Lymphabflusses, wie sie durch Lymphatic Mapping mittels Radiokolloid möglich ist, beitragen [4].

3.8

3.8 Operation des lokalen Rektumkarzinom-Rezidivs

Die primäre Operation eines Rektumkarzinoms ist erfolgreich, wenn der Patient auf Dauer von seiner Tumorerkrankung befreit bleibt. Er erkrankt nach der Operation weder im Operationsgebiet an einem neuerlichen Karzinom, noch treten bei ihm Metastasen in entfernteren Organen oder Regionen auf. Das letztgenannte Geschehen entzieht sich dem Zugriff des Operateurs beim ersten Eingriff und ist zu diesem Zeitpunkt schicksalhaft abgelaufen. Dagegen ist die Ausführung der primären Operation zu einem großen Teil verantwortlich dafür, ob ein lokoregionales Rezidiv auftreten wird. Es belegen retrospektive Untersuchungen [1, 9, 18] und große, randomisierte, prospektive Studien [18] den Einfluss des ursprünglichen Tumorsitzes und seine Ausdehnung auf die Wahrscheinlichkeit des Wiederauftretens eines Tumors im ehemaligen Operationsgebiet. So zeigt eine gut dokumentierte, niederländische Untersuchung mit nahezu 1900 Patienten mit Rektumkarzinomen, dass allein der Sitz des Tumors, gemessen am Abstand von der Linea dentata, und das UICC-Stadium entscheidend für das Risiko des Auftretens eines Wiederholungstumors sind. Dagegen hat die Art der Operation, Resektion oder Amputation, keinen prognostischen Einfluss auf das Auftreten eines Rezidivs. Für die gesamten UICC-Stadien betrug die Rezidivrate nach zwei Jahren 20,9 %.

(UICC I = 0,7 %, UICC II = 5,7 %, UICC III = 15,0 %, UICC IV = 23,8 %). Bei all diesen Operationen war eine vollständige Entfernung des Mesorektums erfolgt. Die Rezidivrate in den belassenen Hartmann-Stümpfen betrug 10,7 %.

Da alle Untersuchungen bestätigen, dass eine Minderung der Lokalrezidivrate ein längeres Überleben der Patienten bedeutet [1], ergibt sich daraus die Wichtigkeit der Qualität der Erstoperation. Bevor über Behandlungsmöglichkeiten beim Rektumkarzinomrezidiv gesprochen werden kann, muss eine klare Definition der verschiedenen Rezidivqualitäten erreicht sein. Keine echten Rezidive sind solche, die metachron aufgetreten oder synchron irrtümlich im Rest des Rektums belassen wurden [30]. Weiterhin muss unterschieden werden zwischen Rezidivtumoren im Lumen des Darms, die dort entstanden sind und solchen, die in der früheren Narbe der Umgebung nach der Resektion des primären Tumors entstanden und sekundär in das Lumen eingewachsen sind. Für beide Rezidive gilt Stelzners Definition: „Das echte Lokalrezidiv ist ein am Ort des entfernten Primärtumors aus einem Tumorrest wieder wachsender Krebs, den der Chirurg nach einer vermeintlichen R0-Resektion nicht verhindern konnte.“ Nur für das intraluminäre Anastomosenrezidiv gilt allerdings, dass es zu ca. 80 % durch eine kurative Operation heilbar ist. Alle anderen extraluminären Rezidive wachsen grenzenlos in den Narben der durch die Voroperation zerstörten Grenzlamellen und sind streng genommen inoperabel. Nur in kleiner Zahl (5–20 %) gelingen makroskopische R0-Resektionen. Wegen der hohen Gefährdung der Patienten sollte von palliativen Eingriffen abgesehen werden, wenn keine R0-Entfernung möglich ist [1].

Ein extraluminäres Beckenrezidiv kann mit einer gewissen Wahrscheinlichkeit nur dann operabel sein, wenn es möglichst früh, d.h. in kleiner Ausdehnung, erkannt wird. Von allen aktuell zur Verfügung stehenden, diagnostischen Hilfen bewährt sich die PET-Untersuchung am besten. Alle anderen Verfahren (Tumormarker, Sonographie, Computertomographie, Magnet-Resonanz-Tomographie) zeigen rezidivverdächtige Veränderungen wesentlich später an, wenn überhaupt (CEA) und lassen damit einen evtl. möglichen OP-Termin verstreichen.

3.8.1 Die Positronen-Emissions-Tomographie (PET) 3.8.1

Bei der PET wird unter Verwendung von Biomarkern die Aktivitätsverteilung im Körper festgehalten. Durch Schnittbilder kann eine Quantifizierung des entsprechenden Stoffwechsels in Organstrukturen dargestellt werden. Durch das Erfassen einer gestörten Funktion vor der veränderten Organstruktur gelingt eine frühere Erkennung von Krebserkrankungen bzw. von Tumorrezidiven vor allen anderen bildgebenden Verfahren [82]. Stelzner gelingt mit diesen Untersuchungen der Nachweis, dass ein Lokalrezidiv eines bösartigen Tumors deswegen „querfeldein“ wächst, weil die tumordichten Grenzlamellen bei der Erstoperation zerstört wurden. Die PET bestätigt auch, dass das Rezidiv in den lokoregionalen Nahmetastasen verharrt und der ursprüngliche Metastasenweg oberhalb der ehemaligen, oralen Resektionsebene erhalten bleibt.

Es ergeben sich logischerweise zwei Forderungen zur Aufdeckung lokaler Karzinomrezidive:

1. Das möglichst frühe Erkennen des Rezidivs.

   Da bekannt ist, dass 80 % der lokalen Rezidive zwischen dem 9.–15. postoperativen Monat auftreten, sollten in den ersten $1^1/_2$ Jahren nach einer Rektumresektion oder -amputation mindestens $^1/_2$-jährliche Kontrolluntersuchungen durchgeführt werden. Wünschenswert wäre sicherlich jeweils eine PET-Untersuchung nach dem vorher Festgestellten. Da dies nicht möglich ist, muss der Patient zumindest so untersucht werden, dass auch nur diskrete Verdachtsbefunde auffallen (CEA, Becken-CT).
2. Differenzierung zwischen operablem Anastomosenrezidiv und meist inoperablem Beckenrezidiv.

   Die vierteljährliche Kontrollrektoskopie in den ersten $1^1/_2$ Jahren nach Rektumresektionen ist obligat. Bioptisch gesicherte Rezidive führen zur sofortigen Revisionsoperation.

   Bei sich nicht bessernden, postoperativen Stenosen der Anastomose müssen alle Möglichkeiten der bildgebenden Diagnostik eingesetzt werden (einschließlich PET), um möglichst früh ein Beckenrezidiv zu erfassen.

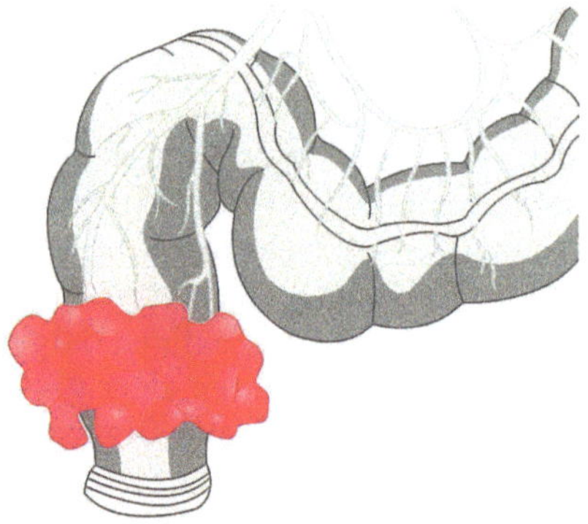

Abb. 3-36
Die regelhafte, perirektale Lokalisation des lokalen Rektumrezidivs schafft schwierige Voraussetzungen für einen kurativen Eingriff. Aussichten für eine kurative Operation sind nur dann gegeben, wenn es möglichst früh und in nicht zu großer Ausdehnung erkannt wird.

Nimmt man realistisch eine gemittelte Rate von 15–20 % lokaler Rezidive nach Operation eines Rektumkarzinoms aller Schweregrade an [27, 41], so stellt sich bei etwa einem Fünftel unserer Patienten die Frage einer neuerlichen Operation. Standpunkt sollte sein, dass bei einem lokalen Tumorrezidiv immer der Versuch einer radikalen Tumorresektion unternommen werden sollte.

Grundsätzlich sind in und um das Neo-Rektum sämtliche Rezidivlokalisationen denkbar, ebenso nach Rektumexstirpation. Am ungünstigsten, im Hinblick auf Operabilität, ist das Rezidiv im Bereich der Beckenwand.

Es ist wichtig, den zu operierenden Befund genau zu kennen und alle diagnostischen Möglichkeiten auszunutzen. Das Risiko und die Erfolgsaussicht eines Eingriffes können nur mit einem möglichst korrekten Befund abgeschätzt werden. Beim Vorliegen eines Lokalrezidivs **und** von Fernmetastasen sollte nur dann ein **palliativer** Eingriff geplant werden, wenn Passageprobleme bestehen oder sakral Besserungsmöglichkeiten gegeben sind. Mit den folgenden Schritten wird die Operation bei einem lokalen Rektumkarzinomrezidiv dargestellt. Es wird mit einem medianen Unterbauchschnitt begonnen. Der Operateur orientiert sich über den bestehenden Situs (Voroperation, Bestrahlung!). Die Beckenstrukturen (Gefäße, Ureteren) müssen sicher identifiziert werden. Die Operabilität wird eingeschätzt. Wenn möglich, erfolgt eine R0-Resektion mit Anastomose. Bei nicht entfernbaren Tumorresten wird ein doppel-

Tab. 3-6
Operationsplanung bei einem Rektumkarzinomrezidiv

Operationsplanung bei einem Rektumkarzinomrezidiv	
Vorbereitung	Herstellung der Narkose- und OP-Fähigkeit. Markierung für einen evtl. notwendigen Anus praeter. Evtl. präoperative Ureter-Schienung.
Diagnosesicherung	Neben üblicher Diagnostik, evtl. CT-gesteuerte Punktion, Knochenszintigraphie bei Verdacht auf metastasierende Prozesse, Phlebographie bei V.a. Beckenwandrezidiv. In jedem Fall i.v.-Pyelographie. Wenn möglich, PET-Untersuchung.
Anästhesie	Intubation, evtl. gleichzeitig Beginn mit Periduralanästhesie zur Einleitung der postoperativen Schmerzbehandlung.
Besonderheiten	Evtl. Demonstration des Befundes intraoperativ dem Radiologen und Clip-Markierung zur postoperativen Radiatio (wenn keine entsprechende Vorbehandlung).
Schnittführung	Unterbauch median, evtl. sakral.

läufiger Anus praeter (Entleerungsmöglichkeiten auch für den distalen Darm) angelegt. Falls eine Radikalität nicht möglich ist, wird zur Kloakenvermeidung eine palliative Rektumexstirpation angestrebt. Ein rein sakrales Rezidiv (nach früherer Exstirpation) bedingt eine möglichst radikale Tumorentfernung, auch mit Resektion des Steißbeins bzw. Teilen des Kreuzbeins.

Bei der postoperativen Betreuung des Rezidivpatienten hat eine ausreichende Analgesie einen hohen Stellenwert. Meist leiden diese Kranken schon lange unter präoperativen Schmerzen. Es ist eine wichtige Erkenntnis für sie, dass nach der Operation an dieser Situation sich deutlich etwas verändern lässt. Hier hilft postoperativ eindrucksvoll der **peridurale Analgetika-Einsatz**. In der weiteren Behandlung muss bei den oft nur palliativ operierten Patienten an den frühzeitigen Einsatz einer Schmerzmittelpumpe gedacht werden.

Entsprechend wichtig ist die **psychologische Betreuung** des Patienten neben kompetenten, somatischen Hilfen. Die frühzeitige Reintegration in den gewohnten Lebensbereich, evtl. mit Hilfe des **Clinic-Home-Interface-Konzeptes**, ist für die Betroffenen von großer Bedeutung.

Das Clinic-Home-Interface-Konzept

Wenn eine chirurgisch-kurative Behandlung nicht (mehr) möglich und die Wirkung anderer, tumorverkleinernder Maßnahmen (Chemotherapie, Radiotherapie) unzureichend sind, nehmen Beschwerden und Schwäche der Patienten zu. Der Patient erkennt die Unmöglichkeit, sein Schicksal zum Besseren zu wenden. Er spürt die Verschlechterung seiner Situation und damit die Zeichen schwindender Lebenserwartung. Mit dem Verlust der Hoffnung auf Heilung wächst der Wunsch, dass die bestehenden Beschwerden erträglich gehalten werden. Da der Klinikalltag in dieser Situation ein hohes Maß an Fremdbestimmung bedeutet, steigt bei dem Tumorkranken die Sehnsucht nach seinem eigenen, sozialen Umfeld, seiner eigenen Wohnung.

Der auf sein körperliches Ende wartende Patient möchte dies in seiner ihm geistig ansprechenden, gewohnten Umgebung erleben. Dazu gehören die vertrauten Gesichter der Familie,

3.9 ohne den Organisationsdruck einer Klinikeinrichtung.
Dieser sehr verständliche und persönliche Wunsch ist nur unter speziellen Bedingungen möglich. Es wird z. B. Pflegepersonal benötigt, welches Spezialwissen in der Palliativmedizin beherrscht und bestehende Versorgungseinrichtungen ergänzt und verbindet (Fachabtei-
3.9.1 lung Onkologie und Hausarzt). Der Umgang mit Hilfsmitteln der Onkotherapie, der Schmerztherapie, der offenen Wundbehandlung und der Stomapflege, z. B. bei Rektumpatienten, wird bei diesem Pflegepersonal vorausgesetzt. Nicht zu unterschätzen sind die Anforderungen an die psychische Belastbarkeit.
Es zeigt sich, dass mit diesem Hilfsangebot an den finalen Tumorkranken nicht nur dessen Wunsch nach Wiederherstellung seiner Privatsphäre entsprochen wird, sondern auch das humanste und auch wirtschaftlichste Angebot darstellt. Im Bereich des Ravensburger Klinikums besteht diese Einrichtung unter Federführung der internistischen Onkologie seit über 13 Jahren und stellt eine echte Bereicherung in der Versorgung betroffener Patienten dar.

Die Offenheit der Diskussion der Prognose hängt entscheidend vom Wunsch des Patienten nach Aufklärung ab. Sehr häufig besteht von Seiten des Patienten ausdrücklich kein Bedarf an weitergehender Information. Andererseits darf diese nicht verweigert werden bei entsprechenden Rückfragen.

3.9 Zusammenfassung intra- und postoperativer Komplikationen bei Rektumoperationen

3.9.1 Intraoperative Komplikationen

Eine erhebliche Komplikation kann bereits ein trotz adäquater präoperativer Diagnostik nicht bekannter oder in seiner Ausdehnung **überraschender Befund** sein. Es gilt dann, ein operatives Konzept neu zu definieren, insbesondere wenn eine wesentliche Ausweitung des Eingriffes resultiert (En-bloc-Resektion von Nachbarorganen). Relevant in der zeitlichen Ausdehnung des Eingriffes ist oft das **nicht Auffinden eines Krebsbefundes**; bedeutet dies doch den zusätzlichen Bedarf an intraoperativer Diagnostik (z. B. Sonographie, Zystoskopie, Ureterschienung).

Naturgemäß am dramatischsten sind **Blutungen** aus Quellen, die nicht punktuell gestillt werden können. **Venöse Blutungen**, speziell aus dem Sakralbereich, können oft nur durch längere Kompressionen oder gar durch dauerhafte Tamponade gestillt werden.

Die sich 2–3 Tage später anschließende Entfernung der Tamponade kann in seltenen Fällen eine neuerliche Blutung verursachen. Bei **arteriellen Blutungen**, meist beim Versuch, einen invasiv gewachsenen Tumor bei lokalem Rezidiv radikal zu entfernen, kann die Schädigung bis zu einem Teilverlust einer Beinarterie gehen. Hier muss selbstverständlich autologer oder prothetischer Gefäßersatz geschaffen werden. Bei Blutungen aus dem Versorgungsgebiet der A. iliaca interna kann diese ohne nachteilige Folgen, evtl. auch beidseits unterbunden werden. Die beidseitige Unterbindung hat nach neoadjuvanter Bestrahlung

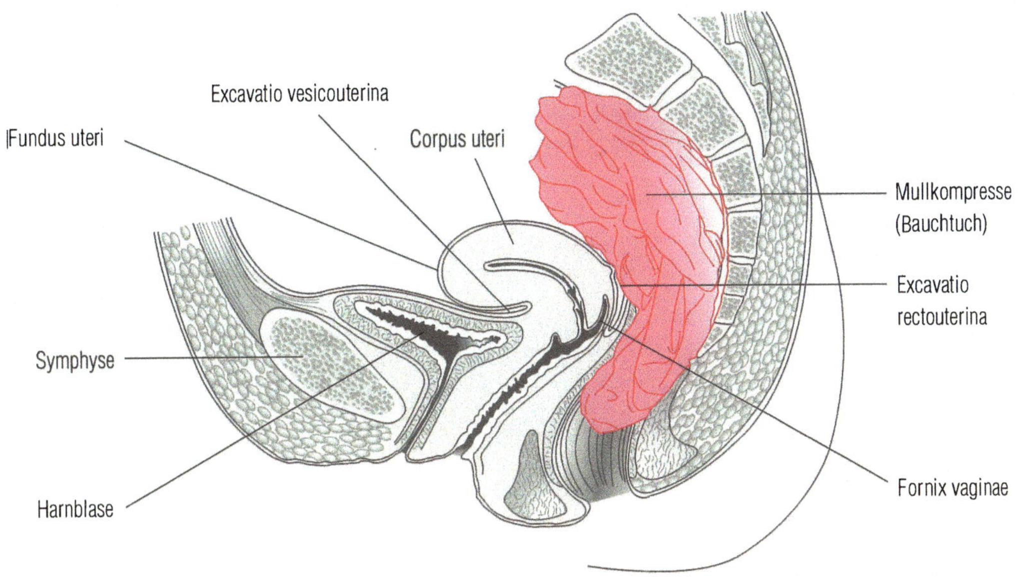

Abb. 3-37
Bestehen nicht stillbare Blutungen, z.B. aus dem eröffneten Plexus der Venen sakral, so hilft eine über wenige Tage gelegte Drucktamponade mit einem oder zwei Bauchtüchern. Die Entfernung erfolgt, wenn möglich, von sakral über eine schon bestehende Wunde. Falls keine Rektumexstirpation vorausging, über den abdominellen Zugang.

wegen drohender Nekrosen im Versorgungsbereich zu unterbleiben. Die **Verletzung**, insbesondere des linken **Ureters**, erfolgt bei Rektumresektionen oder -exstirpationen in einer relevanten Häufigkeit von ca. 5 %. Die primäre Naht am angeschrägten Durchtrennungsbereich über einer liegenden Ureterschiene ist unproblematisch.

Werden diese Schäden erst nach der Operation entdeckt, so bedürfen sie einer sofortigen urologischen Versorgung, da sonst eine so genannte Urinphlegmone droht. Die nicht bemerkte **Ligatur eines Ureters** führt gelegentlich erst über die Entwicklung einer Hydronephrose zur Aufdeckung. Die **Eröffnung der Harnblase** sollte immer intraoperativ erkannt werden und sofort durch eine Naht versorgt werden. Liegt die Verletzung allerdings im periprostatischen dorsalen Anteil, kann die Übernähung ausgesprochen schwierig sein. Eine mindestens 14-tägige Entlastung der Blase durch eine suprapubische Fistel ist obligat (vor der Entfernung Röntgenkontrolle auf Dichtigkeit!).

3.9.2 Postoperative Komplikationen

3.9.2

Die am meisten gefürchtete Komplikation ist der Aufbruch der Anastomose am Rektum – **die Insuffizienz**. In der Literatur gilt ein prozentualer Anteil von mindestens 10 %. Bei TME-operierten Patienten scheint die Rate deutlich höher zu sein [62]. Auch die temporäre Stuhlableitung durch Ileostoma, Kolostomie oder Zökalfistel hat die Zahl der Heilungsstörungen an der Naht nicht gemindert. Die genannten Protektionen vermindern allerdings signifikant die lebensbedrohlichen Folgen dieser Komplikation.

Die **frühzeitige Stuhlfistel** mit Kontamination der Bauchhöhle und nachfolgender

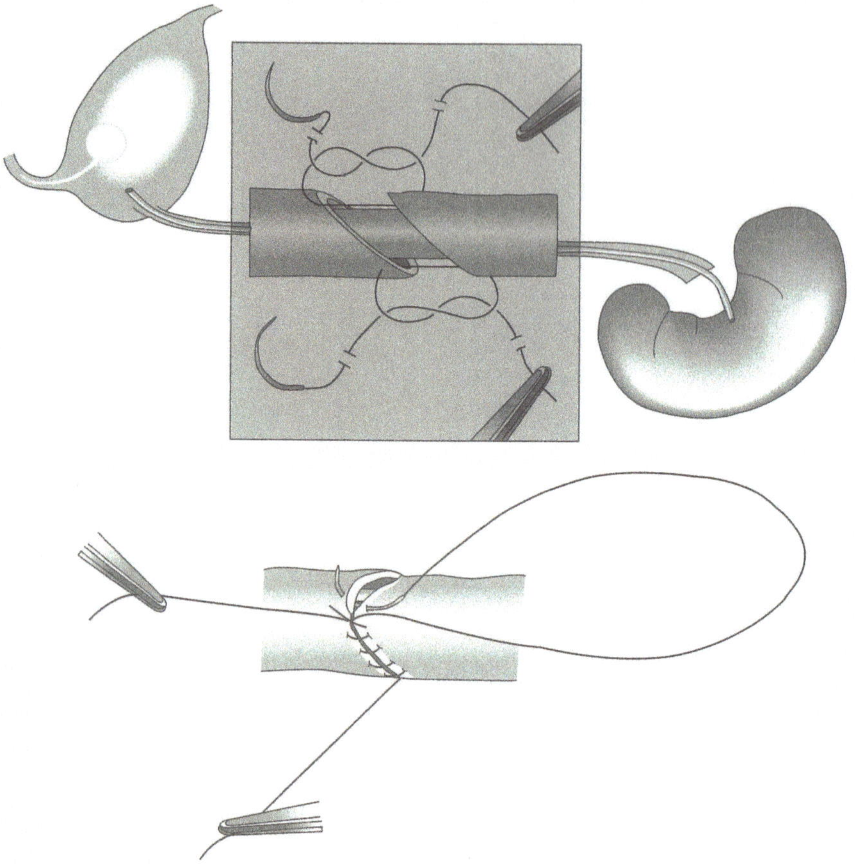

Abb. 3-38
Ureterverletzungen werden sofort über einer liegenden Ureterschiene mit Naht adaptiert. Durch die Anschrägung der Nahtflächen wird einer Stenosierung vorgebeugt.

Peritonitis zwingt regelhaft zur Relaparotomie mit Lavage des Abdomens und zur Anlage eines protektiven Anus praeter. Bei erheblicher Dehiszenz der Rektumnaht muss diese gelegentlich vollständig aufgelöst werden. Das orale Kolonende wird dann als Anus praeter eingenäht, der distale Rektumstumpf mit mehreren Rohrdrainagen zur offenen Spülbehandlung vorbereitet. Bei späteren, nach dem achten Tag auftretenden Anastomosenfisteln genügt oft eine transanale Spülbehandlung der Leckage. Anfangs zweimal pro Tag, später bei klinischer Besserung in größeren Abständen. Die geringere Häufigkeit von Fisteln bei Frauen dürfte durch die bessere Durchblutungssituation der hinteren Scheidenwand zu erklären sein.

Wenn bei der Erstspülbehandlung die Insuffizienz durch das Proktoskop gut einsehbar war, kann später allein unter digitaler Führung der zur Spülung benutzte Frauenkatheter sicher eingeführt werden. An der Farbe der abgesaugten Spülflüssigkeit kann die Effizienz geprüft werden.

Die antibiotische Behandlung in beiden genannten Situationen beginnt im akuten Fall mit der Kombination der perioperativen

Antibiose. Erst wenn das Abstrichergebnis der sofort abgenommenen Bakteriologie vorliegt, wird gezielt weiterbehandelt.

Bei rekto-vaginalen Fisteln, meist als Folge einer fehlerhaften Maschinennaht, muss wegen der somatischen und psychischen Belastung der Patientin eine Kolostomie im Colon transversum angelegt werden. Diese sollte auch über den später folgenden Fistelverschluss erhalten bleiben. Die Rückverlegung geschieht erst nach sicherer Heilung der Fisteln (und deren Nachweis im Kontroll-CT).

Bei der gelegentlichen Entwicklung einer Stenose in der Anastomose (umso häufiger, je tiefer die Darmnaht) genügt in der Regel eine digitale Bougierung über mehrere Wochen, ohne dass eine operative Maßnahme nötig wird. Zur Besserung der anfangs häufigen Stuhlentleerungen ist die Gabe von Loperamid (Imodium®) vorübergehend angezeigt und für den Patienten sehr hilfreich.

Eine, durch den verkürzten Anflutungsweg des dünnen Stuhls manifestierende Sphinkterinsuffizienz bessert sich in dem Maße, wie durch Weitung der Anastomose und Verfestigung des Stuhles funktionell bessere Passagebedingungen eintreten. Allerdings sollte präoperativ auffälligen, sphinkterschwachen Patienten/-innen von sehr tiefen kolo-rektalen oder kolo-analen Anastomosen abgeraten werden. Dies hätte eine Anus-praeter-Anlage zur Konsequenz.

3.9.3 Urologisch-andrologische Komplikationen

Schon immer steht der Eingriff der tiefen Rektumresektion oder -exstirpation im Ruf, postoperative Blasenstörungen oder Impotenz zu verursachen. Aus den Darlegungen Stelzners wurde der anatomische Zusammenhang zwischen Rektum und Urogenitalsystem ersichtlich. Durch Untersuchungen von Höer et al. [34] werden die funktionellen Folgen nach Ausfall sympathischer

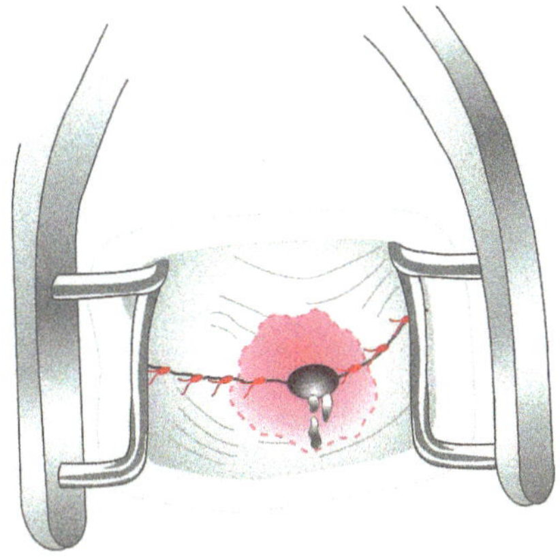

Abb. 3-39
Durch den Spreizer sichtbare Fistel in der Anastomose. In diese wird zur Spülbehandlung ein dünnlumiger Katheter eingelegt.

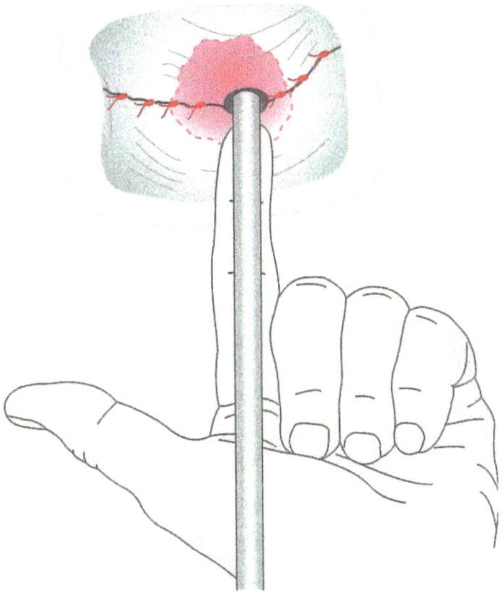

Abb. 3-40
Unter digitaler Lokalisierung der Fistel wird das Spülungsrohr eingeführt. An der Färbung des Effluates kann die Wirksamkeit der Spülung ermessen werden.

3.9.3

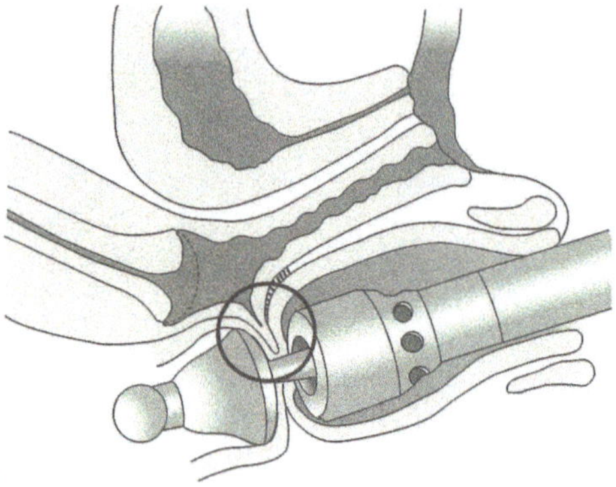

a

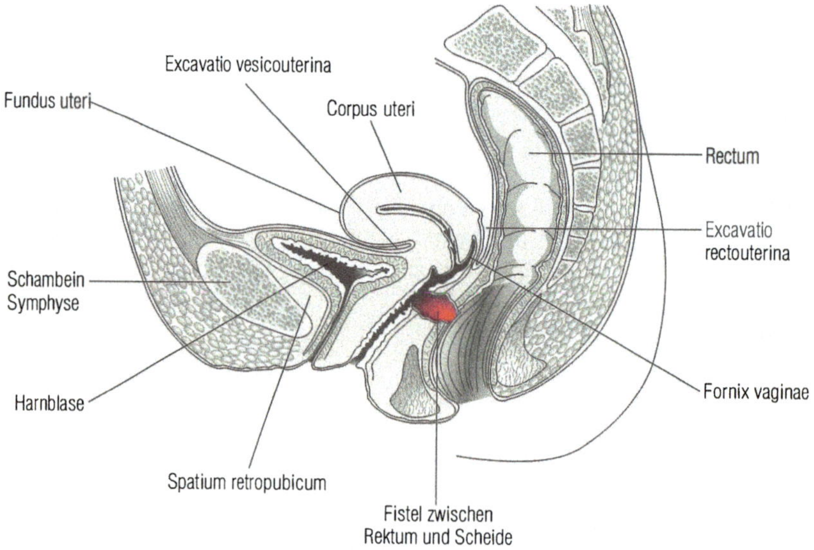

b

Abb. 3-41 a, b
Rekto-vaginale Fisteln werden unter dem Schutz einer Kolostomie vom Damm her dargestellt und durch Mobilisierung autologen Gewebes durch Naht der Rektumwunde verschlossen. Die Rekonstruktion der Scheidenwand erfolgt chirurgisch nur, wenn eine direkte Naht möglich ist. Ansonsten vertraut man der spontanen Epithelisation.

oder parasympathischer, autonomer Nerven verständlich. Auch die zwangsweise auftretenden Funktionsverluste bei zentraler Absetzung der A. mesenterica inferior finden ihre Erklärung. Da keine besseren onkologischen Ergebnisse bei hoher Absetzung gegenüber einer solchen **nach** Abgang der A. colica sinistra bekannt sind, empfiehlt sich aus Gründen der Lebensqualität, zukünftig auf die zentralere Unterbindung zu **verzichten**. Die dem Plexus mesentericus inferior zugehörigen Strukturen um den Stamm der A. mesenterica inferior können auf diese Weise geschont werden. Laut Stelzner sind mit der Entfernung der A. rectalis superior und der Entfernung der Lymphknoten im kompletten Mesorektum die längste Metastasenstraße beseitigt und **alle** Erfordernisse einer radikalen Krebsoperation erfüllt.

Ist die Schonung des zentralen Abganges der A. mesenterica inferior eine operationstaktische Entscheidung, so hängt die Erhaltung der Denonvilliers'schen Faszie zum Schutz der Samenblasen und damit die Schonung der autonomen Nerven für die

Sexualfunktion von der Tumorsituation und vom chirurgischen Geschick des Operateurs ab. Nur eine scharfe Präparation unter Sicht erlaubt den Erhalt dieser nur wenige Millimeter breiten Grenzlamelle. Ist es bei der Rektummobilisation nur durch Zug zu Nervenirritationen gekommen, so tritt eine Besserung der Funktionsstörungen ein. Andernfalls ist mit keiner wesentlichen Besserung zu rechnen, auch nicht mit medikamentöser Hilfe. Es ist sinnvoll, bereits präoperativ auf dieses Problem hinzuweisen. Ebenso wichtig ist der Hinweis auf die der Lebenskurve entsprechend nachlassende Kontinenz und Sexualfunktion.

3.10 Zusammenfassung

Wenn das Ergebnis therapeutischer Bemühungen sich deutlich in einem Organsystem, dem Dickdarm, dadurch unterscheidet, wo der behandelte Befund lokalisiert ist (Rektum), so gilt es, die Gründe dafür aufzudecken.

Jahrzehntelang wurde als Ursache häufigerer Rezidive am Rektum im Vergleich zum Kolon intra- und extraluminär das primär schwierigere, operative Vorgehen angeschuldigt und durch variierende Operationstechniken zu beseitigen versucht. Eine Verbesserung war aber nicht zu erreichen. Die Situation bewegte sich erst dann zum Positiven, als kritisch die Ergebnisse einzelner chirurgischer Schulen verglichen wurden und zunächst der Stellenwert der subjektiven Arbeit des einzelnen Operateurs erkennbar wurde. Mit der Aufdeckung dieser persönlichen Zuordnung erfolgte die Hinterfragung der unterschiedlichen Arbeitsweisen als Ursache der erheblich differierenden Raten an Lokalrezidiven. Beim retrospektiven Vergleich ergab sich dann rasch, dass allein das Wissen und Beachten bekannter chirurgischer und anatomischer Grundregeln zur erfolgreichen Beherrschung bösartiger Tumoren die Erklärung lieferte: Wird bei der ersten chirurgischen Maßnahme entsprechend der potenziellen Metastasenwege vorgegangen, d.h. diese radikal entfernt, erreicht man die sicherste Option zur Vermeidung eines Rückfalltumors.

Als wichtigste Stationen auf diesem erfolgreichen Weg zur Behandlung des Rektumkarzinoms müssen zwei Konzepte benannt und herausgestellt werden. Einmal die Aufdeckung des Metastasenweges des Rektumkarzinoms durch Westhues und Stelzner (1934, 1962) und die Beobachtung der Veröffentlichungen früherer Operateure (Miles 1908, Hartmann 1923, Dixon 1930) über damit übereinstimmende, klinische Befunde. Die Hauptmetastasenstraße wird mit dem regionalen Nahmetastasengebiet, verpackt in seiner Hüllfaszie und gut präparierbar in seiner Grenzlamelle, entfernt.

Das Wiederaufgreifen gemachter Erfahrungen führt über das zweite Konzept der adäquaten Entfernung des Mesorektums zu einer standardisierten, praktikablen Anweisung zur Vermeidung erneuter Tumorerkrankung im ehemaligen Operationsgebiet und damit zu einem längeren Überleben unserer Patienten. Es beweist aber auch, dass es sich lohnt, anscheinend nicht veränderbare Vorgehensweisen unter Heranziehung längst bekannter Tatsachen zu hinterfragen. Zum anderen gelingt es sehr wohl, an die Kritikfähigkeit der Operateure zu appellieren, indem sie die Ergebnisse ihrer eigenen Arbeit kontrollieren und ihr persönliches Vorgehen durch eigene Studien an die besseren Ergebnisse anderer anzugleichen versuchen.

Dieses Ergebnis im Umfeld sich verändernder prä- und postoperativer Behandlungsweisen galt es dazustellen. Ebenso sollte aufgezeigt werden, dass sehr wohl noch therapeutisch-operative Verbesserungsmöglichkeiten zu erarbeiten sind, insbesondere beim Versuch der frühzeitigen, kurativen Behandlung des lokalen Rektumkarzinom-Rezidivs.

3.11

3.11 Ausblick

Der Sinn einer Zusammenschau eines komplexen Krankheitsbildes ist die Erhebung des Status quo, die Erkennung der Defizite am gewünschten Ergebnis und die Formulierung von denkbaren Lösungsmöglichkeiten für die erkannten Probleme. Die vorliegende Zusammenstellung der bestehenden Diagnostik und Therapieformen ist auch geprägt durch ein Abwägen der Autoren, was die Praktikabilität einzelner Untersuchungsschritte und Behandlungsmöglichkeiten betrifft. Gewürdigt werden sollte das Bemühen, als Basis für eine gleichlaufende Definition von Diagnose und Therapie eine unwidersprechbare Morphologie voranzustellen bzw. zu fordern.

Die noch vorhandenen Mängel in der Behandlung des Rektumkarzinoms erstrecken sich auf alle angesprochenen Problemkreise: die präoperative Diagnostik, die chirurgische Therapie, besonders bei der Behandlung des lokalen Rezidivs, sowie in der Qualifizierung und evtl. Standardisierung von neoadjuvanter und adjuvanter Behandlung.

Wünschenswert wäre die Aufdeckung von Hinweisen auf das Vorliegen eines Neoplasmas im Kolon oder Rektum in der asymptomatischen Phase dieser Erkrankung. Die Einführung des bisherigen Haemoccult-Tests war ein Schritt in diese Richtung. Leider spricht dieser Test nicht speziell auf menschliches Blut an. Die breite Anwendung eines, speziell für humanes Blut, wirksamen Testes wäre hilfreich und würde vermehrt zu einer Früherkennung verdächtiger Blutungsquellen im kolorektalen Darm führen. Es gibt intensive Bemühungen, eine entsprechende Neuentwicklung in absehbarer Zeit anbieten zu können. Wesentlich zum Erfolg eines solchen neuen Verfahrens würde ein adäquater Preis neben einer breiten Publikumsinformation beitragen. Eine noch bessere diagnostische Aussage ergäbe der direkte Nachweis von Tumorzellen im Stuhl vor dem Auftreten einer Symptomatik. Auch an dieser Entwicklung wird gearbeitet. Der Ausgang entsprechender Bemühungen ist zur Zeit noch offen.

Erhebliche Bemühungen müssen noch unternommen werden, um durch neoadjuvante Behandlung den kurativen Ansatz des chirurgischen Eingriffs zu optimieren. Allerdings sollten wiederaufgenommene Verfahren, wie z. B. die präoperative Hochdosis-Bestrahlung über wenige Tage, langfristig auf Nebenwirkungsfreiheit geprüft werden, bevor sie wieder als Standard für die Therapie empfohlen werden.

Das Konzept der postoperativen Betreuung nach Rektumkarzinomoperation sollte zukünftig durch eine obligate PET nach $^1/_2$ Jahr gesichert werden. Ebenso können durch die Entwicklung von tumorspezifischen, über eine Proteinidentifikation wirkende Tumormarker früher als bisher Rezidive aufgedeckt werden. Über den Erfolg in der Klinik entscheiden die Spezifität des Markers und der Kostenaufwand.

Wünschenswerte Verbesserungen in der Chirurgie des Rektumkarzinoms sind in der Radikalisierung des Rezidiveingriffes mit dem Ziel der Vermeidung des erneuten Rezidivs anzustreben. Hier wären intraoperativ leitende Markierungsmechanismen hilfreich, welche dem Chirurgen helfen, Kollateralschäden von Organen bzw. benachbarten Strukturen zu vermeiden. Es sollten nur solche Gewebe entfernt werden, die vom Operateur sicher als mit Tumor durchsetzt erkennbar sind.

In den letzten Jahren hat sich immer überzeugender als Konzept zur Malignombehandlung das gemeinsame Gespräch aller an der Therapie beteiligten Disziplinen herausgestellt. Das Gewicht der dokumentierenden Pathologie und ihren Erkenntnissen in der Tumormorphologie und der Beschreibung der Invasivität des Malignoms, auch in der Fernmetastasierung, wird weiterhin zunehmen. Befunde aus der Detektion der Gene werden ebenfalls häufiger bekannt werden und die Arbeit der Malignombehandler beeinflussen.

Literatur

1. Arbogast H, Fürst H, Schildberg FW „Das lokoregionäre Rezidiv des Rektumkarzinoms" Chirurg, 67, 625-629, 1996
2. Bärlehner E, Heukrodt B, Anders S „Laparoskopische Rektumchirurgie beim Karzinom" Zentralblatt Chir 123, 1164–1168, 1998
3. Bärlehner, E, Anders, S, Heukrod, B „Onkologische Radikalität und Spätergebnisse der laparoskopischen Chirurgie des Rektumkarzinoms" Minimal Invasive Chirurgie 10, 84–88, 2001.
4. Bembenek A, Ulmer C, Schlag PM „Sentinel Lymphknotendiagnostik – kolorektales Karzinom und Analkarzinom" In Schlag Prof. Dr. Dr. h.c. P. M. Schlag „Sentinel Lymphknoten Biopsie" Landsberg: ecomed, 2001
5. Bleaday R, Steel G „Current protocols and outcomes of local therapy for rectal cancer" Surg Oncol Clin North Am 9: 751–758, 2000
6. Bisset JP et al „Identification of the Fascia Propria by Magnetic Resonance Imaging and its Relevance to Preoperative Assessment of Rectal Cancer" Dis Colon Rectum, Vol 44, No 2, 259–265, February 2001
7. Bjerkeset T, Edna TH „Rectal cancer: the influence of type of operation on local recurrence and survival" EurJ Surg 162, 643–648, 1996.
8. Böhm B, Schwenk, W, Grundel K, Junghans T, Muller JM „Value of laparoscopic technique in primary colorectal carcinoma" Chirurg 68, 231–236, 1997.
9. Bokey EL et al „Factors Affecting Survival After Exzision of the Rectum for Cancer. A multivariate Analysis" Dis Colon Rectum, Vol 40, No 1, 3–10, January 1997
10. Büchler MW, Heald RJ, Maurer CA , Ulrich B „Rektumkarzinom: Das Konzept der Totalen Mesorektalen Exzision" Basel, Karger, 1998.
11. Buess G et al „Das System für die transanale endoskopische Rektumresektion" Chirurg, 55, 677–680, 1984
12. Chakravati A, Compton CC, Shellito PC et al. „Long-term follow-up of patients with rectal cancer managed by loal excision with and without adjuvant irradication" Ann Surg 230: 49–54, 1999
13. Dahlberg M, Glimelius B, Pahlman L „Improved survival and reduction in local failure rates after preoperative radiotherapy: evidence for the generalizability of the results of Swedish Rectal Cancer Trial" Ann Surg 229, 493–497, 1999
14. Darzi A, Bouchier-Hayes D, Menzies-Gow N, Nduka CC „Endoscopically guided surface repair of inguinal hernia" Br J Surg 82, 515–517, 1995
15. Dixon CF „Anterior resection for carcinoma of the sigmoid and rectosigmoid" Surgery 15, 367, 1944
16. Egger B et al „Keratinolyte growth factor promotes healing of left – sided colon anastomoses" Am J Surg, 176(1),18–24, Jul 1998
17. Eigler FW et al „Leitlinien zur Therapie des Rektumkarzinoms" Beilage zu den Mitteilungen der Deutschen Gesellschaft für Chirurgie, Heft 4/1997.
18. Enker WE, Havenga K, Polyak T, Thaler H, Cranor M „Abdominoperineal Resection via Total Mesorectal Exzision and Autonomic Nerve Preservation for Low Rectal Cancer" World J Surg 21, 715–720, 1997.
19. Eu, K W, Seow-Choen F, Ho JM, Ho YH, Leong AF „Local recurrence following rectal resection for cancer" J R Coll Surg Edinb 43, 393–396, 1998
20. Fleshman JW, Wexner S D, Anvari M, LaTulippe JF, Birnbaum EH, Kodner IJ, Read TE, Nogueras JJ,Weiss E G. „Laparoscopic vs. open abdominoperineal resection for cancer" Dis Colon Rectum 42, 930–939, 1999.
21. Graham RA, Hackford AW, Wazer DE „Local excision of rectal carcinoma – a safe alternative for more advanced tumors?" J Surg Oncol 70: 235–238, 1999
22. Hartley JE et al „Total Mesorectal Exzision: Assessment of the Laparoscopic Approach" Dis Colon Rectum, Vol 44, No 3, 315–321, March 2001.
23. Hartley JE, Mehigan BJ, MacDonald AW, Lee PW, Monson JR „Patterns of recurrence and survival after laparoscopic and conventional resections for colorectal carcinoma" Ann Surg 232, 181–186, 2000.
24. Hartmann H „Nouveau procédé d'ablation des cancers de la partie terminale du colon pelvien" Congr Franc Chir, Strasbourg, 30, 411, 1921.
25. Havenga K, Enker WE, Norstein J, Moriya Y, Heald RJ, van Houwelingen HC, van de Velde CJ „Improved survival and local control after total mesorectal excision or D3 lymphadenectomy in the treatment of primary rectal cancer: an international analysis of 1411 patients" Eur J Surg Oncol 25, 368–374, 1999.

26. Heald RJ , Husband EM, Ryan RDH „The mesorectum in rectal cancer surgery-the clue to pelvic recurrence?" Br J Surg, 69, 613-616,1982.
27. Heald RJ, Maurer CA „Langzeitresultate nach Totaler Mesorektaler Exzision" In Bücheler M W, Heald R J, Maurer C A, Ulrich B „Rektumkarzinom: Das Konzept der Totalen Mesorektalen Exzision" Basel, Karger, pp 200–228, 1998.
28. Heald, R. J. „Total mesorectal excision The new European gold standard" G Chir 19, 253–255, 1998.
29. Heintz A, Morschel M, Junginger T „Comparison of results after transanal endoscopic microsurgery and radical resection for T1 carcinoma of rectum" Surg Endosc 12. 1145–1148, 1998
30. Hermanek P, Marzoli GP „Lokale Terapie des Rektumkarzinoms" Heidelberg, Springer Verlag, 1994
31. Hermanek P, Wiebelt H, Staimmer D, Riedl St, German Study Group Colo-Rectal Carcinoma (SGCRC) „Prognostic Factors of Rectum Carcinoma – Experience of the German Multicentre Study SGCRC" Tumori, 81 Suppl 60–64, 1995.
32. Hida J, Yasumato M, Fujimoto K et al. „Does lateral lymph node dissection improbe survival in rectal carcinoma?" J Am Coll Surg 184: 475–480, 1997.
33. Hill GL, Rafique M „Extrafascial excision of the rectum for rectal cancer" Br J Surg 85, 809–812, 1998.
34. Höer J, Roegels A, Prescher A, Klosterhalfen B, Töns Ch, Schumpelick V „Schonung autonomer Nerven in der Rectumchirurgie" Ergebnisse der Präparation an Leichen und fixierten Beckenpräparaten, Chirurg, 71, 1222–1229, 2000.
35. Hohenberger W, Schick C H, Göhl J „Mesorectal lymph node dissection: is it beneficial?" Langenbeck's Arch Surg, 383, 402–408, 1998.
36. Hohenberger, W „Rectal cancer: influence of the surgeon and the quality of surgery on long-term carcinologic results" Ann Chir 52, 881–884, 1998.
37. Hojo K „Extended wide lymphadenectomy and preservation of pelvic autonomic nerves in the rectal cancer surgery" G Chir 10: 149–153, 1989
38. Hünerbein M, Totkas S, Moesta KT et al „The role of transrectal ultrasound-guided biopsy in the postoperative follow-up of patients with rectal cancer" Surgery 129: 164–169, 2001
39. Iroatulam AJ, Agachan F, Alabaz O, Weiss EG, Nogueras JJ, Wexner SD „Laparoscopic abdominoperineal resection for anorectal cancer" Am Surg 64, 12–18, 1998.
40. Jehle EC „Lokale Therapie beim Rektumkarzinom" Viszeralchirurgie 35: 400–405, 2000.
41. Kapiteijn E, van de Velde CJH et al „Preoperative Radiotherapie Combined With Total Mesorectal Exzision For Resectable Rectal Cancer" N Engl J Med, Vol 345, No 9 August 30, pp (638–646), 2001.
42. Kapiteijn E, Velde C „Developments and quality assurance in rectal cancer surgery" Eur J Cancer 38: 919–936, 2002.
43. Kasparek R, Philipps B, Vahrmeyer M, Willis S, Schumpelick V „Risikofaktoren nach sehr tiefer colorectaler und coloanaler Anastomose" Chirurg, 71, 1365–1369, 2000.
44. Klein P „Die Anastomose am strahlengeschädigten Kolon" In V.M. Rötzscher: Die komplizierte Anastomose, Heidelberg, Leipzig, J.A. Barth, pp 118–124, 1997.
45. Köckerling F, Scheidbach H „Current status of laparoscopic colorectal surgery" Surg Endosc 14, 777–778, 2000.
46. Langer C, Liersch T, Markus P et al. „Transanal Endoscopic Microsurgery (TEM) for minimally invasive resection of rectal adenomas and „low-risk" carcinomas (uT1, G1–2)" Z Gastroenterol 3: 67–72, 2002
47. Lezoche E, Guerriri M, Paganini AM et al. „Transanal endoscopic microsurgical excision of irradicated and nonirradicated rectal cancer" Surg Laparosc Endosc 8: 249–256, 1998
48. Lippert H, Köckerling F, Gastinger I „Endauswertung Jahrgang 2000. Qualitätssicherung Kolon/Rektumkarzinome (Primärtumor)" S 22, Institut für Qualitätssicherung in der operativen Medizin GmbH, Otto-von-Guericke-Universität Magdeburg
49. Lord SA, Larach SW, Ferrara A, Williamson PR, Lago CP, Lube MW „Laparoscopic resections for colorectal carcinoma. A three-year experience" Dis Colon Rectum 39, 148–154, 1996.
50. Lowry AC et al „Consensus Statement of Definitions for Anorectal Physiology and Rectal Cancer" Report of the Tripartite Consensus Conference on Definitions for Anorectal Physiology and Rectal Cancer" Washington D.C. May 1, 1999, Dis Colon Rectum, Vol 44, No. 7, 915–919, July 2000.
51. Lujan HJ, Plasencia G, Jacobs M, Viamonte M, Hartmann RF (2002) „Long-term survival after laparoscopic colon resection for cancer: complete five-year follow-up" DisColon Rectum 45, 491–501, 2002.

52. Lumley JW, Fielding GA, Rhodes M, Nathanson LK, Siu S, Stitz RW (1996). Laparoscopic-assisted colorectal surgery. Lessons learned from 240 consecutive patients. Dis Colon Rectum 39, 155–159, 1996.
53. Manson P, Fork T, Blomquist P, Jeppson B, Thorlacius H „Diverting Colostomy increases anastomic leckage in the rat colon" Eur Surg Res, 32 (4), 246–50, 2000.
54. Marusch F, Koch A, Schmidt U et al. „Welche Faktoren beeinflussen die postoperative Letalität beim kolorektalen Karzinom" Zentralbl Chir 127: 614–621, 2002.
55. Matsuoka N, Moriya Y, Akasu T et al. „Long term outcome of urinary function after extended lymphadenectomy in patients with distal rectal cancer" Eur J Surg Oncol 27: 165–169, 2001.
56. Mentges B, Buess G, Effinger G et al „Indications and results of local treatment of rectal cancer. Br J Surg 84: 348–351, 1997
57. Miles WE „A method of performing abdominoperineal exzision for carcinoma of the rectum and of the terminal portion of the pelvic colon" Lancet 1908/II, 1912.
58. Mohiuddin M, Marks G, Bannon J „High-dose properative radiation and full thickness local excision – a new option for selected T3 distal rectal cancers" Int J Radiation Oncol Biol Phys 30: 845–449, 1994.
59. Mori T, Takahashi K, Yasuno M „Radical resection with autonomic nerve preservation and lymph node dissection technique in low rectal cancer surgery and it s results: the impact of lateral node dissection" Langenbecks Arch Surg 383: 409–415, 1998.
60. Morino, M., Parini, U., Giraudo, G., Salval, M., Brachet, C. R., and Garrone, C „Laparoscopic total mesorectal excision: a consecutive series of 100 patients" Ann.Surg. 237, 335–342, 2003.
61. Nagawa H et al „Randomized, Controlled Trial of Lateral Node Dissection vs. Nerve-Preserving Resection in Patients with Rectal Cancer after Preoperative Radiotherapy" Dis Colon Rectum, Vol 44, No 9, 1274–80, Sept 2001.
62. Nesbakken A, Nygaard K, Lunde OC „Outcome and late functional results after anastomotic leckage following mesorectal exzision for rectal cancer" Br J Surg, 88, 400–404, 2001.
63. Parks AG, Perey JP „Resection and sutured coloanal anastomosis for rectal carcinoma" Brit J Surg 69, 301, 1982.
64. Parks AG „A technique for excising extensive villous papillomatous change in the lower rectum" Proc Roy Soc Med 61: 441–442, 1968
65. Poulin EC, Schlachta CM, Gregoire R, Seshadri P, Cadeddu MO, Mamazza J „Local recurrence and survival after laparoscopic mesorectal resection forrectal adenocarcinoma" Sug Endosc 16, 989–995, 2002.
66. Ramos J R, Petrosemolo RH, Valory EA, Polania FC, Pecanha R ‚Abdominoperineal resection: laparoscopic versus conventional" Surg Laparosc Endosc 7, 148–152,1997.
67. Riesener KP et al „Morbidity of Ileostomy and Colostomy Closure: Impact of Surgical Technique and Perioperative Treatment" World J. Surg 21, 103–108, 1997.
68. Ross A, Rusnak C, Weinerman B, Kuechler P, Hayashi A, MacLachlan G, Frew E, Dunlop W „Recurrence and survival after surgical management of rectal cancer" Am J Surg 177, 392–395, 1999.
69. Said S, Müller JM „TEM – minimal invasive therapy of rectal cancer?" Swiss Surg 3: 248–254, 1997
70. Salinas Casado J et al „Neurobiology of postoperative impotence after rectal exzision" Arch Esp Urol, 50(7), 729–34, Sept 1997.
71. Schlag PM, Slisow W, Moesta KT „Seromuscular Spiral Cuff Perineal Colostomy: An Alternative to Abdominal Wall Colostomy After Abdominoperineal Excision for Rectal Cancer" Recent Results in Cancer Research 146: 95–193, 1998.
72. Schwandner O, Schiedeck TH, Killaitis C, Bruch HP „A case-control-study comparing laparoscopic versus open surgery for rectosigmoidal and rectal cancer" Int J Colorectal Dis 14, 158–163, 1999
73. Seow-Choen F, Eu KW, Ho YH, Leong AF ‚A preliminary comparison of a consecutive series of open versus laparoscopic abdomino-perineal resection for rectal adenocarcinoma" Int J Colorectal Dis 12, 88–90, 1997.
74. Shafik A, Mostafa H „Study of the arterial pattern of the rectum and its clinical application" Acta Anat 157: 80–86, 1996.
75. Slisow W, Moesta KT, Schlag PM „Local excision of rectal cancer through window specula – long-term results" Recent Results in Cancer Res 146: 114–119, 1998
76. Slisow W, Kolbow C, Fischer J „Perioperative klinisch-pathomorphologische Beurteilung des pararektalen Lymphknotenstatus und ihr Bei-

trag zur definitiven Entscheidung für eine lokale Exzision des Rektumkarzinoms" Zentralbl Chir 118: 197–202, 1993
77. Steele GD, Herndon JE, Bleday R et al. „Sphincter-sparing treatment for distal rectal adenocarcinoma and nonirradicted rectal cancer" Surg Laparosc Endosc 8: 249–256, 1999
78. Steele GD, Tepper J, Herndon J et al. „Failure and salvage after sphincter sparing treatment for distal rectal adenocarcinoma" Proc ASCO 18: 235, 1999.
79. Stelzner F „Das echte und das falsche Lokalrezidiv nach der Kontinenzresektion des Rectumcarzinoms-die Wertung des Mesorectums" Chirurg, 611–620, 1996.
80. Stelzner F „Chirurgie an visceralen Abschlusssystemen" Stuttgart, New York, Thieme, 1998.
81. Stelzner F, Hansen H „Begründung und Ergebnisse der knappen Rektumkontinenzresektion beim Carcinom" Langenbecks Arch Chir 363: 17–30, 1984
82. Stelzner F, Ruhlmann J „PET-Untersuchungen des rückfälligen Rektumcarcinoms – Gesetzmäßigkeiten der Lymphmetastasierung visceraler und somatischer Carcinome" Chirurg 72. 537–546, 2001
83. Sterk P, Schubert F, Günter S, Klein P „Anastomosenprotektion durch transanale Drainage?" Zentralblatt Chir. 126, 601–604, 2001
84. Sterk P, Kasperk R, Opitz T et al. „Vascular organization in the mesorectum: angiography of rectal resection specimens" Int J Colorectal Dis 15: 225–228, 2000.
85. Stroszczynski C, Hünerbein M, Felix R et al. „Bildgebende Diagnostik des Rektumkarzinoms – Moderne Verfahren und zukünftige Entwicklungen" Onkologe 7: 370–380, 2001
86. Szinicz G, Müller W, Zerz A, Glaser C, Beller S, Rechner J „Minimal invasive kolorektale Chirurgie" Acta Chir Austriaca 31, 142–148, 1999.
87. Taylor RH, Hay JH, Larsson SN „Transanal local excision of selected low rectal cancers" Am J Surg 175: 360–363, 1998
88. Varma MG, Rogers SJ, Schrock TR et al. „Local excision of rectal carcinoma" Arch Surg 134: 863–868, 1999
89. Westhues H „Die Pathologisch Anatomischen Grundlagen der Chirurgie des Rektumkarzinoms" Leipzig, Thieme, 1934
90. Wexner SD, Rotholz NA „Surgeon influenced variables in resectional rectal cancer surgery" Dis Colon Rectum 43: 1606–1627, 2000
91. Willett CG „Sphincter preservation in rectal cancer" Curr Treatm Opt Oncol 1: 399–405, 2000
92. Winde G, Nottberg H, Keller R et al. „Surgical cure early rectal carcinomas (T1)" Dis Colon Rectum 39: 969–976, 1996

4 Adjuvante und neoadjuvante Therapie

S. Koswig, A. Kretzschmar, P. M. Schlag

4.1 Hintergrund

Bei Patienten, bei denen die Staginguntersuchungen zum Zeitpunkt der Diagnose keine Hinweise für Fernmetastasen (M1) oder ein organüberschreitendes Tumorwachstum (cT4) ergeben haben, erfolgt die Resektion des Rektumkarzinoms unter potentiell kurativer Intention. Die onkologisch adäquate Operation besitzt dabei eine zentrale Stellung im Rahmen des gesamten Behandlungskonzeptes. Neben der Erzielung einer R0-Resektion unter Wahrung ausreichender zirkulärer und longitudinaler Sicherheitsabstände ist die standardisierte Lymphonodektomie sowohl Voraussetzung zur Kuration als auch Grundlage für ein valides makroskopisches Staging. Auch bei onkologisch optimaler Operation besteht – wie bei allen Krebserkrankungen – das Risiko für einen Rückfall in Form von Fernmetastasen oder aber einem Lokalrezidiv. Dabei ist das Risiko für ein Lokalrezidiv oder Fernmetastasierung abhängig von verschiedenen Risiko- und Prognosefaktoren, wie dem Differenzierungsgrad des Tumors (Grading), dem Umstand einer Lymphgefäß- oder Veneninvasion, der Ausdehnung des Tumors in der Darmwand (Tumorinfiltrationstiefe T) und dem Ausmaß der Lymphknotenmetastasierung (Lymphknotenbefall N). Wie bereits in den vorausgegangenen Kapiteln dargestellt, spielt auch der Umfang und die Qualität der Operation eine wichtige Rolle. Je nach Ausfall dieser prognostischen Parameter liegt das Risiko für ein Lokalrezidiv nach alleiniger Operation zwischen nahe 0 % und deutlich über 50 % im ungünstigsten Fall und für das Auftreten einer Fernmetastasierung im Laufe der nächsten 5 Jahre zwischen unter 10 % und über 80 %. Ein Lokalrezidiv ist häufig mit einer substantiellen Morbidität und hieraus resultierender konsekutiver Letalität assoziiert, wobei im weiteren Verlauf in 25 bis 40 % der Fälle auch Fernmetastasen diagnostiziert werden. Ein signifikanter Zusammenhang zwischen lokaler Kontrolle und Gesamtüberleben konnte in vielen Studien nachgewiesen werden.

Die **prinzipielle Strahlensensibilität** konnte bei Patienten mit definitiv inoperablen Tumoren oder aber bei Patienten mit Lokalrezidiven gezeigt werden. Das Gleiche gilt für die Modalität der systemischen **Chemotherapie**, welche zunächst bei Patienten mit Fernmetastasierung in palliativer Indikation eingesetzt wurde und bei einem Teil der Patienten zu objektiven Remissionen führte. Der nächste Schritt in der Entwicklung von adjuvanten Behandlungsmaßnahmen, war die systematische Untersuchung dieser beiden Therapien im Anschluss an eine potentiell kurative Operation. Zu diesem Zeitpunkt lässt sich bei dem individuellen Patienten per Definition kein Tumor mehr nachweisen (R0-Situation), so dass die Kurabilität der Erkrankung prinzipiell gegeben ist. Auf der anderen Seite besteht ein statistisches Risiko für einen Rückfall der Erkrankung lokoregionär oder aber in Form von Fernmetastasen. Durch die adjuvante Therapie (lat.: adjuvare = beitragen, mithelfen) soll das Tumorrückfall-Risiko gesenkt werden.

Behandelt wird also ein statistisches Risiko und kein sicht- oder fassbarer Krankheitsherd.

Tatsächlich geht man davon aus, dass durch die entsprechende Behandlungsmaßnahme in Form einer Strahlen- und/oder Chemotherapie Mikrometastasen eradiziert werden. Die Therapieergebnisse von Studien werden üblicherweise als Überlebenskurven oder so genannte Kaplan-Meier-Schätzungen dargestellt. Eine tatsächliche Steigerung der Heilungsrate ist der höchste Anspruch an eine effektive adjuvante Therapie. Sie zeigt sich durch eine Verschiebung der Überlebenskurve an die 100 %-Marke mit über Jahre anhaltender Plateauphase. Ein signifikant verlängertes medianes Überleben hingegen – zum Beispiel durch nur zeitliche Verzögerung des Rückfalls der Erkrankung – ist hiermit nicht gleichbedeutend (Abb. 4-1a und b).

Wie später in diesem Kapitel näher ausgeführt, wurde der durch adjuvante Behandlungsmaßnahmen erreichte Gewinn in prospektiv randomisierten Studien, jeweils gegenüber einem Kontrollarm erreicht. Mit komplexen biomathematischen Berechnungen kann angegeben werden, ob die Unterschiede zwischen den verglichenen Behandlungen statistisch signifikant sind (allgemein gilt dies, wenn die Irrtumswahrscheinlichkeit unter 5 % liegt, $p < 0{,}05$). Je kleiner dieser p-Wert ist, desto unwahrscheinlicher ist es, dass das Ergebnis der Studie nur durch Zufall erzielt wurde. Allerdings ist eine hohe Signifikanz (sehr kleiner p-Wert) definitiv nicht gleichzusetzen mit einem höheren therapeutischen Gewinn. Der Effekt der Therapie wird zumeist als relative Risikoreduktion oder „Hazard ratio“ = HR angegeben. Auch eine ausgeprägte Risikoreduktion durch eine therapeutische Maßnahme (z. B. HR = 0,5: das Risiko ist nur noch halb so groß wie ohne Therapie) kann bei kleiner Fallzahl der Studie mal gerade signifikant sein oder sogar bei fehlender Signifikanz nur als Trend interpretiert werden. Studien, die über eine zu kleine Fallzahl verfügten – bei den älteren Studien ist dies häufig der Fall – und die keine statistisch signifikanten Unterschiede belegen, sind in keinem Falle als Beweis der Gleichheit der untersuchten Behandlungen zu deuten. Bei

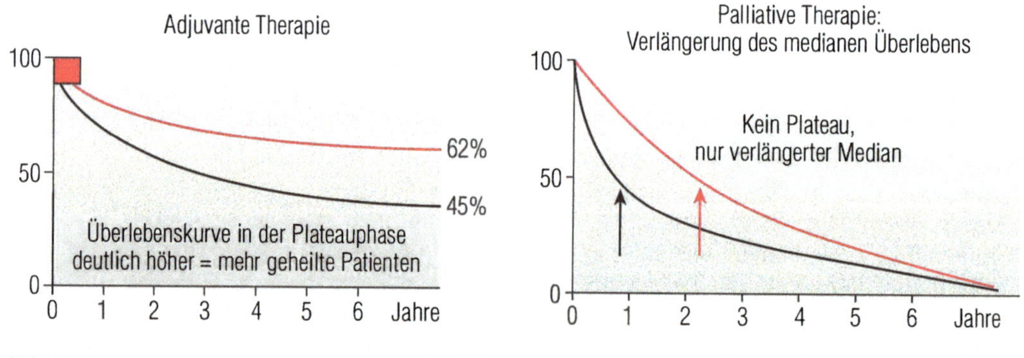

Abb. 4-1
Darstellung der Unterschiede zwischen einer Überlebenskurve (1a) und einer Kurve zur Verlängerung des medianen Überlebens (1b).

mehreren Studien zu vergleichbarer Fragestellung kann man durch eine Metaanalyse, in der alle Daten zusammen ausgewertet werden, versuchen, dieses Manko der unzureichenden Fallzahl zu umgehen und doch noch einen statistisch signifikanten Unterschied nachweisen.

Die absolute Risikoreduktion durch das adjuvante Behandlungsverfahren ist dann zusätzlich von der Prognose und somit dem absoluten Risiko abhängig. So führt eine relative Risikoreduktion von z. B. 20 % in einer Situation mit ernster Prognose (50 % der Patienten sind nach 10 Jahren verstorben) zu einem absoluten Gewinn von 10 %. Diese gleiche HR von 0,8 würde in einer Patientengruppe mit einer besseren Prognose (80 % leben nach 10 Jahren) dann „nur" zu einer absoluten Erhöhung der „Heilungsrate" um 4 % führen. Sehr anschaulich, aber in nur wenigen Publikationen angegeben, ist der leicht zu errechnende Wert der **„Number needed to treat"** = NNT, das heißt die Mitteilung der Zahl von Patienten, die eine Behandlungsmaßnahme erhalten müssen, damit ein Patient vor einem Rückfall oder aber dem Tod bewahrt wird. Im Folgenden sind die NNT – es ist mathematisch der Kehrwert der absoluten Risikoreduktion – bei den wichtigsten Studien angegeben: im o. g. Beispiel a) HR = 0,8; absolutes Risiko 0,5; absolute Risikoreduktion 0,1; NNT = 10 oder b) HR = 0,8, absolutes Risiko 0,8; absolute Risikoreduktion 0,04; NNT = 25.

Für die Aufklärung eines Patienten über adjuvante Therapieoptionen ist es wichtig zu verstehen, dass der Stellenwert und Erfolg der Therapiemaßnahme am Einzelpatienten nicht überprüft werden kann. Bei der neoadjuvanten oder besser präoperativen Therapie ist die Situation anders, da ein messbarer Tumor vorliegt und insofern der Erfolg der Behandlung dokumentiert werden kann. Allerdings kann der Einfluss der präoperativen oder neoadjuvanten Therapie auf die längerfristige Prognose des Patienten wiederum nur durch einen globalen statistischen Vergleich abgeschätzt werden.

Die Strahlentherapie, die kombinierte Strahlen-/Chemotherapie und auch experimentelle Behandlungsverfahren wie z. B. die Radio-/Chemotherapie in Kombination mit Hyperthermie können als lokale Therapiemaßnahmen im Wesentlichen einen Einfluss auf das Lokalrezidivrisiko, die systemische Chemotherapie über eine potentielle Reduktion von Mikrometastasen vor allem einen Einfluss auf das Auftreten von Fernmetastasen und somit ein verbessertes Gesamtüberleben ausüben. Im Rahmen der multimodalen Behandlungskonzepte, die für viele Patienten mit operablem Rektumkarzinom erforderlich sind, stehen heute verschiedene Kombinationen aus Strahlentherapie und systemischer Chemotherapie zur Verfügung. Werden beide Modalitäten zeitgleich eingesetzt, so spricht man von einer kombinierten oder besser simultanen Radiochemotherapie. Auch als alleinige adjuvante Maßnahme haben sowohl die Strahlen- als auch Chemotherapie ihren Stellenwert. Auf die Einzelheiten, insbesondere auch die Vor- oder aber Nachteile einer präoperativen (neoadjuvanten) gegenüber einer (postoperativen) adjuvanten Therapie wird im Folgenden eingegangen.

4.2 Der Stellenwert von Radiosensitizern in der adjuvanten Strahlentherapie des Rektumkarzinoms 4.2

In der klinischen Strahlentherapie versteht man unter Radiosensibilisierung eine **Verstärkung des Strahleneffektes**, der nicht durch die direkte Zellabtötung einer Chemotherapie, sondern durch andere Effekte der gewählten Substanzen und auf Interaktion mit den Effekten der Strahlentherapie zurückzuführen sind. Die Mechanismen der Wechselwirkung können vielfältig sein: so wurden zum Beispiel eine Modifikation des Steilheitsgrades der Zellüberlebenskurve nach Strahlentherapie, die Hemmung der Reparatur von subletalen oder potentiell letalen Strahlenschäden, die Akkumulation von Zellen in den strahlenempfindlichen Zellzyklusphasen und die Hemmung der Repopulierung beschrieben. Das Mikromilieu und das jeweilige Applikationsschema haben als Determinanten ebenso Einfluss auf diese Interaktion. Das Standardpräparat in der kombinierten adjuvanten Radio-Chemotherapie des Rektumkarzinoms ist heutzutage 5-Fluorouracil (5-FU). Die Mechanismen der Zytotoxizität beruhen auf der Inhibition der Thymidylat-Synthetase und der DNS-Synthese sowie auf einer Inhibition des RNS-Processing und der RNS-Translation. In strahlenbiologischen Experimenten wurde die Radiosensibilisierung durch 5-FU bewiesen. Dies zeigt sich in der Steilheit der Überlebenskurven, Störungen der Zellkinetik und Inhibition der Repopulierung. Dieser positive Effekt wurde in klinischen Studien (GITSG 7175, NCCTG 794751) [17, 18, 33] bestätigt und führte dazu, dass die Kombination aus 5-FU und Strahlentherapie Anfang der 90er Jahre als Standardtherapie in der adjuvanten Situation konsensual empfohlen wurde. Für eine kontinuierliche Gabe von 5-FU während der Strahlentherapie spricht, dass in In-vitro-Versuchen die Wirksamkeit einer Kombination aus Strahlentherapie und 5-FU durch eine kontinuierliche 5-FU-Exposition der Tumorzellen 24–48 Stunden nach Radiotherapie gesteigert werden konnte. Auch dies wurde später durch klinische Studien weiter untermauert [42].

4.3 Einzelne adjuvante Therapiemodalitäten

4.3.1 Adjuvante postoperative Strahlentherapie

Die postoperative Radiotherapie erlaubt im Vergleich zum präoperativen Vorgehen eine genaue Risikostratifizierung aufgrund des abgeschlossenen histopathologischen Stagings. Gleichzeitig ist auf Grund des Operationssitus eine Identifizierung von Hochrisikoregionen für einen Tumorrückfall möglich. Auch bei mikroskopisch oder gar makroskopisch inkompletter Resektion (R-1-/R-2-Resektion) ist prinzipiell durch eine Bestrahlung oder kombinierte Radiochemotherapie noch ein kurativer Ansatz möglich. Da ohne diese Maßnahme jedoch alle Patienten einen Rückfall erleiden und in diesen Fällen erwiesenermaßen Tumor zurück geblieben ist, handelt es sich hier nicht um eine adjuvante, sondern um eine additive Behandlung.

Der Stellenwert der alleinigen adjuvanten postoperativen Strahlentherapie wurde in insgesamt sechs randomisierten Studien überprüft (Tab 4-1). Im Gegensatz zu den Studien zur präoperativen Strahlentherapie, bei denen unterschiedliche Dosierungen und Fraktionierungen angewendet wurden, sind die Dosierungen in den postoperativen Studien nahezu einheitlich (ED 1,8 Gy-2,0 Gy, GD 40-50 Gy). Der Hauptanteil der Patienten in diesen Studien wies einen lymphonodal metastasierten T3-/T4-Tumor auf. In 5 von diesen 6 Studien wurde eine Reduktion des Lokalrezidivrisikos gezeigt. Der Unterschied war allerdings nur in einer Studie signifikant [35]. In einer Metaanalyse aller Studien zur postoperativen Radiotherapie konnte zwar für Patienten im Stadium II und III eine signifikante Senkung des relativen Lokalrezidivrisikos um etwa 20 % nachgewiesen werden, ein Überlebensvorteil war damit aber nicht verbunden [23].

Tab. 4-1
Übersicht über prospektive Studien zur präoperativen und postoperativen Strahlentherapie im Vergleich bei Patienten mit Rektumkarzinomen (nach Glimelius [21] (BED = biologisch effektive Dosis; TME = totale mesorektale Exstirpation).

Studie	GD (Gy)	Fraktionen (n)	BED (Gy)	Lokalrezidivrate (%) Operation allein	Operation + Radiatio	Relative Reduktion
Postoperativ						
GITSG-7175 [58]	40–48	23–26	39,4	25	16	36
NSABP-R01 [12]	46,5	26	39,3	24	16	33
Dänemark [2]	50	25	35,4	23	19	17
EORTC-40811[6]	46	23	40,8	34	30	13
Rotterdam B [60]	50	25	43,8	33	24	41
UK MRC 3 [35]	40	20	36,0	34	21	38
Präoperativ						
Standardoperation						
UK MRC 1 [39]	5	1	7,5	43	45	0
	20	10	20,4		47	0
RTOG 8115[49]	5	1	7,5	22	19	12
St. Marks RCG [22]	15	3	22,5	24	17	29
Essen [41]	25	13	24	24	13	49
VASOG-28 [25]	31,5	18	26,8	22	21	0
Bergen [11]	31,5	18	26,8	24	17	29
VASOG-20 [24]	20–25	10	27,5	37	29	22
NW England [34]	20	4	30	41	18	65
EORTC-40761 [19]	34,5	15	35,2	28	15	48
UK-MRC-2 [35]	40	20	36	46	36	22
Sao Paolo [45]	40	20	36	47	15	68
Stockholm I/II [8,55]	25	5	37,5	28	14	50
Swedish RCT [57]	25	5	37,5	27	12	60
TME						
Holland-TME [31]	25	5	37,5	8	3	71

4.3.2 Postoperative adjuvante Chemotherapie

Auch der Stellenwert einer alleinigen postoperativen Chemotherapie im Vergleich zur ausschließlichen Operation oder zu einer postoperativen Radio- oder Radiochemotherapie wurde in mehreren Studien überprüft. In der relativ kleinen GITSG-7175-Studie mit vier Behandlungsarmen und nur 202 auswertbaren Patienten aus der zweiten Hälfte der siebziger Jahre ergab sich zwar im Trend eine Verbesserung des Überlebens durch adjuvante Chemotherapie, der Unterschied (5-Jahresüberleben 57 % mit Chemotherapie und 36 % mit alleiniger Operation) war bei dieser unzureichenden Fallzahl jedoch nicht signifikant [18]. In einer weiteren Studie, die sich mit dieser Fragestellung beschäftigt (NSABP-R 01) [12], wurden 555 Patienten entweder nur operiert, postoperativ bestrahlt oder erhielten eine MOF-Chemotherapie (Methyl-CCNU, Vincristin, 5-FU). Durch den alleinigen Chemotherapiearm konnte zwar keine signifikante Reduktion der Rate von Lokalrezidiven oder Fernmetastasen erreicht werden, es zeigte sich aber eine Verbesserung des 5-Jahresgesamtüberlebens (5-JÜL 53 %/ 43 %, HR 0,82; NNT = 10), das bei den gut 180 Patienten pro Arm signifikant war.

Der Stellenwert der adjuvanten Chemotherapie zusätzlich zur adjuvanten simultanen Radiochemotherapie wurde in einer relativ kleinen Studie der Hellenic Cooperative Oncology Group geprüft. Hier erhielten die Patienten in einem Therapiearm die Chemotherapie nur während der Strahlentherapie. Im Vergleichsarm erhielten die Patienten 6 Zyklen Chemotherapie. In diesem Arm zeigten sich zwar tendenziell bessere Ergebnisse (Fernmetastasen 25 % vs. 23 %, 3-Jahresgesamtüberleben 73 % vs. 77 %), jedoch war auch hier der Unterschied bei den bisher berichteten 3 Jahresergebnissen, dieser insgesamt kleinen Studie nicht signifikant [15].

Zusammenfassend hat wohl eine 5-FU basierte adjuvante Chemotherapie einen positiven Einfluss auf das Gesamtüberleben, was sich mit der Datenlage beim Kolonkarzinom deckt.

4.3.3 Postoperative simultane Radiochemotherapie

Studien zur postoperativen kombinierten Radiochemotherapie liefern überzeugendere Daten als die alleinige postoperative Strahlentherapie. Die adjuvante Radiochemotherapie besteht im überwiegenden Teil der Studien aus einer Phase reiner Chemotherapie und einer simultanen Radiochemotherapie, die in unterschiedlicher zeitlicher Abfolge kombiniert sind. Die alleinige Chemotherapie trägt wie oben ausgeführt am ehesten über Wirkung auf Mikrometastasen außerhalb des kleinen Beckens – und damit des Strahlenfeldes – zur Verbesserung des Überlebens bei. Bei der simultanen Radiochemotherapie fungiert das Zytostatikum als Radiosensitizer und verstärkt somit die Wirkung der Strahlentherapie. Deshalb sollte sich für diese Modalität auch ein relevanter Zugewinn in Bezug auf das Lokalrezidivrisiko ergeben. Die klinischen Studien bestätigten diese Hypothese tatsächlich. Es wurden für die Modalität der Radiochemotherapie Untersuchungen gegenüber unbehandelten Kontrollgruppen, gegenüber Behandlungsarmen mit reiner Bestrahlung und gegenüber einer reinen Chemotherapie durchgeführt.

Ein Vorteil der postoperativen Radiochemotherapie gegenüber einer lediglich operierten Kontrollgruppe in Bezug auf die Lokalrezidivrate ließ sich sogar in der kleinen Studie der Gastrointestinal Tumor Study Group (GITSG 7175) [17, 18] nachweisen. Trotz der nur rund 50 Patienten pro Arm ergab sich für die postoperative Radiochemotherapie (45 Gy/5 Wochen und 5,4 Gy Boost plus Bolus 5-FU) ein Vorteil gegenüber der alleinigen Operation. Die Lokalrezidivrate konnte von 24 % auf 11 % gesenkt werden (Tab. 4-2).

Tab. 4-2
Übersicht über prospektive randomisierte Studien zur adjuvanten Radiotherapie/Chemotherapie bei Patienten mit Rektumkarzinomen entsprechend unterschiedlicher Fragestellung (RT-Radiotherapie, CT-Chemotherapie, RCT-Radiochemotherapie, OP-Operation, 5-FU/FU-5-Fluorouracil, LV-Leucovorin, Lev-Levamisol, MeCCNU-Methyl-CCNU, CI-kontinuierlich).

Studie	Therapie	Lokalrezidivrate (%)	Fernmetastasierungsrate (%)	5-Jahresüberlebensrate (%)
Vergleich RCT vs. OP bzw. OP+RT				
GITSG-7175 n = 104 [17]	OP OP+ RCT	24 11 p = 0,08	34 26 n.s.	36 56 p = 0,07
NCCTG 794751 n = 204 [33]	OP+RT OP+RCT	25 13 p = 0,04	46 29 p = 0,01	48 57 p = 0,025
Tveit n = 144 [60]	OP OP+RCT	30 12 p = 0,01	39 30 n.s.	50 64 p = 0,05
NSABP-R02 n = 694 [62]	OP+CT OP+RCT	13 8 p = 0,02	29 31 n.s.	62 62 p = 0,89
Stellenwert der alleinigen adjuvanten Chemotherapie (außerhalb der Bestrahlungsphase)				
GITSG 7175 n=202 [18]	OP OP+5-FU+MeCCNU OP+RT OP+RCT	24 27 20 11	34 27 30 26 n.s.	36 57 52 56 p = 0,07
NSABP-01 n=555 [12]	OP OP+RC OP+MOF	25 16 21 p = 0,06	26 31 24 n.s.	43 43 53 p = 0,005
HCOG n = 222 [15]	FU/RT FU/LV - RT/FU - FU/LV	13 13	25 23	73 77 n.s.
Dauerinfusion 5-FU während der Strahlentherapie				
NCCTG 864751 n = 606 [42]	5-FU-RT+5FU-5FU 5-FU-RT+5FU_{CI}-5-FU	12 8 p = 0,11	40 21 p = 0,03	60 70 p = 0,005
5-FU-Modulation, zusätzlich MeCCNU				
NCCTG 864751 n = 606 [42]	RT5-FU RT+5-FU+MeCCNU	9 11 n.s.		~65 ~65 n.s.

Fortsetzung von Tabelle 4-2

Studie	Therapie	Lokalrezidiv-rate (%)	Fern-metastasierungs-rate (%)	5-Jahres-überlebens-rate (%)
Intergroup-0114 n = 1696 [58]	FU--RT+ FU FU/LV--RT+ FU/LV–FU/LV FU/Lev–RT+FU–FU/Lev FU/LV/LevRT+F5U/LV-FU/LV/Lev	12 11 13 9	31 28 33 32	78 80 79 79 n.s.
GITSG 7180 n = 210 [16]	RT+5-FU -- MeCCNU+5-FU 12 Mo RT+5-FU - 5-FU eskaliert 6 Mo	17 16	40 26 p = 0,05	66 73 n.s. (3 Jahre)
Dauer der 5-FU-Gabe				
Queißer n = 263 [44]	FU/LV -RT+FU/LV - 4xFU/LV FU/LV -RT+FU/LV - 10xFU/LV	15 11	35 35	76 70 n.s.

In einer 1991 veröffentlichten Studie der Mayo-/North Central Cancer Treatment Group (NCCTG 794751) [33], die 204 Patienten mit einem Rektumkarzinom im Stadium II oder III randomisierte, wurde eine reine adjuvante Bestrahlung mit einer kombinierten Radiochemotherapie verglichen:

a) ab Tag 64 postoperativ eine Bestrahlung des kleinen Beckens mit einer Einzeldosis (ED) von 1,8 Gy/5xwöchentlich bis zu einer Gesamtdosis von 45 Gy, 163 Patienten erhielten zusätzlich noch eine kleinvolumige Aufsättigung (Boost) mit insgesamt 5,4 Gy (3x 1,8 Gy).
b) 6 Zyklen mit 5-FU und 2 Gaben Methyl-CCNU. Methyl-CCNU wurde am Tag 1 und einen Monat nach Strahlentherapie oral appliziert (130 bzw. 100 mg/m^2), 5-FU wurde als Bolusinjektion an 5 aufeinander folgenden Tagen (300–500 mg/m^2) in Kurs 1, 2, 5 und 6 verabreicht. Während der Strahlentherapie wurden Kurs 3 und 4 in der 1. und 5. Woche der Radiotherapie jeweils an den ersten drei Tagen der Bestrahlungswoche appliziert.

Es zeigte sich, dass die Rezidivrate durch die Kombinationstherapie um 34 % gesenkt werden konnte, die Lokalrezidivrate um 46 % und die Rate an Fernmetastasen um 37 % reduziert wurde (Tab. 4-2). Die Anzahl der tumorbedingten Todesfälle konnte damit um 36 %, die Gesamtmortalitätsrate um 29 % im Radiochemotherapiearm gesenkt werden. Beide Ansprüche an eine Überlegenheit der kombinierten Therapie (Reduktion des Lokalrezidivs HR = 0,66; NNT = 5 und Verbesserung des Überlebens HR = 0,71; NNT = 10) wurden somit erfüllt.

In der NSABP R 02-Studie [64] wurde die simultane Radiochemotherapie gegenüber einer reinen adjuvanten Chemotherapie geprüft. Erwartungsgemäß konnte durch die Radiochemotherapie ein signifikanter Einfluss auf die Lokalrezidivrate nachgewiesen werden (HR = 0,57, bezogen auf 5 Jahre NNT = 20). Ein Überlebensvorteil konnte im Vergleich zur alleinigen Chemotherapie hingegen nicht gezeigt werden.

Im Rahmen einer Norwegischen Studie [60], welche 144 Patienten einschloss, wurde keine Chemotherapie vor oder nach der Bestrahlung appliziert, sondern lediglich während der Radiotherapie an den Tagen 1 und 2 der 1., 2. sowie 3. Woche ein 5-FU-Bolus mit 500–700 mg/m² gegeben oder ausschließlich bestrahlt. Somit ist hierbei die 5-FU-Gabe eher als Radiosensitizer anzusehen, die Eradikation von Mikrometastasen außerhalb des Strahlenfeldes mit diesen sechs 5-FU-Bolusgaben nicht vordergründig plausibel. Es konnte neben der lokalen Rezidivrate (12 % vs. 30 %- p=0,01, NNT = 6) jedoch auch die 5-Jahresüberlebensrate verbessert werden (64 % vs. 50 %, p=0,05, NNT =7) (Tab. 4-2).

Bereits die eindrucksvollen Ergebnisse der frühen nordamerikanischen Studien führten 1990 zur Empfehlung der Konsensuskonferenz des National Institut of Health (NIH) bzw. 1991 vom National Cancer Institut der USA [40], eine adjuvante Radiochemotherapie bei den Tumorstadien pT3 und pT4 und/oder pN+ durchzuführen. Sie wurde 1994 von der deutschen Konsensuskonferenz (der CAO, AIO und ARO) übernommen [43]. Die Standardtherapie bestand danach aus 6 Zyklen Chemotherapie mit 5-FU als Bolusinjektion (500 mg/m² in den beiden Zyklen vor der Bestrahlung und 450 mg/m² in den folgenden); der 3. und 4. Zyklus werden zeitgleich mit einer Strahlentherapie appliziert (45 Gy plus Boost 5,4 Gy – GD 50,4 Gy).

4.4 Vorteil von 5-Fluorouracil als Infusion im Vergleich zur Bolusapplikation

Die größere Wirksamkeit einer simultanen Radiochemotherapie im Hinblick auf eine Steigerung der Überlebenschancen von Rektumkarzinom-Patienten wurde durch verschiedene weitere Studienergebnisse innerhalb der letzten 15 Jahre untermauert. Erfolgreich waren dabei insbesondere die Bemühungen, die 5-FU-Bolusgaben durch eine Dauerinfusion zu ersetzen. Hintergrund der kontinuierlichen Gabe des Zytostatikums bilden Daten aus In-vitro-Versuchen, die zeigten dass die Zytotoxizität der Kombination aus Strahlentherapie und 5-FU-Applikation durch eine kontinuierliche 5-FU-Exposition der Tumorzellen 24–48 Stunden nach Radiotherapie gesteigert werden kann.

In der Studie von O'Connel [42] wurde im experimentellen Arm eine kontinuierliche Gabe von 5-FU (225 mg/m²/Tag) als Dauerinfusion während der gesamten Bestrahlung eingesetzt und mit der Standardtherapie (Bolusgaben an insgesamt sechs Tagen der Radiotherapie) verglichen. Daneben wurde der Effekt von Methyl-CCNU als zweites Zytostatikum untersucht. Allein die kontinuierliche 5-FU-Gabe erbrachte einen signifikanten Unterschied sowohl bez. des rückfallfreien Überlebens als auch des Gesamtüberlebens (NNT = 10), (Tab. 4-2). Beides war schon bei einer Nachbeobachtung von vier Jahren sichtbar. Je länger die Patienten in der Studie nachbeobachtet wurden, umso stärker verdeutlichte sich dieser Effekt anhand der Überlebenskurven. Auf Grund dieser Ergebnisse sollte die simultane Radiochemotherapie mit einer 5-FU-Dauerinfusion während der Bestrahlung als Standard angesehen werden. Hierauf nehmen auch die aktuellen Therapieempfehlungen „Kolorektales Karzinom“ der Deutschen Krebsgesellschaft Bezug [29]. 4.4

4.4.1 Infusions-FU – außerhalb der Strahlentherapiephase 4.4.1

Ob die Dauerinfusion nur während der Bestrahlung oder auch als isolierte Modalität gegenüber den Bolus-5-FU-Applikationen wirksamer und somit als Standard anzusehen ist, wurde bisher noch nicht endgültig geklärt. Vor etwa 20 Jahren wurden 5-FU-Infusions-Schemata entwickelt, bei denen das Zytostatikum kontinuierlich über 24 h, 48 h oder sogar als Dauerinfusion über Wochen appliziert wurde. Auf Grund der Pharmakodynamik von 5-FU mit einer Plasmahalbwertszeit von wenigen Minuten nach Bolusgabe werden sowohl die Tumorzellen als auch die sonstigen Gewebe bei Infusions-Schemata ganz anderen Wirkungsmechanismen ausgesetzt. Dies äußert sich in einem anderen und eher günstigeren Nebenwirkungs-Profil. Die maximal tolerablen 5-FU-Dosen/Woche sind bei den Infusions-Schemata wesentlich höher (Bolus-5-FU ca. 350–600 mg/m²/Woche; 5-FU-Infusion ca. 2100–3500 mg/m²/Woche).

Infusions-5-FU wirkt im Wesentlichen durch TS-Inhibition, während bei Bolus-5-FU die Hemmung der RNA-Synthese die Hauptwirkung ist [54].

In randomisierten Studien wurde gezeigt, dass sowohl unmodulierte als auch mit Folinsäure-Modulation gestaltete Infusions-Schemata gegenüber Bolus-Schemata einen günstigeren therapeutischen Index haben (signifikant höhere Ansprechrate, signifikant weniger relevante Nebenwirkungen). Konkret ist sowohl für die Situation der adjuvanten Chemotherapie des Kolonkarzinoms [50] – als auch für die palliative Chemotherapie beim Vorliegen von Metastasen [1] eine unmodulierte Dauerinfusion mit 300 mg/m²/Tag 5-FU („Lokich-Schema") eine effektive und nebenwirkungsarme Therapieoption. Allerdings sind für eine kontinuierliche 5-FU ein zentralvenöser Katheter (z. B. i.v.-Port) und eine tragbare Medikamentenpumpe erforderlich.

Eine englische Studie, die 697 Patienten sowohl mit Kolon- als auch Rektumkarzinomen einschloss, hatte als adjuvante Chemotherapie entweder das Mayo-Clinic-Schema (5-FU/Folinsäure als Bolus Tag 1–5 alle 4 Wochen) für 6 Zyklen eingesetzt oder über 12 Wochen eine Dauerinfusion von 5-FU (300 mg/m²/Tag) verwendet. In der Gruppe der Patienten mit Rektumkarzinomen (n = 219) erfolgte zusätzlich zur adjuvanten Chemotherapie bei einem kleinen Teil der Patienten (n = 37) eine Bestrahlung (in der Bestrahlungsphase Dosisreduktion von 5-FU sowohl im Bolus- als auch im Infusionsregime). Die 5-FU-Infusion hatte hochsignifikant weniger Nebenwirkungen, resultierte in einer besseren Lebensqualität und dauerte mit 12 Wochen nur halb so lang wie das Mayo-Schema. Im Trend ergab sich darüber hinaus auch eine bessere Wirksamkeit bei mit 5-FU-Dauerinfusion behandelten Patienten in der Gesamtstudie. Bei Patienten mit Rektumkarzinom konnte mit der Dauerinfusion sowohl eine Verlängerung des rezidivfreien Intervalls (p = 0,03) als auch eine Anhebung des Gesamtüberlebens (81 % versus 67 % nach 5 Jahren; aufgrund der Fallzahl in dieser Subgruppe [n = 219] allerdings nur grenzwertig signifikant: p = 0,07) erreicht werden. Diese Studie kann herangezogen werden, die 12-wöchige Dauerinfusion als gegenüber 24 Wochen Bolus-Regime nicht unterlegen, nebenwirkungsärmer und patientenfreundlicher zu bewerten [50].

Bestätigt wird dieser Trend in einer ganz aktuell vorgestellten Studie, in der bei jeweils mehr als 600 operierten Rektumkarzinompatienten eine 5-FU-Dauerinfusion (300 mg/m²/Tag) vor und nach der kombinierten Radiochemotherapie mit dem aktuell empfohlenen Standardregime von je zwei Zyklen Bolus-5-FU über fünf Tage verglichen wurde. Höhergradige hämatologische Toxizität war im Behandlungsarm, der ausschließlich Infusions-5-FU einsetzte wesentlich seltener. Mit 65 versus 72 % Fünfjahresüberleben bestätigte sich im Trend wiederum eine Überlegenheit des reinen Infusiosregimes (p = 0,04, einseitiger Test, somit nur grenzwertig signifikant) [53].

4.4.2 Dauer der Chemotherapie, Modulation von 5-FU und andere Zytostatika

4.4.2

Neben dem Austausch von Bolus-5-FU gegen das Infusionsschema wurden viele andere Versuche unternommen, die Effektivität der adjuvanten Therapie zu steigern. Die Ergebnisse der entsprechenden Studien sind jedoch nicht immer schlüssig und führten nicht zu einer Verbesserung der Ergebnisse. Sie betrafen vor allem die Dauer der Chemotherapie, die initial mal bei 12 bis 18 Monaten gelegen hatte, den Einsatz des biochemischen Modulators Folinsäure sowie die Überprüfung der Wirkung von Levamisol oder des Zytostatikums Methyl-CCNU.

Levamisol – eigentlich ein Mittel aus der Veterinärmedizin, das gegen Wurmerkrankungen eingesetzt wurde – hatte zusammen mit 5-FU zunächst einen Stellenwert in der adjuvanten Therapie. Dies beruhte auf Tierversuchen, die eine Immunmodulation durch Levamisol zeigten. Weder im Rahmen der palliativen Therapie zusammen mit 5-FU noch als Monotherapeutikum in der adjuvanten Situation beim Kolonkarzinom ließ sich jedoch ein positiver Effekt nachweisen. Trotzdem schaffte es die untersuchte Kombination aus 5-FU und Levamisol für etwa zehn Jahre als Standard der adjuvanten Therapie beim Kolonkarzinom angesehen zu werden [52]. Wie oben angegeben kamen in älteren Schemata auch die Zytostatika Vincristin und Methyl-CCNU vor, die jedoch als Monotherapeutikum ebenfalls in der palliativen Therapie metastasierter kolorektaler Karzinome gar keine nachgewiesene Wirksamkeit haben. **Folinsäure** (N-5-Formyl-Tetrahydrofolat) ist ein Derivat des Vitamins Folsäure und kann wie diese als Quelle für reduzierte Folate dienen. Die Substanz kann die Wirkung des Zytostatikums 5-FU modifizieren. Wird Folinsäure zusammen mit 5-FU appliziert, so kommt es intrazellulär zur Bildung eines festen Komplexes aus Fluorodeoxyuridinmonophosphat (einem Produkt von 5-FU), sowie dem Folinsäure-Derivat Methylen-THF und der Thymidilatsynthase, der zu einer verstärkten Hemmung der DNS-Synthese führt [51]. Während sich die Folinsäuremodulation von 5-FU im Rahmen der palliativen Therapie und auch bei der adjuvanten Behandlung des Kolonkarzinoms in den Neunzigerjahren durchsetzte, ist diese Substanz beim Rektumkarzinom in der adjuvanten Therapie wieder verlassen worden.

In den entsprechenden Studien ergaben weder der Einsatz des immunmodulierenden Antihelminthikums Levamisol zusätzlich zu 5-FU noch die Biomodulation des Zytostatikums durch Folinsäure [60] und auch nicht die Hinzunahme von Methyl-CCNU zum Schema [42] einen Gewinn gegenüber unmoduliertem Fluorouracil als Bolus (Tab. 4-2).

Die **Dauer der Chemotherapie** wurde mangels Überlegenheit der 12- oder 18-Monatsschemata auf ein halbes Jahr reduziert [16, 44] (Tab. 4-2).

Sowohl was die Dauer der Therapie als auch den fehlenden Gewinn durch Levamisol, Methyl-CCNU, aber auch die Folinsäuremodulation betrifft, decken sich Ergebnisse mit den Daten aus Studien zum Kolonkarzinom, die zahlreicher und häufig auch größer sind.

Die beiden neuen, zu 5-FU nicht kreuzresistenten Zytostatika **Irinotecan und Oxaliplatin** haben zwar eine erwiesene Wirksamkeit beim Rektumkarzinom, dürfen aber aufgrund fehlender Daten zur adjuvanten Therapie aktuell außerhalb von Studien nicht für die postoperative adjuvante Therapie eingesetzt werden. Auch die oral verfügbaren 5-FU Prodrugs Capecitabine und UFT, die in der palliativen Behandlung eine Alternative zur intravenösen 5-FU darstellen, werden erst aktuell im Rahmen von Studien unter adjuvanter Indikation geprüft.

4.5 4.5 Zeitliche Einordnung der Bestrahlung

Zu welchem Zeitpunkt die Strahlentherapie im Rahmen der gesamten adjuvanten Therapie eingesetzt werden soll, ist noch ungenügend geklärt. Da die Strahlentherapie einen erheblichen Einfluss auf die lokale Kontrolle hat, scheint es sinnvoll, sie so zeitnah wie möglich zur Operation zu beginnen. Unter diesem Aspekt wurde die Strahlen-Chemotherapie im Rahmen des Studienprotokolls der CAO/AIO/ARO 94 zur adjuvanten und neoadjuvanten Radio-Chemotherapie im adjuvanten Arm auch zeitnah nach der Operation geplant. Erst im Anschluss folgten vier weitere Zyklen Chemotherapie. In umfangreichen Metaanalysen, allerdings überwiegend retrospektiver Untersuchungen, konnte gezeigt werden, dass bei der adjuvanten Bestrahlung des Mammakarzinoms und von Kopf-Hals-Tumoren die Verschiebung der Bestrahlung auf später als rund acht Wochen nach der Operation tatsächlich mit einem ganz deutlich erhöhten Lokalrezidivrisiko einhergeht [27]. Da bei der adjuvanten Therapie des Rektumkarzinoms das Zytostatikum 5-FU mit nur moderater Dosisreduktion parallel zur Bestrahlung eingesetzt werden kann, folgt anders als beim Mammakarzinom
4.6 durch die frühe Strahlentherapie keine Verzögerung der adjuvanten Chemotherapie, was wiederum einen negativen Einfluss auf die Fernmetastasierungsrate haben könnte. Obgleich bis heute keine Ergebnisse aus prospektiv randomisierten Studien vorliegen, die eine derartige frühe simultane Radiochemotherapie mit der noch in den Leitlinien der Deutschen Krebsgesellschaft erwähnten Strahlentherapie erst nach zwei Zyklen Chemotherapie – also erst drei Monate nach Operation – vergleichen, halten wir es für angemessen, auch außerhalb von Studien mit der Radiochemotherapie zu beginnen.

Adjuvante postoperative Therapie:
Die alleinige postoperative Strahlentherapie hat nur einen geringen Einfluss auf die Lokalrezidivrate und keinen Effekt auf das Gesamtüberleben von R0-resezierten Patienten mit einem Rektumkarzinom. Sie sollte heutzutage daher nicht mehr angewendet werden.
Die postoperative simultane Radiochemotherapie mit 5-FU als Dauerinfusion (225 mg/m^2 KOF/ Tag) parallel zur Bestrahlung (~50 Gy) ist heute als Standard bei Patienten in den Stadien UICC II und III anzusehen. Neben einer signifikanten Senkung der Lokalrezidivrate wird auch ein Überlebensvorteil gegenüber der alleinigen Operation bzw. Operation mit postoperativer Bestrahlung gesehen.
Eine 5-FU basierte adjuvante Chemotherapie führt mit oder ohne Bestrahlung zu einem Überlebensvorteil von Rektumkarzinom-Patienten im UICC-Stadium III. Gemäß Leitlinie sind 4 Zyklen à fünf Tage Bolus 5-FU (500mg/m^2 KOF) außerhalb der Bestrahlung (insgesamt 6 Monate Therapie) der Standard. Eine Alternative, da gleich wirksam, aber zeitlich kürzer, ist eine 5-FU-Dauerinfusion (300mg/m^2KOF/Tag) über 12 Wochen (davon 5 $^1/_2$ Wochen in dosisreduzierter Form parallel zur Bestrahlung, 225 mg/m^2KOF/Tag) (Abb 4-2a bis d).

4.6 Adjuvante Radiotherapie nach lokaler Tumorexzision

Ob eine postoperative Radio-(Chemotherapie) nach lokaler Tumorvollwandresektion lokal fortgeschrittener Rektumkarzinome (T2–3) oder früher Rektumkarzinome mit ungünstigem Grading (T1, G3) eine Alternative zu einem radikalen chirurgischen Eingriff ist, bleibt bisher weitgehend ungeklärt. In einer Intergroup-Studie (CALGB B 8984) wurde diese Fragestellung prospektiv an 110 Patienten untersucht. Nach lokaler

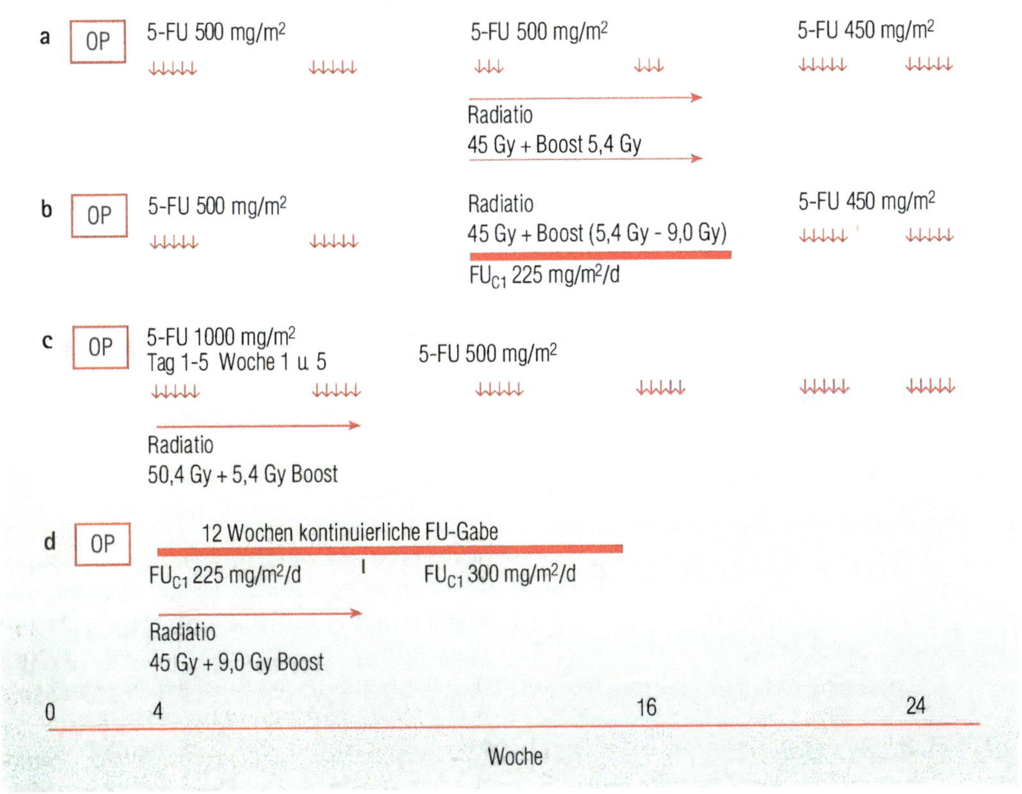

Abb. 4-2a bis d
Flussdiagramm postoperative adjuvante Therapie.
a Mayo-Klinik-Schema: Bolus 5-FU während der Strahlentherapie.
b kontinuierliche Gabe von 5-FU während der Strahlentherapie.
c CAO/AIO/ARO-94-Protokoll-Arm I.
d kontinuierliche Gabe von 5-FU während der Strahlentherapie und nach Beendigung der Strahlentherapie.

Tumorexzision erhielten Patienten mit einem ≥ T2-Rektumkarzinom eine Strahlentherapie mit 45 bis 50 Gy [55]. Die Lokalrezidivrate betrug nach einer mittleren Nachbeobachtungszeit von 2 Jahren 14 %, das Gesamtüberleben 85 % nach 6 Jahren. Diese Resultate sind enttäuschend und erreichen nicht die mit konventioneller onkologisch-radikaler Chirurgie zu erzielenden Ergebnisse. Die Studie konnte somit eine Gleichwertigkeit bez. der Langzeitergebnisse nicht sichern, so dass hinsichtlich eines solchen Vorgehens Zurückhaltung geboten ist und neue, bessere Konzepte in prospektiven Studien geprüft werden müssen.

4.7 Additive Therapie nach R-1-Resektion

4.7

Wie bereits oben erwähnt besteht auch bei makroskopisch inkompletter Resektion (R-1-/R-2-Resektion) prinzipiell durch eine Bestrahlung oder kombinierte Radiochemotherapie noch ein kurativer Ansatz. Ergebnisse prospektiver Studien liegen für solche Situationen nicht vor, retrospektive Auswertungen bestätigen dies aber. Sinnvoll erscheint es für diese Bereiche eine höhere Dosis als in der adjuvanten Situation einzustrahlen (60–66 Gy). Um für diese Bereiche, eine lokale Aufsättigung exakt planen zu können und um eine Risikoabschätzung für benachbarte Risikoorgane bei dann höherer Dosis zu ermöglichen, ist es wünschenswert, dass diese Bereiche intraoperativ mit Clips markiert werden.

4.8 4.8.3

4.8 Neoadjuvante und präoperative Therapiestrategien

4.8.1

4.8.1 Neoadjuvante oder präoperative Therapie

Der Begriff neoadjuvante Therapie wird verwendet, wenn die zytostatische Behandlung oder Bestrahlung bei potentiell kurativ behandelbaren Patienten schon vor der Operation zum Einsatz kommt. Besser und treffender ist von präoperativer Bestrahlung oder Radiochemotherapie zu sprechen.

4.8.2

4.8.2 Fraktionierungsregimes der präoperativen Therapie

Hierbei werden prinzipiell zwei unterschiedliche Fraktionierungsregimes unterschieden.

1. Kurzzeittherapie:
Hierbei wird mit relativ hohen Einzeldosen (z. B. 5,0 Gy) über wenige Tage (3–5 Tage) kurz vor der Operation therapiert. Ziel dieses Verfahrens ist in erster Linie die präoperative Devitalisierung des Tumors, um einer intraoperativen Tumorzellkontamination vorzubeugen.

2. Konventionell fraktionierte Strahlentherapie:
Hierbei erfolgt über mehrere Wochen eine konventionell fraktionierte Strahlentherapie mit Einzeldosen von 1,8 bis 2,0 Gy bis zu einer Gesamtdosis von 30–50 Gy (ggf. kombiniert mit einer simultanen Chemotherapie). Die Operation wird in der Regel 4–8 Wochen nach Abschluss der Strahlentherapie durchgeführt. Ziel ist die Tumorverkleinerung, um die Chance einer kompletten Resektion (R0-Resektion) und sphinktererhaltender Eingriffe zu verbessern.

4.8.3 Präoperative Strahlentherapie

Die präoperative Strahlentherapie kommt seit den 60er Jahren bei der Behandlung von Patienten mit Rektumkarzinomen zur Anwendung [3, 10, 32, 48]. Dabei wurden bisher die unterschiedlichsten Dosierungen und Fraktionierungen eingesetzt. Die alleinige präoperative Strahlentherapie wurde in insgesamt 14 größeren Studien untersucht (Tab. 4-1). In 12 Studien wurde eine Senkung der Lokalrezidivrate in der Strahlentherapiegruppe beschrieben. In 6 der Studien war dieser Unterschied signifikant. In einer Studie wurde sogar ein signifikanter Überlebensvorteil für die vorbestrahlten Patienten festgestellt [58]. Bei den insgesamt 1168 Patienten dieser Studie wurde entweder eine präoperative Radiatio mit 5x5,0 Gy vor der Operation oder aber eine alleinige Operation durchgeführt. Nach einem Follow up von 5 Jahren betrug die Lokalrezidivrate im vortherapierten Arm 11 %, im Vergleichsarm 27 % (HR = 0,42; p < 0,001; NNT = 6). Das 5-Jahresgesamtüberleben konnte im Radiotherapiearm von 48 % auf 58 % gesteigert werden (HR = 0,79; p = 0,004; NNT = 10).

Da durch Anwendung der totalen mesorektalen Exzision (TME) die Lokalrezidivrate allein durch diese Operationstechnik in erfahrenen Zentren erheblich gesenkt werden kann, war absolut offen, ob auch bei dieser OP-Technik eine Vorbestrahlung noch zu einer Verbesserung der Ergebnisse führen kann. Der Klärung dieser anspruchsvollen Frage widmete sich die multizentrische Studie einer holländischen Arbeitsgruppe [31]. Es wurde eine Strahlentherapie in derselben Form 5x5,0 Gy innerhalb einer Woche vor TME mit einer alleinigen TME verglichen. Die Lokalrezidivrate nach 2 Jahren lag erstaunlicherweise im vorbestrahlten Arm mit 2,4 % nochmals unter den 8,2 % im Vergleichsarm (p < 0,001). Bei den insgesamt sehr erfreulichen Ergebnissen in beiden Armen und der bisherigen Nachbeobachtungszeit von im Median 25 Monaten konnte erwartungsgemäß noch kein Einfluss auch auf das Überleben der Patienten gezeigt werden (2-Jahresüberleben 82 % und 81,8 %). In der multivariaten Cox Regression Analyse waren das TNM-Stadium, der Behandlungsarm und die Höhe des Tumors im Rektum unabhängige prognostische Faktoren bez. des Lokalrezidivrisikos. Eine Subgruppenanalyse ergab, dass die Reduktion des Lokalrezidivrisikos erheblich von der Tumorhöhe (ab Anokutanlinie) abhängig war: Ein hochsignifikanter Unterschied wurde dabei für Tumoren beschrieben, die zwischen 5,1 bis 10 cm lagen (HR = 0,1; p < 0,001; NNT 11), ein signifikanter Unterschied auch bei ganz distaler Lage (unter 5 cm ; HR = 0,58; p = 0,05, NNT 24), es fand sich aber kein signifikanter Effekt bei Tumoren, die zwischen 10 und 15 cm lokalisiert waren (p=0,17).

Insgesamt 14 unterschiedlich fraktionierte präoperative Strahlentherapiestudien wurden in einer Metaanalyse von Camma et al. [7] analysiert. Dabei ergab sich eine Reduktion des relativen Risikos für ein Lokalrezidiv um 50 % (p < 0,001) und des relativen Mortalitätsrisikos um 16 % (p = 0,03). In einer Arbeit der Colorectal Cancer Collaborative Group [9], in der neben 14 präoperativen auch 8 postoperative Studien mit zusammen über 8000 Patienten mit Rektumkarzinomen einbezogen wurden, arbeitete man die Bedeutung der biologisch effektiven Dosis (BED) heraus (Abb. 4-3).

Aufgrund der unterschiedlichen Fraktionierungsmuster, die bei der präoperativen Strahlentherapie beim Rektumkarzinom eingesetzt wurden, kann man nicht einfach die Gesamtherddosis der Studien in Gruppen zusammenfassen, sondern muss bei den Kurzzeitschemata mit hohen Einzeldosen diese BED (z. B. 5x5 Gy in fünf Tagen BED = 37,5 Gy, Tab.4-1) in Rechnung stellen. Man unterteilte die angewendeten Schemata nach ihren BED in drei Gruppen (< 20 Gy, 20–30 Gy und > 30 Gy). Wie man für diese Tumorentität erwartet hatte, ergab sich eine klare Dosis-Wirkungsbeziehung in dieser retrospektiven Analyse. Es zeigte sich in der Gruppe mit einer BED > 30 Gy eine signifikante Senkung des Lokalrezidivrisikos (57 %; p = 0,00001) und ebenso eine signifikante Senkung der tumorspezifischen Sterberate (22 %; p = 0,00002). Auch der Effekt auf das Gesamtüberleben war noch grenzwertig signifikant (Senkung der Gesamttodesrate um 10 %; p = 0,04). In dieser Untergruppe (BED > 30 Gy) war jedoch auch eine Zunahme der nicht-tumorspezifischen Todesrate zu verzeichnen (p = 0,001). Inwieweit diese auf die Bestrahlungstechniken zurückzuführen sind, muss offen bleiben. Schon ein Absenken der BED der präoperativen Strahlentherapie auf 20–30 Gy führte zu einem Effektivitätsverlust, so dass gemäß der Metaanalyse bei derartigen Do-

$$LQ\text{-}time = nxd\ \left(1 + \frac{d}{\alpha/\beta}\right) - \frac{\gamma}{\alpha}\,(T\text{-}Tk)$$

Abb. 4-3
Berechnung der BED (Biologische effektive Dosis) nach dem Linear-Quadratischen Modell (LQ-Time) n = Anzahl der Fraktionen, d= Einzeldosis pro Fraktion, α/β =linear-quadratischer Quotient (=10), γ/α = Repairrate (=0,6 Gy/Tag), T= Gesamtbehandlungszeit (Tage), Tk -initiale Verzögerungszeit/Proliferationsbeginn (=7 Tage).

sen zwar noch ein Trend bez. Senkung des Lokalrezidivriskos zu sehen war, jedoch keine statistische Signifikanz mehr erreicht wurde ($p = 0,1$) und kein Einfluss aufs Überleben auszumachen war. Keinerlei Effekt wurde bei Schemata mit einer BED unter 20 Gy gesehen.

Obwohl anzunehmen ist, dass sich die hohe Effektivität einer präoperativen Strahlentherapie durch eine zusätzliche Chemotherapie noch steigern lässt, ist dies bisher nicht durch publizierte Phase-III-Studien belegt. Die einzige zu dieser Fragestellung vorliegende Studie [4] aus den 70er Jahren erbrachte kein positives Ergebnis, da die Toxizität der präoperativen Radio-Chemotherapie aufgrund der aus heutiger Sicht zu großen Bestrahlungsfelder und suboptimalen Bestrahlungstechniken zu hoch war. Eine Reihe von Phase II-Studien belegen aber mittlerweile, dass unter Verwendung moderner Strahlentherapietechniken die präoperative Radio-Chemotherapie sehr gute Ergebnisse bei tolerabler Toxizität erreichen kann [47, 57]. Dies wird durch die bisher bekannten Ergebnisse der mittlerweile abgeschlossenen großen deutschen Studie (CAO/AIO/ARO 94), die eine präoperative mit einer postoperativen Radiochemotherapie verglichen hat, bestätigt. Es ist anzunehmen, dass sich durch eine Radio-Chemotherapie das Ausmaß des Downstagings im Vergleich zur alleinigen Strahlentherapie erhöhen lässt. Nach den Ergebnissen retrospektiver Studien lässt sich durch ein effektives Downstaging die Rate von kontinenzerhaltenden Operationen möglicherweise erhöhen, ohne dass dies durch ein gesteigertes Lokalrezidivrisiko erkauft wird. Anders als bei der Kurzzeitbestrahlung mit hohen Einzeldosen führt die simultane Radiochemotherapie mit konventioneller Fraktionierung bei einem relevanten Anteil der Patienten zu einer pathologisch kompletten Remission des Primärtumors und der regionären Metastasen (ypT0, ypN0). Dies ist wiederum mit hervorragenden Langzeitergebnissen verbunden [5, 30, 36, 63]. Um ein optimales Downstaging zu erzielen, sollte die Operation nach einer konventionell durchgeführten Strahlen-/Chemotherapie etwa 6–8 Wochen nach Abschluss der Radiatio erfolgen. Dies wird auch durch die Studie einer französischen Arbeitsgruppe (Lyon-R 9001) [13] untermauert. In dieser Studie, in die 210 Patienten eingeschlossen wurden, wurde nach einer identischen Strahlentherapie entweder nach 2 Wochen oder nach 6–8 Wochen operiert. Die Rate der sphinktererhaltenen Operationen war im Therapiearm mit dem größeren zeitlichen Intervall zwischen Strahlentherapie und Operation mit 76 % höher als im Vergleichsarm (68 %)

Nach einer präoperativen Kurzzeit-Strahlentherapie (5x5 Gy) wird eine Operation wenige Tage nach Abschluss der Strahlentherapie empfohlen [63, 31], da das Ziel einer solchen hypofraktionierten Therapie nicht das Downstaging, sondern die Devitalisierung von Tumorzellen ist, und die Operation vor Eintreten der lokalen strahlentherapiebedingten Entzündungsreaktion erfolgen soll.

Präoperative Therapie:
Durch eine präoperative Strahlentherapie mit einer biologisch effektiven Dosis (BED) von > 30 Gy kann die Lokalrezidivrate bei Patienten mit T3-4-Rektumkarzinomen deutlich gesenkt werden. Möglicherweise hat diese Therapie auch einen Einfluss auf das Gesamtüberleben. Prinzipiell sind zwei Fraktionierungsschemata für die präoperative Strahlentherapie geprüft worden, die Kurzzeittherapie und die konventionelle Radiotherapie.
Aufgrund eines besseren Downstaging sind möglicherweise durch eine konventionelle Radiotherapie (GD 45–54 Gy) in Kombination mit einer simultanen Chemotherapie langfristig bessere Resultate zu erzielen. Der endgültige Beweis dafür steht noch aus (Abb. 4-4).

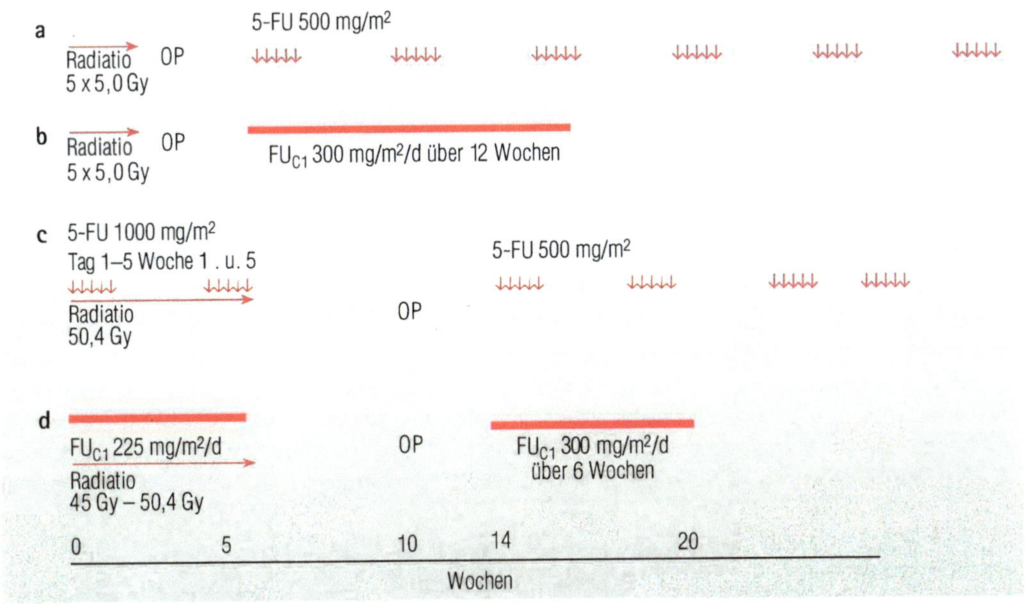

Abb. 4-4
Flussdiagramm präoperative Therapie.
a Kurzzeitschema (5x5 Gy) und adjuvante Chemotherapie mit 6 Zyklen 5FU
b Kurzzeitschema (5x5 Gy) und adjuvante Chemotherapie mit kontinuierlicher 5-FU-Gabe
c CAO/AIO/ARO-94-Protokoll Arm II
d Konventionell fraktionierte präoperative Strahlentherapie mit kontinuierlicher 5-FU-Gabe während der gesamten Strahlentherapie und nach Operation

Ob die konventionell fraktionierte präoperative Radiochemotherapie auch bez. patientenrelevanter Endpunkte (Überleben, Lebensqualität) wirksamer ist als die präoperative Kurzzeitbestrahlung, ist bisher offen und muss in sorgfältig geplanten prospektiven randomisierten Studien baldmöglichst geklärt werden.

4.9 Präoperative oder adjuvante Strahlentherapie

Für einen Patienten mit diagnostiziertem, lokal fortgeschrittenem Rektumkarzinom ist die Entscheidung zu treffen, ob eine primäre Operation, gefolgt von einer adjuvanten Behandlung oder aber ein multimodales Konzept mit präoperativer Behandlung verfolgt wird. Es gibt bisher keine ausreichenden Untersuchungsergebnisse, die das eine oder andere Vorgehen als Standard begründen würde.

Insgesamt sind die verfügbaren Daten zur präoperativen Radiotherapie überzeugender als zur postoperativen Strahlentherapie (Tab. 4-3). In einer Metaanalyse [9] von 8 postoperativen und 14 präoperativen Studien wird gezeigt, dass die postoperative Radiatio zwar das Lokalrezidivrisiko signifikant senken kann (37 %, $p = 0{,}00002$), aber dies in einem geringeren Ausmaß als präoperativ (57 %, $p < 0{,}00001$). Im Gegensatz zur präoperativen Strahlentherapie konnte in dieser Metaanalyse kein Einfluss der postoperativen Strahlentherapie auf das 4.9

Tab. 4-3
Vergleich der präoperativen und postoperativen Strahlentherapie in Abhängigkeit von der BED (Biologisch effektive Dosis) nach Glimelius [21].

Therapie	Reduktion Gesamt-sterblichkeit		Reduktion Tumorspez. Sterberate		Relative Reduktion Lokalrezidiv spez. Sterberate		Steigerung nicht tumor-	
Präop. BED < 20 Gy	6 %	p = 0,6	11 %	p = 0,3	20 %	p = 0,05	5 %	p = 0,8
Präop. BED 20–30 Gy	1 %	p = 0,9	1%	p = 0,9	24 %	p = 0,10	1 %	p = 0,9
Präop. BED >30 Gy	10 %	p = 0,04	22 %	p = 0,00002	57 %	< 0,00001	37 %	p = 0,001
Präop. Gesamt	6 %	p = 0,09	13 %	p = 0,0006	46 %	p < 0,00001	15 %	p = 0,02
Postop. BED > 35Gy	5 %	p =0,4	9 %	p = 0,2	37 %	p = 0,00002	12 %	p = 0,1

Überleben gezeigt werden. Dies wird auch durch die Ergebnisse einer randomisierten Studie unterstützt [14] in der 5x5,1 Gy präoperativ mit 50 Gy postoperativ verglichen wurde. Die 5-Jahres-Lokalrezidivrate lag bei 13 % im präoperativen Arm, im postoperativen Arm bei 22 % (p=0,02).

Die besseren Ergebnisse der präoperativen Strahlentherapie lassen sich möglicherweise durch eine erhöhte Radiosensitivität der Tumorzellen durch eine bessere Oxygenierung bei noch intakter Vaskularisierung erklären. Die geringeren Nebenwirkungsraten einer neoadjuvanten konventionellen Strahlentherapie werden durch eine geringere Dünndarmbelastung bzw. das geringere Risiko für Darmadhäsionen und Verwachsungen, wie sie in einer postoperativen Situation auftreten können, erklärt [26, 28, 38].

Bei einem präoperativen Vorgehen besteht theoretisch die Gefahr einer Überbehandlung, da kein abgeschlossenes histopathologisches Staging vorliegt. Allerdings hat heutzutage das endosonographische Staging einen sehr hohen prädiktiven Wert. Eine weitere noch offene Frage ist die Wertigkeit einer adjuvanten Chemotherapie nach erfolgter präoperativer Radiochemotherapie und gutem Ansprechen des Tumors (ypT0ypN0). Für eine präoperative Radio-Chemotherapie würde neben einer geringeren Morbidität auch eine höhere Rate an sphinktererhaltenden Operationen sprechen [13, 30, 63].

Insgesamt wurden 3 Studien aufgelegt, die eine postoperative mit einer präoperativen Radiochemotherapie systematisch vergleichen (INT 0147, NSABP R03, CAO/ ARO/ AIO 94). In allen Studien wurde eine konventionelle Strahlentherapie bis zu einer Gesamtdosis von 50–55 Gy parallel zu einer Chemotherapie auf 5-FU-Basis durchgeführt.

Zwei dieser Studien wurden allerdings mittlerweile aufgrund zu geringer Patientenrekrutierung vorzeitig abgebrochen und können somit nicht für eine Entscheidung herangezogen werden. In die deutsche Studie, die mittlerweile abgeschlossen ist, wurden 823 Patienten randomisiert. Die Ergebnisse zeigen eine signifikante Reduktion der lokalen Rückfallsrate (7% vs. 11% p = 0,021) sowie eine Verdopplung der Rate an sphinktererhaltenen Operationen bei tiefsitzenden Karzinomen (39% vs. 19%, p = 0,004 durch die präoperative Radiochemotherapie (medianes Follow-up 42 Monate).

Ebenfalls konnte durch die präoperative Radiochemotherapie im Vergleich zur postoperativen adjuvanten Radio-Chemotherapie sowohl die akute als auch die chronische Toxizität gesenkt werden (9. Interdisziplinäres Symposium Onkologie, Rothenburg o. d. T. April 2003).

4.10 Durchführung und Nebenwirkung der Strahlentherapie

4.10.1 Durchführung der Strahlentherapie

Die in früheren Studien beschriebenen hohen Nebenwirkungsraten sind auf heute nicht mehr akzeptable große Bestrahlungsfelder und nicht mehr zeitgemäße Bestrahlungstechniken zurückzuführen.

Für die Bestrahlungstherapie sollte heutzutage grundsätzlich eine 3-D-Bestrahlungsplanung obligat sein.

Es sollte idealerweise eine 3- bzw. 4-Felder-Boxtechnik (Abb. 4-5) mit individueller Ausblockung (MLC, Bleiabsorbern) verwendet werden. Die Bestrahlung erfolgt mit hochenergetischen Photonen mit einer Qualität von 15–20 MV.

Die Patienten sollten in Bauchlage auf einem Belly-Board gelagert werden, um den Anteil an Dünndarmschlingen im Bestrahlungsvolumen zu reduzieren (Abb. 4-6a und b).

4.10

Die Referenzdosis Dref wird gemäß ICRU 50 an einem Referenzpunkt im Zielvolumen spezifiziert, der repräsentativ für das Zielvolumen ist. Es sollte angestrebt werden, dass die Maximaldosis (D_{max}) die Referenzdosis um nicht mehr als 7% überschreitet und dass das Zielvolumen vollständig von der 95 %-Isodose umschlossen wird.

4.10.1

Bei der konventionellen Fraktionierung sollte eine Einzeldosis (ED) von 1,8 Gy, 5-mal wöchentlich appliziert werden. Die Gesamtdosis (GD) sollte präoperativ zwischen 45-50 Gy, postoperativ bei einer R0-Situation zwischen 50 und 54 Gy liegen. Eine Reduktion des Bestrahlungsvolumens nach 45 Gy ist zu empfehlen. Beim Einsatz des Kurz-

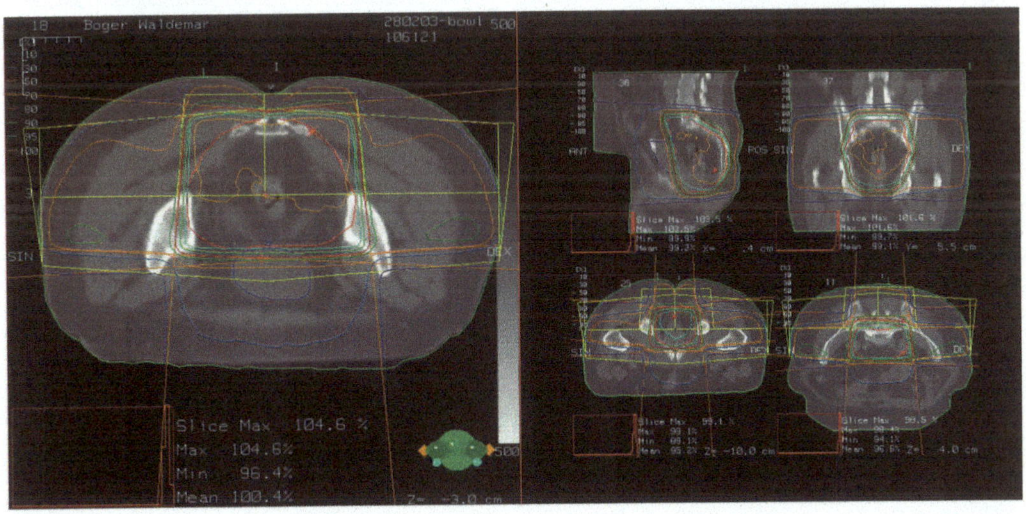

Abb. 4-5
3-Felder-Boxtechnik bei Patient mit Rektumkarzinom.

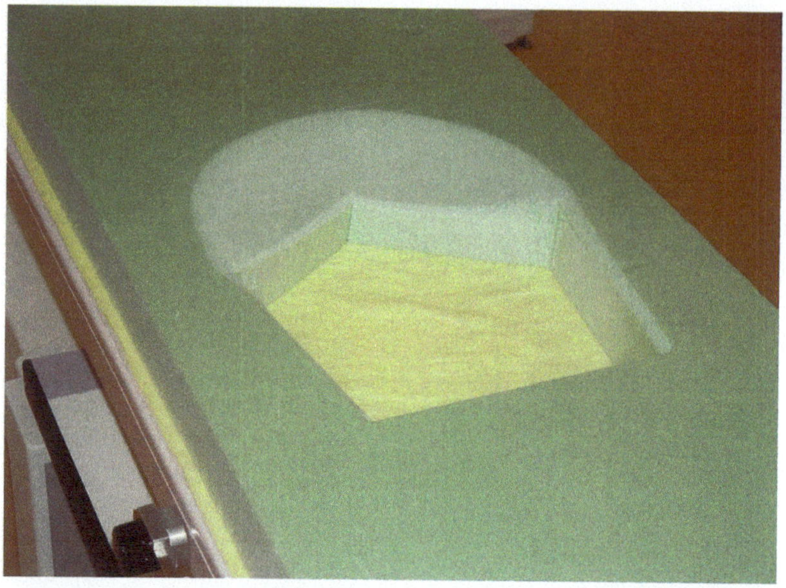

a

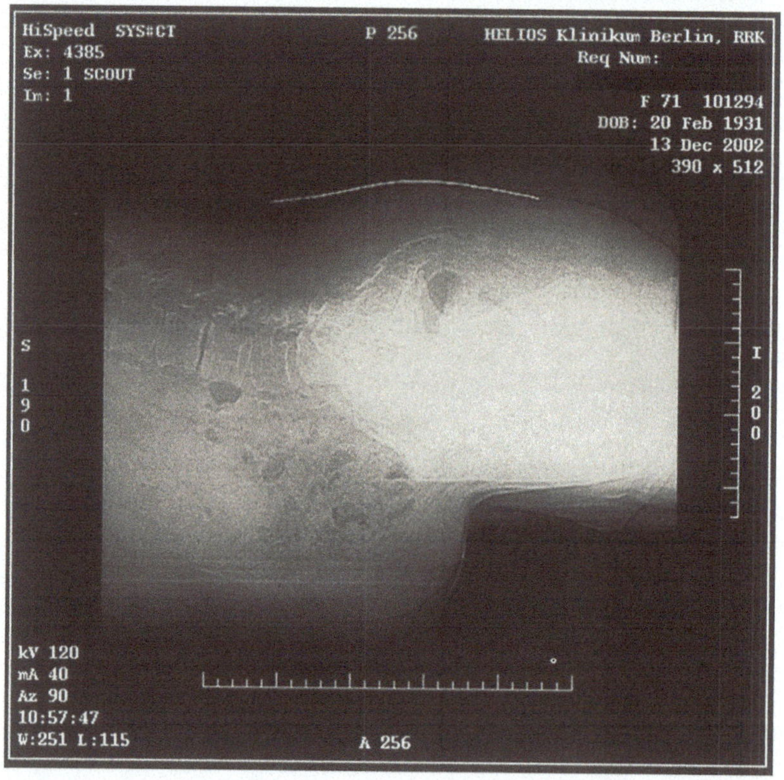

b

Abb. 4–6a, b
Bellyboard-Lagerungshilfe (a) bei der Bestrahlung zur Reduktion der Darmschlingen im Bestrahlungsvolumen, sagittales Topogramm (b).

zeitregimes ist entsprechend der publizierten Daten eine ED von 5,0 Gy, 5-mal wöchentlich bis zu einer GD von 25 Gy zu favorisieren.

In der präoperativen Situation wird als „gross tumor volume" (GTV) der makroskopische Primärtumor und die makroskopisch befallenen Lymphknoten definiert. Als Klinisches Zielvolumen (CTV) werden sowohl bei der präoperativen als auch bei postoperativen Strahlentherapie die Lymphknoten der mesorektalen, präsakralen sowie iliakal internen Lymphknotenregionen definiert. Ein ausreichender Sicherheitssaum ist für das Planungszielvolumen in alle Richtungen zu berücksichtigen, um mögliche Lagerungsunsicherheiten und Organbewegungen auszugleichen.

Bei Vorliegen einer R1-/R2-Situation sollte die Strahlentherapie zunächst in identischer Technik und Dosierung eingeleitet werden. Eine kleinvolumige Aufsättigung für die clipmarkierten Risikobereiche ist empfehlenswert. Dabei sollte unter Berücksichtigung der benachbarten Risikostrukturen bei einer R1-Situation eine kumulative Gesamtdosis für diesen Bereich von 60 Gy, bei einer R2-Situation von 66 Gy angestrebt werden.

4.10.2 Nebenwirkung der Strahlentherapie

Bei der Beurteilung der Effektivität einer Kombinationsbehandlung sollte die Beurteilung der Toxizitätsrate einen entscheidenden Einfluss haben. Für die Balance zwischen positiven Effekten (Senkung der Lokalrezidivrate, Steigerung des Gesamtüberlebens) für die Patienten und potentiell negativen Effekten (Darmstenosen, -adhäsion, Strahlenzystitis) durch eine adjuvante bzw. neoadjuvante Therapie besteht derzeit noch kein abgeschlossenes Meinungsbild.

Analysen verschiedener Studien haben gezeigt, dass der Grad der Toxizität vor allem von der Strahlentherapietechnik abhängig ist. Das Risiko kann durch kleinere Bestrahlungsvolumina und durch konformale Techniken minimiert werden [9, 21, 38].

In den Studien mit konventioneller Fraktionierung präoperativ wurde keine erhöhte postoperative Mortalität beschrieben, in den Studien, die ein Kurzzeitschema (5x5 Gy) angewendet haben, wurde eine erhöhte postoperative Mortalität allerdings dann beobachtet, wenn zwei anterior-posteriore (AP-PA) Felder verwendet wurden [8, 26]. Da heutzutage eine 3-D-geplante Mehr-Felder-Technik als Standard anzusehen ist, sollte dieses Risiko nicht mehr bestehen. So ist in den neueren Studien zur Kurzzeittherapie [31] die bisher publizierte Akuttoxizität gering. Allerdings gelten aus strahlenbiologischen Überlegungen hohe Einzeldosen, insbesondere im Hinblick auf spät reagierendes Gewebe nach wie vor als nicht ungefährlich. **Strahlenspätfolgen** manifestieren sich häufig erst viele Monate nach Ende der Therapie und können aufgrund der kurzen Nachbeobachtungszeit in den aktuellen Studien noch nicht endgültig beurteilt werden.

Die initial hohe therapiebedingte Morbidität der kombinierten Radio-Chemotherapie konnte ebenfalls aufgrund optimierter Bestrahlungstechniken und verbesserter 5-FU-Applikationen inklusive moderner Supportivtherapien deutlich gesenkt werden. Bei etwa 20 % der Patienten ist während einer kombinierten adjuvanten Therapie eine Diarrhö und bei ca. 18 % eine Leukopenie zu erwarten. Schwerwiegendere Reaktionen der Darmschleimhaut (WHO III) treten bei etwa 7 % der Fälle auf, Dünndarmobstruktionen im späteren Verlauf sollten 5 % nicht übersteigen [37]. 4.10.2

4.11

4.11 Durchführung der Chemotherapie und Nebenwirkungen

Wie oben ausgeführt gibt es inzwischen klare Hinweise, dass einer Dauerinfusion von 5-FU aufgrund des günstigeren therapeutischen Index der Vorzug gegenüber der Bolusapplikation zu geben ist. Entscheidet man sich im Rahmen der adjuvanten Therapie zur Gabe eines Bolusschemas, so ist gemäß den Leitlinien der Deutschen Krebsgesellschaft unmoduliertes 5-FU in einer Dosis von 500 mg/m^2 Tag 1–5 als i.v.-Bolus (Gabe über weniger als 5 Minuten), wiederholt alle 4 Wochen einzusetzen. Da 5-FU eine Halbwertszeit von wenigen Minuten hat, führt eine Verlängerung der Infusionszeit zu einem Wirkungsverlust der Therapie und muss unbedingt vermieden werden. Im Rahmen der palliativen Therapie konnte dieser Wirkungsverlust durch Verlängerung der Infusionszeit von 2–4 Minuten auf 20 bis 40 Minuten eindrucksvoll prospektiv randomisiert belegt werden [20]. Wird als adjuvante Chemotherapie eine 5-FU-Dauerinfusion eingesetzt, so muss diese über einen zentralen Zugang erfolgen. Die 5-FU-Dauerinfusion wird idealerweise als tragbare Pumpe über 7 Tage angelegt (in 7 Tagen also 2100 mg/m^2 5-FU). Hierbei können entweder rein mechanische Einwegpumpen verwendet werden oder aber elektrische Mehrwegpumpen mit Einwegverbrauchsmaterial. Aspekte der Störanfälligkeit, der Kosten des Verbrauchsmaterials sowie auch des Gewichts müssen im Einzelfall in die Entscheidung, welches System bevorzugt wird, Einfluss finden.

Die Nebenwirkungen der 5-FU-Therapie sind insgesamt vergleichsweise gering. Unter der Bolusapplikation kommt es bei einem Teil der Patienten zu einer relevanten Stomatitis sowie gelegentlich zu höhergradiger Diarrhö und Neutropenie. Komplikationen wie neutropenisches Fieber sind allerdings selten. Ist es bei einem Patienten zu Stomatitis gekommen, so hat sich die präventive Gabe von Eiswürfeln zum Lutschen während der folgenden Bolusapplikationen bewährt. Andere bei Chemotherapien berüchtigte Nebenwirkungen wie Alopezie, Nausea und Emesis sowie höhergradige Abgeschlagenheit treten bei 5-FU sehr selten auf. Das Nebenwirkungsprofil der 5-FU-Dauerinfusion ist noch einmal signifikant günstiger gegenüber der Bolusgabe. Hierbei kommt es bei einem Teil der Patienten zu einem so genannten Hand-/Fußsyndrom in Form von Rotfärbung der Handinnenflächen und Fußsohlen, Spannungsgefühl, gelegentlich Blasenbildung und Schmerzen. Diese Nebenwirkung ist allerdings selten höhergradig. In diesem Falle muss eine Dosisreduktion von 20 % vorgenommen werden. Darüber hinaus scheint die Gabe von Vit. B_6 (150 bis 200 mg tgl. oral) einen günstigen Einfluss bezüglich des Hand-/ Fußsyndroms zu haben, wenngleich hierzu keine Daten aus prospektiv randomisierten Studien vorliegen. Eines der wesentlichen Probleme mit der 5-FU-Dauerinfusion ist das Auftreten von katheterassoziierten Komplikationen [50]. Die Häufigkeitsangaben hierzu schwanken jedoch erheblich. Einige Behandlungszentren verordnen niedrig dosierte orale Antikoagulanzien oder niedermolekulares Heparin (LMWH) zur Prophylaxe von Thrombosen. In der einzigen größeren prospektiv randomisierten Studie zum Stellenwert einer prophylaktischen Gabe von LMWH gegenüber Plazebo bei Tumorpatienten mit zentralen Venenkathetern zeigte sich allerdings keinerlei protektiver Effekt bei insgesamt sehr geringer Rate an Komplikationen in beiden Armen [46].

Literatur

1. Advanced Colorectal Cancer Metaanalysis Project „Modulation of fluorouracil by leucovorin in patients with advanced colorectal cancer: Evidence in terms of response rate" J Clinc Oncol 10, 896–903, 1992
2. Balslev I, Pedersen M, Teglbjaerg PS et al „Postoperative radiotherapy in Dukes B and C carcinoma of the rectum and rectosigmoid: a randomised multicentre study" Cancer 58, 22–28, 1988
3. Boulis-Wassif S, Langenhorst BL, Hop WCJ „The contribution of pre-operative radiotherapy in the management of borderline rectal cancer" In: Jones SE, Salmon SE (eds) „Adjuvant Therapy of Cancer" II 613–628, 1979, New York
4. Boulis-Wassif S, Gerard A, Loygue J et al „Final results of a randomized trial on the treatment of rectal cancer with preoperative radiotherapy alone or in combination with 5-FU followed by radical surgery" Cancer 53, 1811–1818, 1984
5. Brown T, Janjan NA, Feig BW et al „J mproved overall survival among responders to preoperative chemoradiation for locally advanced rectal cancer" Int J Radiat Oncol Biol Phys 45s, 339, 1999
6. Buyse M „EORTC studies of rectal cancer in: NIH Consensus Development Conference, adjuvant therapy for patients with colon and rectum cancer" NIH 53–55, 1996
7. Camma C, Giunta M, Fiorica F et al „Preoperative radiotherapy for resectable rectal cancer: A meta-analysis" JAMA 84, 1008–1015, 2000
8. Cedermark B, Johansson H, Rutquist LE et al "The Stockholm I trial of preoperative short-term radiotherapy in operable rectal cancer: a prospective randomisd controlled trial" Cancer 75, 2269–2275, 1995
9. Colorectal Cancer Collaborative Group „Adjuvant radiotherapy for rectal cancer: a systematic overview of 8507 patients from 22 randomised trails" Lancet 358, 1291–1304, 2002
10. Cummings BJ „Radiation therapy and rectal carcinoma: the Princess margaret Hospital experience" Br J Surg 72 (suppl) 64–66, 1985
11. Dahl O, Horn A, Morlid I et al „Low dose preoperative radiation postpones recurrences in operable rectal cancer: results of a randomised multicenter trail in Western Norway" Cancer 66, 2286–2294, 1990
12. Fisher B, Wolmark N, Rockette H et al „Postoperative adjuvant chemotherapy or radiation therapy for rectal cancer: results from NSABP protocol R-01" J Natl Cancer Inst 80, 21–29 1988
13. Francois Y, Nemoz CJ, Beaulieux J et al „Influence of the interval between preoperative radiation therapy and surgery on downstaging and on the rate of sphincter-sparing surgery for rectal cancer: The Lyon R 90–01 randomized trial" J Clin Oncol 17, 2396–2402, 1999
14. Frykholm G, Glimelius B, Pählman L „Pre- or postoperative irradiation in adenocarcinoma of the rectum: final treatment results of a randomized trial and evaluation of late secondary effects" Dis Colon Rectum 36, 564–572, 1994
15. Fountzilas G, Zisadis A, Dafni U et al „Postoperative radiation and concomitant bolus fluorouracil with or without additional chemotherapy with fluorouracil and high-dose leucovorin in patients with high-risk rectal cancer: a randomized phase-III study conducted by the Hellenic Cooperative Oncology Group" Ann Oncol 10, 671–676, 1999
16. Gastrointestinal Tumor Study Group „Radiation therapy and fluorouracil with or without semustine for the treatment of patients with surgical adjuvant adenocarcinoma of the rectum" J Clin Oncol 10, 549–557, 1992
17. Gastrointestinal Tumor Study Group „Adjuvant therapy of colon cancer. Results of a prospectively randomized trial" N Engl J Med 310, 737–743, 1984
18. Gastrointestinal Tumor Study Group „Prolongation of the disease-free interval in surgically treated rectal carcinoma" N Engl J Med 312, 1465–1472, 1985
19. Gerard A, Buyse M, Nordinger B et al „Preoperative radiotherapy as adjuvant treatment in rectal cancer: final results of a randomised study of the European Organistaion for Research and Treatment of Cancer (EORTC)" Ann Surg 208, 606–614, 1988
20. Glimelius B, Jakobsen A, Graf W et al „Bolus injection (2–4 min) versus short-term (10–20min) infusion of 5-fluorouracil in patients with advanced colorectal cancer: a prospective randomised trial. Nordic Gastrointestinal Tumour Adjuvant Therapy Group" Eur J Cancer 34, 674–678, 1998
21. Glimelius B „Radiotherapy in rectal cancer" Br Med Bull 64, 141–157, 2002

22. Goldberg PA, Nicholls RJ, Porter NH et al „Long term results of a randomised trial of short-course low-dose adjuvant preoperative radiotherapy for rectal cancer: reduction in local treatment failure" Eur J Cancer 30, 691–695, 1994
23. Gray R „Adjuvant radiotherapy: A meta-analysis" Proc Eur Conf Clin Oncol 8, 314, 1995
24. Higgins GA, Conn JH, Jordan PH et al „Preoperative radiotherapy for colorectal cancer" Ann Surg 181, 624–631, 1975
25. Higgins GA, Humphrey EW, Dwight RW „Preoperative radiation and surgery for cancer of the rectum: Veterans' Adminstration Surgical Oncology Group Trial II" Cancer 58, 352–59, 1986
26. Holm T, Rutquist LE, Johansson H et al „Postoperative mortality in rectal cancer treated with or without preoperative radiotherapy: cause and risk factors" Br J Surg 83, 964–968, 1996
27. Huang J, Barbera L, Brouwers M et al "Does delay starting treatment affect the outcomes of radiotherapy? A systematic review" J Clin Oncol 21, 555-563, 2003
28. Hyams DM, Mamounas EP, Petrelli N et al ‚A clinical trial to evaluate the worth of preoperative multimodality therapy in patients with operable carcinoma of the rectum. A progress report of the National Surgical Adjuvant Breast and Bowel Project protocol RO-3" Dis Colon Rectum 40, 131–139, 1997
29. Junginger T, Hossfeld DK, Sauer R, Hermanek P „Adjuvante Therapie bei Kolon- und Rektumkarzinom" Dtsch Ärztebl 96, A 698–700, 1999
30. Kaminsky-Forett MC, Conroy T, Luporosi E et al „Prognostic implication of downstaging following preoperative radiation therapy for operable T3-4 rectal cancer" Int J Radiat Oncol Biol Phys 42, 935–941, 1998
31. Kapiteijn E, Marijnem CAM, Nagtegaal ID et al „Preoperative radiotherapy combined with total mesorectal exision for respectable rectal cancer" N Engl J Med 345, 638-646, 2001
32. Kligerman MM „Preoperative radiation therapy in rectal cancer" Cancer 36, 691–695, 1975
33. Krook JE, Moertel CG, Gunderson LL et al „Effective surgical adjuvant therapy for high-risk rectal carcinoma" N Engl J Med 324, 709–715, 1991
34. Marsh P, James R, Schofield LPF „Adjuvant preoperative radiotherapy for locally advanced rectal carcinoma: results of a prospective randomised trial" Dis Colon Rectum 37, 1205–1214, 1994
35. Medical Research Council Rectal Cancer Working Party „Randomised trial of surgery alone versus surgery followed by radiotherapy for mobile cancer of the rectum" Lancet 348, 1610–1614, 1996
36. Mehiuddin M, Hayne M, Regine WF et al „Prognostic significance of postchemoradiation stage following preoperative chemotherapy and radiation for advanced/recurrent recatal cancer" Int J Oncol Biol Phys 48, 1075–1080, 2000
37. Miller RC „Acute diarrhea during rectal adjuvant postoperative pelvic radiation therapy (RT) with or without 5-fluorouracil: a detailed analysis of toxicity from a randomized North Central Cancer Treatment Group Study" Proc Am Soc Clin Oncol 17, 279a, 1998
38. Minsky BD „Adjuvant therapy for rectal cancer: results and contoversis" Oncology 12, 1129–1139, 1998
39. MRC Working party-second part „The evaluation of low dose preoperative X-ray therapy in the management of operable rectal cancer" Br J Surg 71, 21–25, 1984
40. National Institute of Health Consensus Conference „Adjuvant therapy for patients with colon ans rectal cancer" J Am Med Assoc 264, 1444–1450, 1990
41. Niebel W, Schulz U, Ried M et al „Five-year results of a prospective randomised study; experience with combined radiotherapy and surgery for primary rectal carcinoma" Recent Results Cancer Res 110, 11–113, 1988
42. O'Connel MJ, Martenson JA, Wienad HS et al „Improving adjuvant therapy for rectal cancer by combining protracted infusion fluorouracil with radiation therapy after curative surgery" N Engl J Med 331, 502–507, 1994
43. Pichelmayr H, Hossfeld DK, Sauer R „Konsensus der CAO, AIO und ARO der DKG zur adjuv Therapie bei Kolon- und Rektumkarzinom 11.03.94" Strahlenther Oncol 170, 428–429, 1994
44. Queißer W, Hartung G, Kopp-Schneider A et al „Adjuvant Radio-Chemotherapy with 5-Fluorouracil and Leucovorin in Stage II and III Rectal cancer: 12 month vs. 6 month of therapy" Onkologie 23, 334–339, 2000
45. Reis Neto JA, Quichi FA, Reis JA „A comparison of non-operative versus preoperative radiotherapy in rectal carcinoma: a 10-years randomised trial" Dis Colon Rectum 32, 702–710, 1989

46. Reichardt P, Kretzschmar A, Biakhov M et al „A phase III randomized, double-blind, placebo-controlled study evaluating the efficacy and safety of daily low-molecular-weight heparin (delteparin sodium) in preventing catheter-related complications in cancer patients with central venous catheters" Proc Am Soc Clin Oncol 21, 369a (Abstr) 2002
47. Rich TA „Infusional chemoradiation for operable rectal cancer: post-, pre- or nonoperative management?" Oncology 11, 295–315, 1997
48. Rider WD, Palmer JA, Mahoney LJ et al „Preoperative irradiation in operable cancer of the rectum: report of the Toronto trial" Can J Surg 20, 335–38, 1977
49. Sause WT, Martz KI, Noyes D et al „RTOG 81-15 ECOG 83-23 evaluation of preoperative radiation therapy in operable rectal carcinoma" Int J Rad Oncol Biol Phys 19, 179, 1990
50. Saini A, Cunningham D, Norman A et al „Multicentre randomised trial of protacted venous infusion (PVI) 5-FU compared to 5-FU/Folinic acid (5-FU/FA) as adjuvant therapy for colorectal cancer" Proc Am Soc Clin Oncol, 19, 240a (Abstr), 2000
51. Schallhorn A „Antimetabolite" In: Huhn D, Hermann R (Hrsg) „Die medikamentöse Therapie maligner Erkrankungen" 3. Aufl, Fischer, Stuttgart 1995
52. Skipper JM, Minski BD, Hoff PM „Cancer of the Colon" In: De Vita VT, Hellmann S, Rosenberg SA: „Cancer, Principles and Practice of Oncology" Lippincott Williams & Wilkins, Philadelphia (6. ed) 2001
53. Smally SR, Benedetti J, Williamson S et al „Intergroup 0144 – phase III trial of 5-FU based chemotherapy regimens plus radiotherapy (XRT) in postoperative adjuvant rectal cancer. Bolus 5-FU vs prolonged venous infusion (PVI) before and after XRT + PVI vs bolus 5-FU + leucovorin (LV) + levamisole (LEV) before and after XRT + bolus 5-FU + LV" Proc Am Soc Clin Oncol 22, 251 (abstr) 2003
54. Sobrero AF, Aschele C, Berlino JR „Fluorouracil in colorectal cancer – a tale of two drup: Implication for biochemical modulations" J Clinc Oncol 15, 368–381, 1997
55. Steele GD Jr, Herndon JE, Bleday R, Russel A et al „Sphincter sparing treatment for distal rectal adenocarcinoma" Ann Surg Oncol 6, 433–441, 1999
56. Stockholm Colorectal Cancer Study Group „A randomised study on pre-operative radiotherapy in rectal carcinoma" Ann Surg Oncol 3, 423–430, 1996
57. Stryker SJ, Kiel KD, Rademaker A et al „Preoperative „chemoradiation" for stage II and III rectal carcinoma" Arch Surg 131, 514–519, 1996
58. Swedish Rectal Cancer Trial „Improved survival with preoperative radiotherapy in resectable rectal cancer" N Engl J Med 336, 980–987, 1997
59. Thomas PRM, Lindblad AS „Adjuvant postoperative radiotherapy and chemotherapy in rectal carcinoma: a review of the Gastrointestinal Tumour Study Group experience" Radiat Oncol 13, 245–252, 1988
60. Tepper JE, O'Connel MJ, Petroni GR et al „Adjuvant postoperative fluorouracil-modulated chemotherapy combined with pelvic radiation therapy for rectal cancer. Initial results of intergroup 0114" J Clin Oncol 15, 2030–2039, 1997
61. Treurniet-Donker AD, Van Putten WLJ, Wereldsma JCJ et al „Postoperative radiation therapy for rectal cancer: an interim analysis of a prospective randomised multicentre trial in the Netherlands" Cancer 67, 2042–2048, 1991
62. Tveit KM, Guldvog I, Hagen S et al „Randomized controlled trial of postoperative radiotherapy and short-term time-schedule 5-fluorouracil against surgery alone in the treatment of Dukes B and C rectal cancer. Norwegian Adjuvant Rectal Cancer Project Group" Br J Surg 84, 1130–1135, 1997
63. Valentini V, Coco C, Cellini N et al „Preoperative chemoradiation for extraperitoneal T3 rectal cancer: Acute toxicity, tumor response and sphincter preservation" Int J Radiat Oncol Biol Phys 40, 1067–1075, 1998
64. Wolmark N, Wieand HS, Hyams DM et al „Randomized trial of postoperative adjuvant chemotherapy with or without radiotherapy for carcinoma of the rectum: National Surgical Adjuvant Breast and Bowel Project Protocol R-02" J Natl Cancer Inst 92, 388–396, 2000

5 Lokal inoperables Rektumkarzinom und metastasierte beziehungsweise rezidivierte Erkrankung

A. Kretzschmar, S. Koswig, P. M. Schlag

5.1 Einleitung

In diesem Kapitel werden Behandlungskonzepte für diejenigen Patienten dargestellt, bei denen nicht die Kriterien des primär kurativ zu operierenden Rektumkarzinoms ohne Fernmetastasen erfüllt sind. Bei den Behandlungsmöglichkeiten für solche Patienten wurden in den letzten Jahren erhebliche Fortschritte erreicht. Während in der Regel das Behandlungsziel bei dieser Patientengruppe palliativ ist (Heilung nicht möglich, Überleben verlängern, Symptome verbessern), gibt es zunehmend mehr Möglichkeiten, für einen kleinen Teil der Patienten einen kurativen Behandlungsansatz zu verfolgen. Nach Komplettierung der Staginguntersuchungen von Patienten mit lokal inoperablem und/oder metastasiertem bzw. rezidiviertem Rektumkarzinom muss daher generell evaluiert werden, ob insgesamt doch noch ein kurativer Ansatz verfolgt werden kann. Formal unterscheidet man zwischen **synchron metastasierter Erkrankung** (Primärtumor und Metastasen werden zum gleichen Zeitpunkt diagnostiziert) oder aber **metachronen Metastasen** (Diagnosestellung der Metastasen im zeitlichen Abstand zur Primärtumorbehandlung mit oder ohne Lokalrezidiv). Die Entscheidung zwischen insgesamt noch kurativ ausgerichtetem Behandlungsziel oder aber einer rein palliativen Behandlung besteht prinzipiell sowohl für die synchrone als auch metachrone Metastasierung.

Es ist eine anspruchsvolle Aufgabe im Rahmen der Betreuung von Patienten mit dieser Erkrankung, zwischen den verschiedenen therapeutischen Optionen mit erheblich differierender Morbidität und Lebensqualität abzuwägen. Hierbei ist insbesondere auch der Patient selbst und therapie- sowie krankheitsbedingtes Für und Wider der verschiedenen Optionen mit einzubeziehen. Leider liegen zur Behandlung von Patienten mit fernmetastasierter Erkrankung prospektiv randomisierte Studien, die zu einer evidenz-basierten Entscheidung beitragen können, bis heute nur für die Modalität der Chemotherapie vor.

5.2

5.2 Behandlung inoperabler Rektumkarzinome

5.2.1

5.2.1 Definitive Therapie von medizinisch inoperablen Patienten

Für einige Patienten, deren Begleiterkrankungen eine der Tumorerkrankung angemessene Operation und Narkose nicht zulassen, oder aber die selbst eine Operation ablehnen, besteht auch ohne Operation prinzipiell ein kurativer Ansatz. Eine definitive **Strahlentherapie oder simultane Radiochemotherapie** (ggf. in Kombination mit lokaler Tumorexzision) führt bei einem Teil der so behandelten Fälle zu einer längerfristigen lokalen Kontrolle. Retrospektive und auch prospektive Serien mit einer hochdosierten perkutanen Strahlentherapie (> 50 Gy) oder einer Kombination aus perkutaner und endoluminaler Bestrahlung ergaben bei Patienten mit T1-/-2-Tumoren ein lokalrezidivfreies Fünfjahresüberleben bis zu 65 % [23a, 29b].

5.2.2 Bei Tumoren mit günstigen prognostischen Kriterien (Durchmesser < 3 cm, Tumorlokalisation bis 12 cm vom Analrand, exophytisches Wachstum, hoher Differenzierungsgrad, klinisches Stadium UICC I) wurden von diesen Arbeitsgruppen hohe lokale Kontrollen ohne vorherige komplette chirurgische Tumorentfernung durch eine so genannte Kontakttherapie beschrieben [23a, 29a, 29b]. Innerhalb von 6–7 Wochen wurden Kontakteinzeldosen von 20–30 Gy 3- bis 5-mal eingestrahlt. Es wurden lokale Kontrollen von 90–95 % sowie bis zu 90 % definitive Heilungen bei streng selektionierten Patienten beschrieben. Allerdings wird diese Methode nur an wenigen Zentren durchgeführt und bedarf neben großer Erfahrung auch einer speziellen Ausstattung. Letztendlich konnte sich das Verfahren in Konkurrenz zu den lokalen chirurgischen Verfahren (Elektrokoagulation, Lokalexzision, Laserabtragung, Kryochirurgie) nicht durchsetzen.

Über eine Kombination aus perkutaner Strahlentherapie und endoluminaler und interstitieller Low-dose-Bestrahlung bei resektablen Rektumkarzinomen wurde auch berichtet [27a, 29b]. Papillon beschrieb 1990 ein 5-Jahres-rezidivfreies Überleben von 65 %, aber auch fast 10 % lokale Komplikationen in Form von Gewebsnekrosen bei einer Kombination aus perkutaner Therapie und endokavitärer und interstitieller Low-dose-rate-Bestrahlung. Bei Myerson wurde 1989 bei 45 Gy (ED 1,8 Gy) perkutan plus 30–90 Gy intrakavitär nach einer mittleren Nachbeobachtungszeit von 2 Jahren eine Lokalrezidivfreiheit von 42 % und bei knapp 20 % der insgesamt 30 Patienten eine radiogene Proktitis beschrieben [27a]. Wegen der Überlegenheit der chirurgischen Therapie bzw. multimodaler Therapieansätze unter Einschluss chirurgischer Maßnahmen und unter Berücksichtigung der möglichen Nebenwirkungen einer solchen hochdosierten Kombinationstherapie spielt dieser Therapieansatz heutzutage keine Rolle mehr.

5.2.2 Behandlung von Patienten mit lokal inoperablen Rektumkarzinomen

Die o. g. retrospektiven Untersuchungen unterschieden nicht immer konsequent zwischen eigentlich operablen Fällen oder lokal fortgeschrittener Erkrankung i. S. von cT4, also chirurgisch meist inkurablen Patienten. So waren tief ulzerierende oder infiltrierende Tumoren in Serien, die bis zu 65 % 5-Jahres-rezidivfreies Überleben beschrieben, in der Regel ausgeschlossen worden. Bei derartiger lokaler Ausdehnung ist eine Heilung durch alleinige Strahlentherapie unrealistisch. Auch wenn vergleichende Untersuchungen nicht vorliegen, ist u. E. für diese ausgedehnten Tumoren eine definitive simultane Radiochemotherapie mit 5-FU zu favorisieren, da die Effektivität dieser Modalität größer ist. In dieser Situation sollte wenn möglich eine Gesamtdosis von 60 Gy bis 66 Gy in Kombination mit einer simultanen 5-FU-Chemotherapie angestrebt werden.

Definitive Strahlentherapie für Patienten mit operablem und inoperablem Rektumkarzinom:
Eine längerfristige lokale Kontrolle eines Rektumkarzinoms ist durch eine alleinige definitive Strahlentherapie (GD > 50 Gy) nur bei kleinen Tumoren und günstigen Prognosekriterien, d. h. also bei einem streng selektionierten Patientengut zu erreichen.
Bei lokal ausgedehnten inoperablen Rektumkarzinomen ist eine Heilung durch eine alleinige Strahlentherapie unrealistisch. Hier ist zur Verbesserung der lokalen Tumorkontrolle eine kombinierte Radiochemotherapie mit einer Gesamtdosis von 60–66 Gy mit einer simultanen Gabe von 5-FU zu empfehlen.

5.3 Behandlung von Patienten mit Lokalrezidiv

Wie bereits in den vorangegangenen Kapiteln ausgeführt, sind Lokalrezidive bzw. lokoregionäre Erkrankungsrückfälle des Rektumkarzinoms sehr häufig durch erhebliche Symptome, vor allem quälende Schmerzen im Sakral- und Extremitätenbereich gekennzeichnet. Sowohl für die Nachsorgestrategie zur Früherkennung als auch für das therapeutische Vorgehen bei Diagnose eines Lokalrezidivs ist die erfolgte Primärbehandlung von entscheidender Bedeutung.

Nach Diagnosestellung sollte zunächst die Frage der **Rezidivoperation** gewissenhaft abgewogen werden, wenngleich diese ohne strahlentherapeutische Vorbehandlung nur selten als R0-Resektion gelingen wird. Beim Vorliegen von Schmerzen ist aufgrund der zumeist bestehenden Plexus sacralis – bzw. Nerveninfiltration die Indikation zu einem primären operativen Vorgehen besonders zurückhaltend zu stellen. Ist der Patient im Rahmen der initialen Behandlung noch nicht bestrahlt worden, sollte interdisziplinär über eine definitive **Radiochemotherapie** des Rezidivs oder aber eine Vorbehandlung und dann Rezidivresektion entschieden werden. Um einen wirkungsvollen Effekt zu erzielen, sollte eine präoperative Strahlentherapie konventionell bis zu einer Gesamtdosis von mindestens 45 Gy bis 50 Gy eingestrahlt werden. Bei der definitiven Radiatio des Lokalrezidivs sollte eine Gesamtdosis unter Berücksichtigung möglicher Nebenwirkungen von deutlich über 60 Gy angestrebt werden. Bei einer bereits durchgeführten regelrechten Strahlentherapie während der Primärtherapie (in der Regel 45–54 Gy) ist erneut nur eine reduzierte Strahlentherapie (ca. 30 Gy) möglich, die allenfalls einen symptomatischen Effekt erzielen kann. In diesem Fall sollte gegebenenfalls eine primäre Chemotherapie in Erwägung gezogen werden. 5.3

Es gibt über Einzelfälle hinausgehend keine Hinweise, dass durch eine Chemotherapie beim Lokalrezidiv eines vorbestrahlten Rektumkarzinoms ein „Downstaging" erreicht und eine inoperable Situation hiermit in eine operable überführt wird. Jedoch ist ein günstiger Einfluss auf die Symptome der Erkrankung wie Schmerzen, neurologische Ausfälle oder Ödeme der unteren Extremitäten durch die palliative Chemotherapie häufig zu erreichen, wenngleich wie oben erwähnt eine objektive Tumorverkleinerung im vorbestrahlten Gebiet nur selten eintritt. Bei ausgeprägten Symptomen sollte nach unserer eigenen Erfahrung, soweit keine Kontraindikationen vorliegen, eine Kombinationschemotherapie aus einem Fluoropyrimidin und Oxaliplatin oder Irinotecan gewählt werden, da die höhere Ansprechrate dieses Regimes zu einer schnelleren Symptomverbesserung beiträgt.

Der Einsatz einer Second- oder Third-line-Therapie bei chemotherapeutischer Vorbehandlung erfolgt gemäß dem Vorgehen bei metastasierter Erkrankung (siehe dort). Im Falle eines symptomatischen Lokalrezidivs, das sowohl strahlentherapeutisch als auch mit systemischer Chemotherapie einschließlich Fluoropyrimidin, Irinotecan und Oxaliplatin vorbehandelt ist, kann eine erneute Chemotherapie mit Oxaliplatin und 5-FU oder Capecitabine kombiniert mit regionaler Hyperthermie noch einmal zu bemerkenswerten Besserungen der Schmerzen führen. Da diese Patienten ja über ausgeprägte Beschwerden klagen, ist nach unserer Erfahrung ein Therapieversuch mit hyperthermer Chemotherapie als individueller Ansatz gerechtfertigt. Der Erfolg kann dabei beim einzelnen Fall unmittelbar noch während der Behandlung festgestellt werden (im eigenen Krankengut wiederholt erhebliche Schmerzmittelreduktion).

5.4

5.4 Stellenwert der Strahlentherapie bei lokoregionärem Rektumkarzinom-Rezidiv

Die strahlentherapeutische Behandlung trägt wesentlich zur Besserung der oft starken Schmerzzustände bei, die durch Infiltration des Beckenbodens, des Plexus sacralis oder der Glutealmuskulatur und des Os sacrum hervorgerufen werden. Dabei steht die Möglichkeit einer Palliation im Vordergrund, wobei durchaus die Möglichkeit einer langfristigen Tumorkontrolle oder selten auch Heilung besteht [13a]. Aus retrospektiven Studien ist bekannt, dass bei 55–100 % der bestrahlten Patienten die Strahlentherapie einen guten schmerzlindernden Effekt besitzt [3, 8, 9, 14, 18, 33, 37].

Verschiedene Untersuchungen haben auch gezeigt, dass die Strahlentherapiedosis die Dauer der Schmerzlinderung bestimmt [21, 30]. Einige Autoren berichten darüber, dass durch eine Gesamtdosis von mehr als 50 Gy eine länger anhaltende Schmerzfreiheit zu erzielen ist [3, 33]. In verschiedenen Untersuchungen wurde neben einer Korrelation zwischen Gesamtdosis und Palliation auch ein Zusammenhang zwischen Gesamtdosis und Überlebenszeit nachgewiesen [9, 37]. In einer retrospektiven Untersuchung des eigenen Krankengutes ($n = 220$, 1976 bis 1996) konnte ein signifikanter Unterschied im Gesamtüberleben in Abhängigkeit von der verabreichten Gesamtdosis festgestellt werden. Patienten, die mit weniger als 40 Gy therapiert wurden, lebten im Median 5 Monate, bei einer Gesamtdosis von 40–50 Gy 11 Monate und bei einer Dosis von > 50 Gy im Median 15 Monate ($p = 0{,}0001$) (Abb. 5–1). Neben der Gesamtdosis konnte im eigenen Krankengut auch ein Unterschied hinsichtlich der Einzeldosis gesehen werden. Bei einer konventionellen Fraktionierung (ED 1,8 bis 2,0 Gy) betrug die mediane Überlebenszeit 16 Monate, bei einer hypofraktionierten Therapie (ED 4–5 Gy) 8 Monate ($p < 0{,}001$).

Trotz der nahezu regelhaften Besserung der klinischen Symptomatik durch die Strahlentherapie ist jedoch nur bei einem Teil der Patienten eine bildgebend fassbare Tumorverkleinerung zu erreichen [3]. Rezidive des Rektumkarzinoms erweisen sich oft als radioresistenter im Vergleich zum Primärtumor. Bei großen Tumormassen ist die vollständige Tumorzelleradikation durch eine konventionelle Strahlendosis (50 bis 60 Gy) nicht möglich. Dabei spielt die durch schlechte Durchblutungsverhältnisse im Rezidivbereich bedingte Tumorzellhypoxie eine wichtige Rolle. Hypoxische Zellen sprechen schlechter auf eine Bestrahlung an als gut oxygenierte Zellen. Möglicherweise kann diese Hypoxie durch eine regionale Hyper-

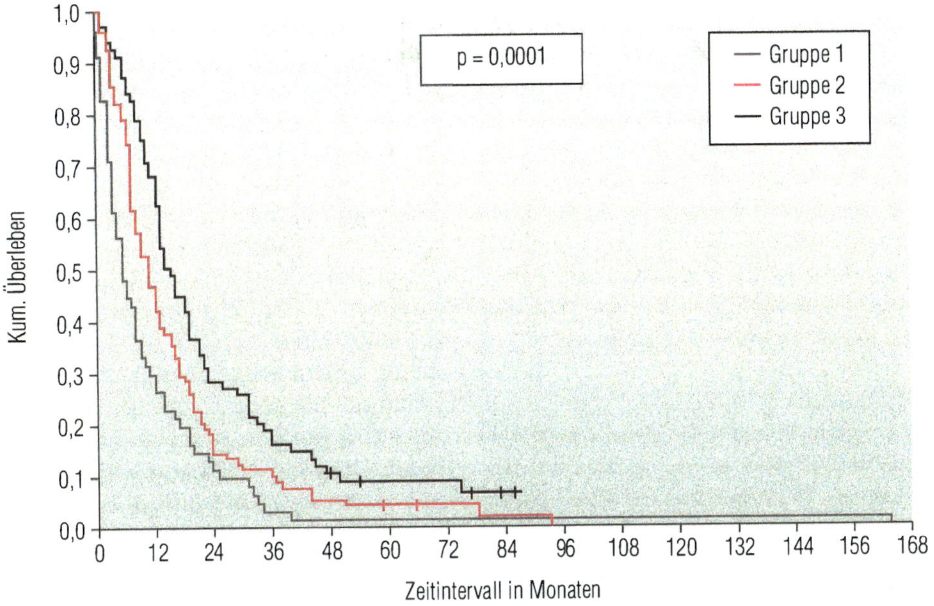

Abb. 5-1
Überlebenszeit in Abhängigkeit von der applizierten Gesamtdosis (Gruppe 1: GD < 40 Gy; Gruppe 2: GD: 41–49 Gy; Gruppe 3: GD >50 Gy) (Quelle: Koswig, Robert-Rössle-Klinik 2003).

thermie in Kombination mit Strahlentherapie überwunden werden.

Auch wenn keine randomisierten Studien zum Vergleich einer **Radio-Chemotherapie** mit einer alleinigen Strahlentherapie bei Rektumkarzinom-Rezidiv existieren, wird dieses Verfahren wegen der hohen Effizienz dieser Kombinationstherapie in der adjuvanten Behandlung zunehmend auch bei Rezidiven empfohlen [30a]. Bereits 1969 berichtete Moertel [26] über ein verbessertes Gesamtüberleben von Patienten mit lokal fortgeschrittenen Rektumkarzinomen in der Mayo-Klinik, die zusätzlich zur Strahlentherapie eine niedrigdosierte Chemotherapie mit 5-FU- erhielten (16 vs. 10 Monate). Aus strahlenbiologischen Überlegungen scheint es auch in dieser Situation sinnvoll zu sein, eine kontinuierliche Dauerinfusion während der Radiatio durchzuführen. Einige retrospektive Daten zeigten, dass mit einer zusätzlichen Chemotherapie eine erhöhte lokale Tumorkontrolle und ein verbessertes Gesamtüberleben zu erreichen ist [1, 16, 27, 34, 37]. Minski et al. [25] berichten über 20 Patienten mit nicht resektablen Rektumkarzinomen (davon 7 mit lokalen Rezidiven). Nach einer kombinierten Radio-Chemotherapie (50 Gy + 5-FU/Leucovorin) konnten 90 % der Patienten operiert werden, in 20 % zeigte sich eine histologisch verifizierte komplette Remission. Wegen schwerer gastrointestinaler und hämatologischer Nebenwirkungen führte allerdings die kombinierte Behandlung in anderen Untersuchungen zum Therapieabbruch. Nur wenn der Dünndarm nicht im Bestrahlungsvolumen fixiert und somit mobil ist, können Strahlentherapiedosen über 45 Gy appliziert werden. Dies ist allerdings bei voroperierten Patienten meist nicht der Fall. Im o. g. eigenen Krankengut wurden insgesamt 48 Patienten mit Rektumkarzinom-Rezidiven mit einer kombinierten Radio-Chemotherapie (45–54 Gy +5

FU) behandelt. Im Vergleich zu der alleinigen Radiotherapiegruppe konnte durch die Kombinationstherapie eine Verbesserung der medianen Überlebenszeit von 10 auf 13 Monate erzielt werden (p = 0,002).

Nach unserer Auffassung sollte auch ein als operabel eingestuftes Rektumkarzinom-Rezidiv prinzipiell durch eine Radio-Chemotherapie vorbehandelt werden, um durch die damit intendierte und induzierte Abtötung von Tumorzellen die Voraussetzung für eine R0-Resektion zu optimieren.

Fazit für die Praxis:
Die Strahlentherapie ist eine effektive lokale Therapiemaßnahme bei symptomatischen Lokalrezidiven zur Senkung der Beschwerdesymptomatik. Es besteht eine Dosis-Wirkungs-Beziehung hinsichtlich Gesamtdosis und Schmerzreduktion, möglicherweise auch hinsichtlich des Überlebens. Vorausgesetzt, der Patient wurde bisher keiner Strahlentherapie unterzogen, sollte diese bei Tumorrezidiv konventionell (ED 1,8 bis 2,0 Gy) bis zu einer Gesamtdosis von 50 Gy bis 66 Gy erfolgen. Eine simultane Gabe von 5-FU erscheint sinnvoll, hinsichtlich der Verlängerung der lokalen Kontrolle und der Verlängerung des medianen Überlebens.
Auch bei operablen Lokalrezidiven sollte prinzipiell eine präoperative Radio-Chemotherapie erfolgen (45–50 Gy plus 5-FU). Bei bereits im Rahmen der Vortherapie bestrahlten Patienten kommt unter dem Gesichtspunkt der Symptomverbesserung eine palliative Chemotherapie in Frage.

5.5

5.5 Kurativer Ansatz im Stadium der Metastasierung

Ergeben die Staginguntersuchungen, dass bei einem Patienten nur eine begrenzte Anzahl an Fernmetastasen in Leber oder Lunge vorliegen, und besteht eine realistische Aussicht, dass diese durch eine Operation im Gesunden entfernt werden können, so sollte eine solche angestrebt werden, da dieses Vorgehen die Chance auf ein Langzeitüberleben birgt. Für Fälle mit ausschließlich Lebermetastasen eines kolorektalen Karzinoms gibt es immerhin einige größere retrospektive Fallserien [10, 17, 29], die den Ansatz einer Resektion im Gesunden rechtfertigen, da Fünfjahresüberlebensraten von etwa 25–30 % erreicht werden. Diese Arbeiten fassen sowohl Patienten mit Kolonkarzinom als auch solche mit Primärtumoren im Rektum zusammen. Mangels klarer Hinweise, dass sich die beiden Erkrankungen im Falle von Fernmetastasen biologisch unterschiedlich verhalten, sind u. E. die Daten auf Rektumkarzinompatienten übertragbar. Eine französische retrospektive Analyse von mehr als 1500 Patienten, die an isolierten Lebermetastasen von kolorektalen Karzinomen operiert wurden, konnte recht gut unterschiedliche prognostische Faktoren identifizieren, mit deren Hilfe die Autoren Risikogruppen bildeten (siehe Textkasten rechte Seite).

Ein individueller Patient kann also einen Score zwischen 0 und 7 Punkten bekommen. In den Gruppen 0–2, 3–4 und 5–7 ergaben sich signifikant unterschiedliche Überlebenswahrscheinlichkeiten nach der Lebermetastasenresektion. Die mittel- und langfristigen Ergebnisse der Patientengruppe in der höchsten Risikokategorie unterschieden sich leider nicht mehr von denen, wie sie heutzutage mit reiner palliativer Chemotherapie ohne eine Operation in einer derartigen Situation erreicht werden, so dass ein Überlebensgewinn durch eine Operation für diese Gruppe sehr fraglich ist [12, 13, 29, 35].

Gemäß einer weiteren wiederum großen französischen retrospektiven Arbeit konnte ein Teil der Patienten mit isolierten Lebermetastasen, die zunächst von erfahrenen Leberchirurgen als inoperabel eingestuft wurden, durch eine Kombinationschemotherapie (Oxaliplatin und folinsäuremoduliertes 5-FU) so weit in Remission gebracht werden, dass doch noch eine Operation ermöglicht und ein für initial als inoperabel eingeschätzte Patienten bemerkenswert günstiges Gesamtüberleben erreicht wurde [2, 11]. Diese Untersuchung darf jedoch nicht überinterpretiert werden, da es sich um eine retrospektive Studie, die selbstverständlich einer Selektion unterworfen ist, handelt. Trotz allem sollte bei nur wenigen Metastasen im Falle eines guten Ansprechens auf eine systemische Therapie im Einzelfall die OP-Indikation erneut überprüft werden. Ob eine derartige chemotherapeutische Vorbehandlung auch bei operablen Lebermetastasen einen zusätzlichen Gewinn bringt, wird aktuell in der laufenden EORTC-Studie 40983 überprüft.

Zur genaueren Beurteilung des Stellenwertes der Resektion von einzelnen Lungenmetastasen bei Rektumkarzinompatienten liegen bisher keine ausreichend großen Fallserien vor. Auch hierfür gilt aufgrund retrospektiver Studien ein längeres rezidivfreies Intervall seit Primärtumorbehandlung und solitären Filiae als prognostisch günstig. Kann der Operateur eine Resektion der Metastasen lokal im Gesunden und mit vertretbarer Morbidität in Aussicht stellen, so ist auch hier das operative Vorgehen diskutabel und in Abhängigkeit von unterschiedlichen Prognosefaktoren erfolgversprechend.

Nach einer erfolgreichen Metastasenresektion (R0-Resektion) – sei es aus der Leber oder der Lunge – ist eine adjuvante Chemotherapie außerhalb von klinischen Studien nicht indiziert. Die Erkenntnisse zum Stellenwert der adjuvanten Therapie (vgl. Kapitel 4) sind auf derartige Patienten nicht anwendbar, da sie in die hierzu durchgeführten Studien nicht eingeschlossen waren. Der Stellenwert einer adjuvanten Therapie nach erfolgreicher Lebermetastasenresektion – wohlgemerkt wiederum kolorektaler Karzinome allgemein – wurde in mehreren Studien untersucht. Eine multizentrisch geplante Untersuchung, die adjuvante systemische Chemotherapie gegenüber reiner Nachbeobachtung verglich, wurde leider nach rund zwei Jahren, als nur 12 Patienten randomisiert worden waren, abgebrochen [persönliche Mitteilung Prof. Hosfeld, Hamburg]. Eine große deutsche multizentrische Studie der Arbeitsgemeinschaft Lebermetastasen (ALM) hatte Patien-

Prognosefaktoren für Patienten mit Lebermetastasenresektion in kurativer Intention

Pro vorhandener Faktor 1 Punkt
- Primärtumor T3 oder T4
- bei Primärtumor-OP, Lymphknoten befallen: N+
- Zeitlicher Abstand zwischen Diagnose der Leberfiliae und Primärtherapie < 2 Jahre
- 4 oder mehr Leberfiliae
- Resektion weniger als 10 mm im Gesunden
- CEA-Wert vor Leberteilresektion 5–30 µg/l
- bei CEA > 30 µg/l: 2 Punkte

Ist ein CEA-Wert nicht verfügbar, dann alternativ:
- Größte Metastase mehr als 5 cm im Durchmesser
- Alter > 60 Jahre

Die Punkte ergeben addiert den Risikoscore, der 0 bis 7 betragen kann.
In der Gruppe 0–2; 3–4 und 5–7 ergaben sich signifikante Unterschiede im Gesamtüberleben nach Lebermetastasenresektion (nach Nordlinger B et al. 1996, Cancer)

ten nach Resektion mit Folinsäure sowie 5-FU regional über die Arteria hepatica behandelt oder nur nachbeobachtet. Es zeigte sich keinerlei Gewinn durch die regionale adjuvante Chemotherapie [23]. Zwei weitere Studien, die unlängst von Nancy und Magret Kemeny veröffentlicht wurden, hatten jeweils die regionale Therapie mit Floxuridine (FUDR) über die Arteria hepatica infundiert, kombiniert mit 5-FU als systemische Chemotherapie als adjuvante Maßnahme eingesetzt. Dieses Behandlungsregime wurde entweder mit reiner Nachbeobachtung [19] oder aber mit ausschließlich systemisch intravenös appliziertem folinsäuremoduliertem 5-FU verglichen [20]. In beiden Studien konnte ein positiver Effekt durch die adjuvante regionale Chemotherapie mit FUDR bezüglich des lebermetastasenfreien Überlebens und in der Arbeit von Nancy Kemeny, auch in Bezug auf das Zweijahresüberleben gezeigt werden. Da jedoch die Komplikationsrate der adjuvanten regionalen Therapie erheblich war [19, 20, 23], kann diese Strategie nicht allgemein empfohlen werden.

Liegen potentiell resektable Fernmetastasen bereits zum Zeitpunkt der Diagnose des Rektumkarzinoms (synchron) vor, so muss sowohl über das angemessene therapeutische Verfahren bez. des Primärtumors als auch bez. der Filiae entschieden und auch die zeitliche Sequenz festgelegt werden. Die im Kapitel zu den präoperativen Behandlungen diskutierten Modalitäten sind nicht bei Patienten mit Fernmetastasen überprüft worden und insofern können die Ergebnisse der Studien nur sehr bedingt auf solche Fälle übertragen werden. Beim Rektumkarzinom – zumindest bei mittlerem bis tiefem Sitz – hat die Entscheidung über das Vorgehen in Bezug auf den Primärtumor bei Vorliegen von Fernmetastasen insofern sehr weitreichende Konsequenzen, als dass anders, als beim Kolonkarzinom, die onkologisch radikale Operation (u. U. Anlage eines Anus praeter) eine nicht unerhebliche Morbidität und mögliche Einbuße an Lebensqualität hat. Andererseits kann bei zurückhaltender Operationsindikation sehr wohl ein Lokalrezidiv auch für Patienten mit Fernmetastasen symptomatisch führend sein.

Zusammenfassend kann man aus den bisher ausschließlich retrospektiven Untersuchungen zur Metastasenchirurgie und einer chemotherapeutischen Vorbehandlung folgende Schlussfolgerung ziehen: Eine Resektion unter potentiell-kurativer Intention sollte insbesondere dann erwogen werden, wenn ein langer zeitlicher Abstand zwischen Primärtherapie und Detektion metachroner Metastasen vorliegt und wenn die Zahl der Metastasen begrenzt ist (< 4 Herde). Zur Überprüfung der OP-Indikation kann der o.g. Prognose-Score (nach Nordlinger [29]) verwendet werden, um Patienten zu identifizieren, deren Chance auf längerfristige Tumorfreiheit als gering einzuschätzen ist (> 4 Nordlinger-Punkte). Für diese Patientengruppe ist eher eine initiale systemische Therapie zu wählen. In Abb. 5-2 werden alternative Behandlungswege und Entscheidungshilfen aufgezeigt.

Potentiell kuratives Vorgehen im Stadium der Metastasierung:
Durch Resektion von Metastasen im Gesunden kann für einen Teil der behandelten Patienten ein längerfristiges Überleben erreicht werden. Kurzer oder kein zeitlicher Abstand zwischen Erstdiagnose und Auftreten der Metastasen, viele Herde, hohes Serum-CEA, knappe Resektionsränder und eine initiale pT3/4 oder N+-Situation gelten als negative prognostische Parameter. Eine chemotherapeutische Vorbehandlung kann bei einem Teil der inoperablen Fälle zur Resektabilität der Metastasen führen und möglicherweise die mittelfristige Prognose dieser Patienten verbessern. Eine adjuvante Chemotherapie nach Metastasenresektion ist außerhalb von Studien nicht indiziert.

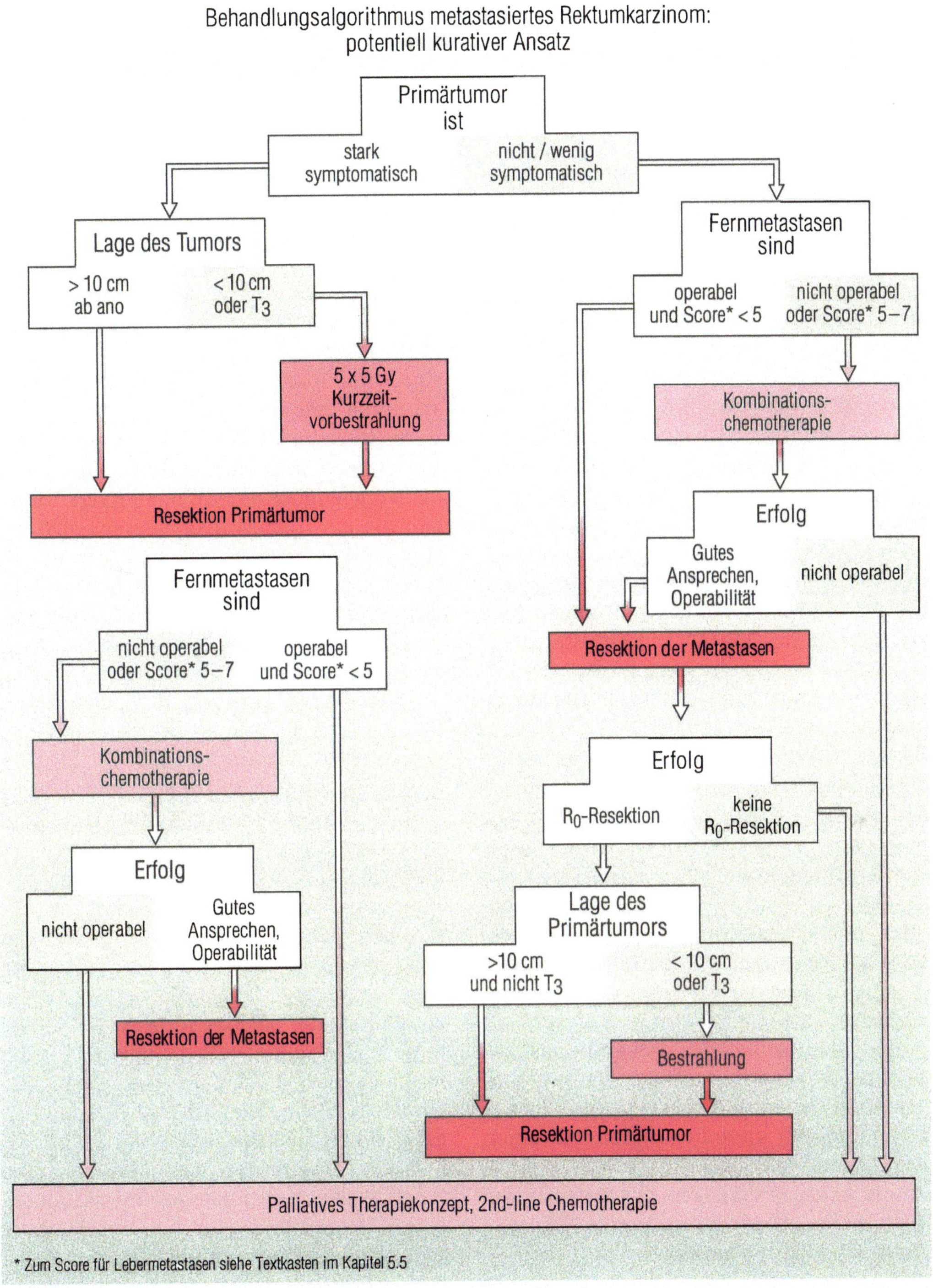

Abb 5-2
Metastasiertes Rektumkarzinom: potentiell kurativer Ansatz

5.6

5.6 Palliative Behandlung im Stadium der Metastasierung

Auch Patienten mit einem initial metastasierten Rektumkarzinom, bei denen die Kriterien des oben aufgeführten potentiell kurativen Ansatzes nicht erfüllt sind, oder aber Patienten mit einem Lokalrezidiv und gleichzeitig vorliegenden Fernmetastasen fordern eine differenzierte Wahl der Therapie. Es gilt, die verschiedenen Behandlungsmodalitäten mit ihren Vor- und Nachteilen abzuwägen. Bezüglich der Fernmetastasen muss die Entscheidung zwischen einer nebenwirkungsärmeren Fluoropyrimidin-Monotherapie oder aber einer wirksameren, aber auch toxischeren initialen Kombinationstherapie getroffen werden. Bezüglich des Primärtumors im Rektum muss über den Einsatz der Modalität Chirurgie sowie auch deren Radikalität entschieden werden. Alternativ kann lokal eine Strahlentherapie oder auch eine kombinierte Radio-/Chemotherapie einschließlich der zusätzlichen endoluminalen Brachytherapie eingesetzt werden. Auch die Einlage eines endoluminalen Stents steht als interventionelle Maßnahme zur Verfügung, wenn symptomatisch stenosierende Tumoren vorliegen. Prognosefaktoren müssen dabei in die Entscheidungsfindung mit eingehen. Das Flussdiagramm in Abb. 5-3 versucht diesen Weg vorzuzeichnen.

Das vorgeschlagene Behandlungskonzept basiert allerdings auf eigenen subjektiven Erfahrungen und allgemeinen Überlegungen, da für diese Behandlungssituation nicht einmal aussagekräftige retrospektive Untersuchungen vorliegen. Für die einzelnen Modalitäten, die eingesetzt werden können, gilt vereinfacht Folgendes:

Eine Operation birgt, falls sie als R0-Resektion erfolgt, die höchste Chance auf eine längerfristige lokale Kontrolle, ist jedoch insbesondere bei tief sitzendem Tumor – wenn keine kontinenzerhaltende Resektion möglich ist – mit einer nicht zu vernachlässigenden Morbidität und Einbuße an Lebensqualität verbunden. Es liegen keine Untersuchungen vor, die einen positiven Einfluss auf des Überleben der Patienten belegen.

Eine Strahlentherapie kann bei adäquat hoher Dosierung (und ggf. als Brachytherapie) sowie in Kombination mit Chemotherapie eine Alternative zur Operation sein, wenn es um Symptomkontrolle bezüglich des Primärtumors geht. Mittel- und langfristig ist die lokale Kontrolle wohl schlechter als durch eine Operation, wenngleich hierzu bisher keine Studien vorliegen. Die Morbidität und Mortalität durch Bestrahlung kann gegenüber einem operativen Vorgehen als geringer eingeschätzt werden. Ob eine initiale Bestrahlung im Stadium der Metastasierung überhaupt zu einem Überlebensvorteil oder auch nur zu einer verbesserten Lebensqualität des Patienten führt, ist völlig offen.

In mehreren prospektiv randomisierten Studien konnte gezeigt werden, dass die **systemische Chemotherapie** als Behandlungsmaßnahme für Patienten mit metastasiertem kolorektalen Karzinom einen positiven Einfluss auf das Gesamtüberleben und die Symptomkontrolle gegenüber einer rein symptomatischen Therapie besitzt [28, 32]. Da diese Untersuchungen noch mit vergleichsweise wenig effektiven 5-FU-Regimen der ersten Generation durchgeführt wurden, ist der positive Einfluss auf Symptome und Überlebenszeit mit den heute verfügbaren Schemata als noch größer einzuschätzen. Die Chemotherapie kann allerdings nicht beanspruchen, bei einem relevanten Anteil von Patienten zu einer langfristigen Kontrolle des Primärtumors, eines Lokalrezidivs oder aber von Metastasen zu führen. Eine sehr deutliche und auch relativ rasche Besserung von tumorbedingten Symptomen ist jedoch für einen großen Teil der behandelten Patienten erreichbar.

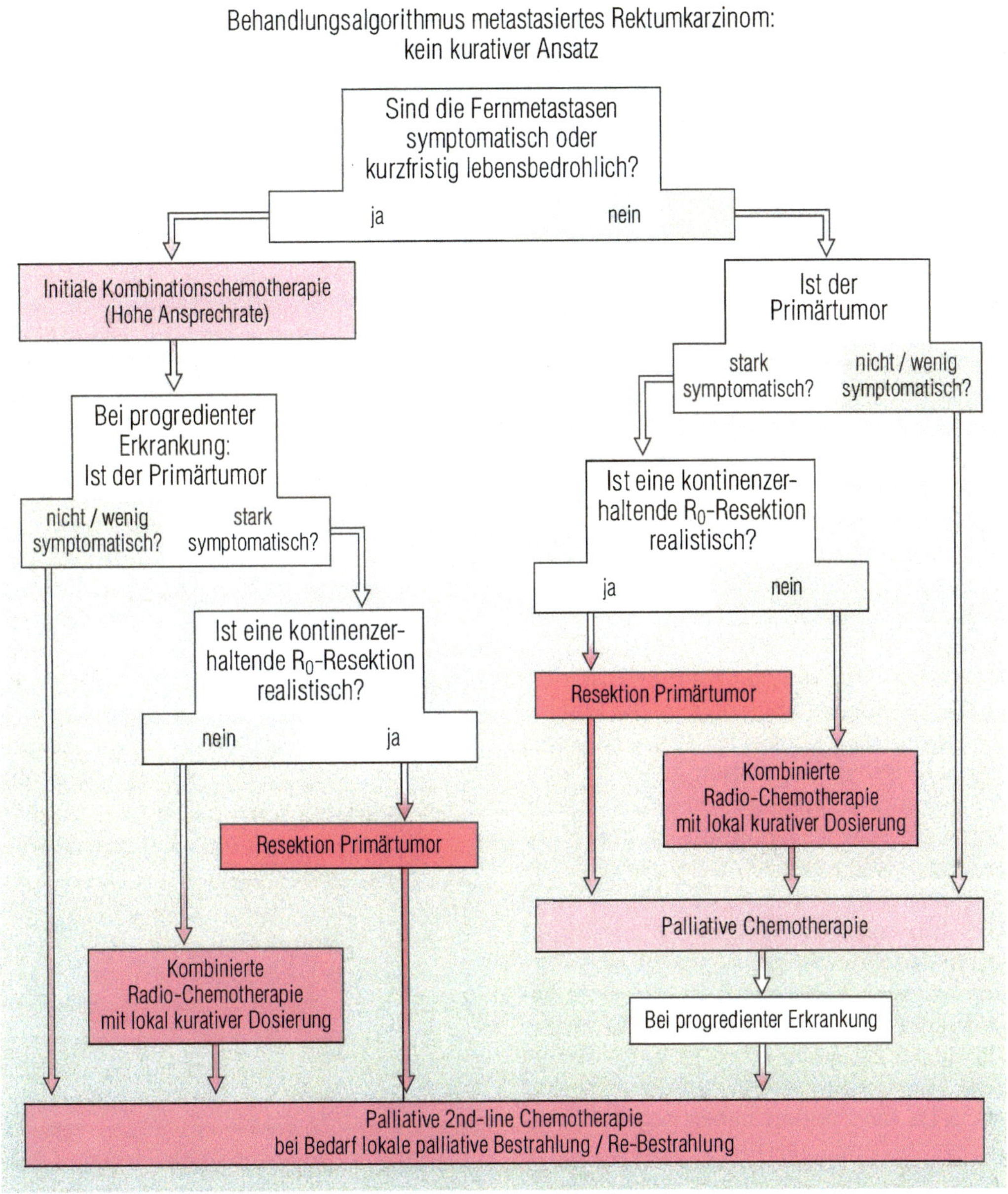

Abb. 5-3
Metastasiertes Rektumkarzinom: nicht kurativ behandelbar

Bei der inderdisziplinären Entscheidung zu einem individuellen Behandlungskonzept müssen verschiedene Faktoren einbezogen werden, um alle Modalitäten angemessen zum Einsatz zu bringen. Die Anwendung von Chirurgie, Strahlentherapie oder aber systemischer Behandlung sollte nicht davon abhängig sein, bei wem der Patient als erstes vorgestellt wird. Folgende Variablen gehen in den Entscheidungsprozess ein:

- Symptome durch den Primärtumor,
- Symptome von Seiten der Metastasierung,
- Ausmaß der Metastasierung,
- rasche Wachstumsdynamik (Grading, hohe LDH, AP),
- Lokalisation des Primärtumors,
- Begleiterkrankungen (Nierenfunktion, Leberfunktion) / Allgemeinzustand,
- Therapiewunsch und Compliance des Patienten,
- Kontraindikationen für bestimmte Zytostatika.

Im Rahmen des breiten Spektrums interdisziplinärer Behandlungswege ist die **Fluoropyrimidinmonotherapie** eine, den Patienten am geringsten beeinträchtigende Option. 5-Fluorouracil als Infusionsschema (z. B. 300 mg/m²/Tag als Dauerinfusion über einen zentralen Venenkatheter) oder die oral verfügbaren 5-FU-Prodrugs Capecitabine und UFT (das mit oraler Folinsäure kombiniert wird) werden meist gut vertragen und können bei etwa 20–30 % der Patienten zu objektiven Remissionen und bei mehr als der Hälfte der Patienten zu einer Verbesserung von tumorbedingten Symptomen führen. Die 5-FU Bolusregime haben gegenüber Infusions-FU und Capecitabine eine geringere Wirksamkeit und gleichzeitig ein ungünstigeres Nebenwirkungsprofil und sollten in der palliativen Therapie nur noch in Ausnahmefällen zum Einsatz kommen. [4, 7, 15, 24, 36]. Durch die beiden neueren Zytostatika Oxaliplatin und Irinotecan, die nur partielle Kreuzresistenz mit Fluoropyrimidinen aufweisen, wurde das Arsenal der Chemotherapieregime für das metastasierte kolorektale Karzinom erweitert. Für beide wurden Regime, die jeweils kombiniert mit folinsäuremoduliertem 5-FU eingesetzt wurden, gegenüber 5-FU-basierten Monotherapien als Firstlinetherapie verglichen. Die Ansprechraten und medianen Zeiten bis zur Tumorprogression waren in allen Studien für die initiale Kombinationsbehandlung signifikant günstiger [5, 6, 12, 13, 31]. In zwei Studien mit Irinotecan wurde auch ein Überlebensvorteil für die Patienten im Kombinationsarm gegenüber der 5-FU-Monotherapie nachgewiesen [6, 31]. Da jedoch in diesen Untersuchungen ein nicht unerheblicher Teil der Patienten das neue Zytostatikum im Falle einer Progression unter 5-FU nicht als Zweitlinientherapie erhielt, kann u. E. die Kombinationstherapie nicht als überlegener Standard für alle Patienten gelten. Ein gewissenhafter sequenzieller Einsatz aller wirksamen Medikamente (Fluoro-

Palliative Behandlung:
Die Prognose quo ad vitam eines Patienten mit inkurablem Rektumkarzinom wird zumeist durch Fernmetastasen bestimmt. Ein nicht operierter progredienter Primärtumor oder ein Lokalrezidiv können jedoch bezüglich der tumorbedingten Beschwerden führend sein. Die palliative Chemotherapie der Erkrankung entspricht den Konzepten beim Kolonkarzinom. Mit den Fluoropyrimidinen (5-FU sowie seinen oral verfügbaren Prodrugs Capecitabine und UFT), Oxaliplatin und Irinotecan stehen drei nicht kreuzresistente Zytostatika zur Verfügung, die gegebenenfalls sequentiell mit gutem palliativem Effekt eingesetzt werden können. Über den Einsatz resezierender Verfahren oder der Strahlentherapie sollte im Stadium der Metastasierung in Abhängigkeit von Symptomatologie, Ausmaß der Metastasierung, Lokalisation des Primärtumors oder Rezidivs und weiterer Faktoren unter Einbeziehung des Patienten im interdisziplinären Konsens entschieden werden.

pyrimidin, Irinotecan, Oxaliplatin) scheint bezüglich des Gesamtüberlebens der Patienten gleiche Ergebnisse – mit medianen Überlebenszeiten von 18 bis 22 Monaten ab Beginn der palliativen Chemotherapie – zu ermöglichen [5, 12, 13, 22]. Die Kombinationen aus Irinotecan oder aber Oxaliplatin mit 5-FU hat dabei als Erstlinientherapie eine vergleichbare Wirksamkeit und führt bei über 50 % der Patienten zu objektiven Remissionen und bei einem noch höheren Anteil zu einer günstigen Beeinflussung tumorbedingter Symptome [35]. Das Nebenwirkungsprofil von Oxaliplatin (kumulative Neurotoxizität) und Irinotecan (höheres Risiko von Alopezie, Diarrhö und Neutropenie) unterscheidet sich und kann bei der Wahl der Substanz, die zunächst eingesetzt wird, berücksichtigt werden. Wiederum gilt, dass die zitierten Studien fernmetastasierte Kolonkarzinome und rezidivierte sowie metastasierte Rektumkarzinome gemeinsam untersuchten. Soweit durchgeführt, zeigten Subgruppenanalysen jedoch keine grundsätzlichen Unterschiede zwischen den beiden Krankheitsentitäten.

Literatur

1. Bahner A, Senft M, Altendorf-Hofmann A et al. „Erste Ergebnisse der simultanen Radiochemotherapie bei lokoregionären Rezidiven und paraaortalen Lymphknotenmetastasen von Rektumkarzinomen " Zentralbl Radiol 147, 937–941, 1993
2. Bismuth H, Adam R, Lévi F et al „Resection of nonresectable liver metastases from colorectal cancer after neoadjuvant chemotherapy" Ann Surg 224, 509–522, 1996
3. Bohndorf W, Richter E, Aydin H „CT-Diagnostik und Strahlentherapie lokaler Rezidive nach Operation eines Rektumkarzinoms " Strahlentherapie 160, 318–323, 1984
4. Carmichael J, Popiela T, Radstone D et al „Randomized comparative study of tegafur/uracil and oral leucovorin versus parenteral 5-fluorouracil and leucovorin in patients with previously untreated metastatic colorectal cancer" J Clin Oncol 20, 3617–3627, 2002
5. De Gramont A, Figer A, Seymour M et al „Leucovorin and fluorouracil with or without oxaliplatin as first-line treatment in advanced colorectal cancer" J Clin Oncol 18, 2938–2947, 2000
6. Douillard JY, Cunningham D, Roth AD et al „Irinotecan combined with fluorouracil compared with fluorouracil alone as first-line treatment for metastatic colorectal cancer: a multicenter randomized trial" Lancet 355, 1041–1047, 2000
7. Douillard JY, Hoff PM, Skillings JR et al „Multicenter Phase III Study of uracil/tegafur and oral leucovorin versus fluorouracil and leucovorin in patients with previously untreated metastatic colorectal cancer" J Clin Oncol 20, 3605–3616, 2002
8. Engenhart R, Kimmig B, Höver KH et al „Photon-neutron therapy for recurrent colorectal cancer – follow up and preliminary results" Strahlenther Oncol 166, 95–98, 1990
9. Flentje M, Frey M, Kuttig H, Kimmig B „Strahlentherapie bei Lokalrezidiven kolorektaler Tumoren. Prognostische Faktoren, Verlaufsdiagnostik und Ergebnisse " Strahlenther Oncol 164, 402–407, 1988
10. Fong Y, Fortner J, Sun RL et al „Clinical score for predicting recurrence after hepatic resection for metastatic colorectal cancer: analysis of 1001 consecutive cases" Ann Surg 230, 309–321, 1999
11. Giacchetti S, Itzhaki M, Gruia G, et al „Long-term survival of patients with unresectable colorectal cancer liver metastases following infusional chemotherapy with 5-fluorouracil, leucovorin, oxaliplatin and surgery" Ann Oncol 10, 663–669, 1999
12. Giacchetti S, Perpoint B, Zidani R et al „Phase III multicenter randomized trial of oxaliplatin added to chronomodulated fluorouracil-leucovorin as first-line treatment of metastatic colorectal cancer" J Clin Oncol 18 (1), 136–47, 2000

13. Grothey A, Deschler B, Kroening H et al „Phase III study of bolus 5-fluorouracil (5-FU)/folinic acid (FA) + oxaliplatin (OXA) (FUFOX) in advanced colorectal cancer" Proc Am Soc Clin Oncol 2002; 21: 129a.

13a. Hayashi M, Shirai Y, Hatekeyama „Complete remission after radiotherapy for recurrent rectal cancer" Hepatogastroenterology 1997 44:1612–1613

14. Herzog J, Schmidt B, Fassbender T, Hübener KH „Die Stellung der Strahlentherapie in der Behandlung von Lokalrezidiven bei Rektumkarzinomen " Strahlenther Oncol 164, 121–128, 1988

15. Hoff PM, Ansari R, Batist G et al „Comparison of oral capecitabine versus intravenous fluorouracil plus leucovorin as first-line treatment in 605 patients with metastatic colorectal cancer: results of a randomized phase III study" J Clin Oncol 19, 2282–2292, 2001

16. Hoffman JP, Riley L, Carp NZ, Litwin S „Isolated locally recurrent rectal cancer: A review of incidence, presentation and mangment. Semin Oncol 1993; 20:506–518

17. Hughes KS, Simon R, Songhorbodi S et al „Resection of the liver for colorectal carcinoma metastases: A multi-institutional study of patterns of recurrence" Surgery 100, 278–284, 1986

18. Keinert K, Reinhold S „Die Strahlentherapie von Rezidiven bei Rektumkarzinomen" Zentralbl Klin Med 43, 1593–1594, 1988

19. Kemeny MM, Sudeshna A, Gray B et al „Combined modality treatment for resectable metastatic colorectal carcinoma to the liver: Surgical resection of hepatic metastases in combination with continuous infusion of chemotherapy-an intergroup study" J Clin Oncol 20, 1499–1505, 2002

20. Kemeny N, Huang Y, Cohen AM et al „Hepatic arterial infusion of chemotherapy after resection of hepatic metastases from colorectal cancer" N Engl J Med 341, 2039–2048, 1999

21. Knol HP, Hanssens PEJ, Rutten HJT, Wiggers T „Effect of radiation therapy alone or in combination with surgery and/or chemotherapy on tumor and symptom control of recurrent rectal cancer" Strahlenther Oncol 173, 43–49, 1997

22. Köhne CH, van Cutsem E, Wils J et al „Weekly high dose infusional 5-FU plus folinic acid with or without irinotecan in metastatic colorectal cancer: Interim safety results of EORTC study 40986" Proc Am Soc Clin Oncol 21, 134a, 2002

23. Lorenz M, Muller HH, Schramm H et al „Randomized trial of surgery versus surgery followed by adjuvant hepatic arterial infusion with 5-fluorouracil and folinic acid for liver metastases of colorectal cancer" Ann Surg 228, 756–762, 1998

23a. Maignon P; Gueriff S, Darsouni R et al „Conservative managment of rectal adenocarcinoma by radiotherapy" Int J Radiat Oncol Biol Phys 1998 40: 1077–85

24. Meta-Analysis Group in Cancer „Efficacy of intravenous continuous infusion of fluorouracil compared with bolus administration in advanced colorectal cancer" J Clin Oncol 16, 301–308, 1998

25. Minsky BD, Kemeny N, Cohen AM et al „Preoperative high-dose Leucovorin/5-Fluorouracil and radiation therapy for unresectable rectal cancer" Cancer 67, 2859–2866, 1991

26. Moertel CG, Childs D, Reitenmeier R „Combined 5-fluoruracil and supervoltage radiation therapy of locally unresectable gastrointestinal cancer" Lancet 2, 865–867, 1969

27. Mohiuddin M, Havne M, Regine WF et al „Prognostic significance of postchemoradiation stage following preoperative chemotherapy and radiation for advanced/recurrent rectal cancer" Int J Radiat Oncol 48, 1075–1080, 2000

27a. Myerson RJ, Waltz BJ, Kodner IJ et al „Endocavitary radiation therapy for rectal cancer: results with and without external beam" Endocurie Hypertherm Oncol 5: 195–200

28. Nordic Gastrointestinal Tumor Adjuvant Therapy Group „Expectancy or primary chemotherapy in patients with advanced asymptomatic colorectal cancer: a randomized trial" J Clin Oncol 10, 904–911, 1992

29. Nordlinger B, Guiguet M, Vaillant JC et al „Surgical resection of colorectal carcinoma metastases to the liver: A prognostic scoring system to improve case selection, based on 1568 patients" Cancer 77, 1254–1262, 1996

29a. Papillon J „New prospects in the conservative treatment of rectal cancer" Dis Colon Rectum 1984; 27: 695–700

29b. Papillon J „Present status of radiation therapy in the conservative management of rectal cancer" Radiother Oncol 1990, 17-275-283

30. Rafla S, Turner S, Meleka F, Ghossein N „The role of radiotherapy in the definitive management of rectal carcinoma" Am J Roentgenol 127, 841–845, 1976

30a. Sagar PM, Pemberton JH „Surgical managment of locally recurrent rectal cancer" Br. J Surg 1996; 83:293–304
31. Saltz LB, Cox JV, Blanke C et al „Irinotecan plus fluorouracil and leucovorin for metastatic colorectal cancer" N Engl J Med 343, 905–914, 2000
32. Scheithauer W, Rosen H, Kornek GV et al „Randomized comparison of combination chemotherapy plus supportive care with supportive care alone in patients with metastatic colorectal cancer" BMJ 306, 752–755, 1993
33. Schmidt H, Müller R-P, Hildebrand D „Ergebnisse der Strahlenbehandlung bei Rezidiven kolorektaler Tumoren" Strahlentherapie 160, 288–292, 1984
34. Shumate CR, Rich TA, Skibber JM et al „Preoperative chemotherapy and radiation therapy for locally advanced primary and recurrent rectal carcinoma. A report of surgical morbidity" Cancer 71, 3690–3696, 1993
35. Tournigand C, Louvet C, Quinaux E et al „FOLFIRI followed by FOLFOX versus FOLFOX followed by FOLFIRI in metastatic colorectal cancer: final results of a phase III study" Proc Am Soc Clin Oncol 20, 124a, 2001
36. Van Cutsem E, Twelves C, Cassidy J et al „Oral capecitabine with intravenous fluorouracil plus leucovorin in patients with metastatic colorectal cancer: results of a large phase III study" J Clin Oncol 19, 4097–4106, 2001
37. Wong CS, Cummings BJ, Brierley JD et al „Treatment of locally recurrent rectal carcinoma - Results and prognostic factors" Int J Radiat Oncol Biol Phys 40, 427–435, 1998

Sachregister

3-D-Bestrahlungsplanung 167
3-Felder-Boxtechnik 167
5-Fluorouracil (5-FU) 152, 178, 186
- Bolusapplikation 157
- Chemotherapie 177
- DNS-Synthese 152
- RNS-Processing 152
- RNS-Translation 152
- Thymidylat-Synthetase 152

A

Adenokarzinom 56
Adenom,
- flaches 55
- »flat« 65
- high-grade-Dysplasie 128
- kolorektales 52
- low-grade-Dysplasie 127
- nicht polypöses 65
- polypöses 65
- tubulläres 65
Adipositas 59, 115
Adventitia recti 23
Akuter Ileus 108
Alcock-Kanal 21, 32, 34
Alkoholkonsum 59
Allantois 2
Alopezie 170, 187
Amsterdam-I-Kriterien 54
Amsterdam-II-Kriterien 54
Analgetika, peridural 137
Analkanal 3
- Corpus cavernosum recti 3
- Proktodaealdrüsen 3
Analkrypte 13
Anamnese 62
Anastomose, kolo-rektale 99
Anastomosenfisteln 140
Anastomosenheilung
- gestielter Peritoneallappen 122
- Operationstaktik 121
- transanale Drainage 121
Anastomosenprotektion ohne Anus praeter 120
Anastomosenstenose 141
Anatomie 1
- Arterienverteilungs-häufigkeit 30
- hintere Grenzlamelle 22
- Lymphabflussstraße 39
- Lymphgefäßsystem 38
- Querfalten, nach Hughes 4
- vordere Grenzlamelle 22
Antibiose 125
Anti-CEA 70
Anti-CEA-Szintigraphie 83
Antihelminthikum, Levamisol 159
Antikörper, monoklonale 70
Anti-TAG-72 70
Anus 11
- Lymphgefäßsystem 38
Anus-praeter-Anlage 111
- nach Hartmann 120
- Petzer-Katheter 118
- Querkolon 116
- terminales Ileum (Loop-Ileostomie) 118
- Zökalpol (Zökostomie) 118
Arbeitsgemeinschaft Lebermetastasen (ALM) 181
Arteria (-ae),
- coeliaca 8
- colica media 31
- colica sinistra 31
- mesenterica inferior 8, 31
- mesenterica superior 8, 31
- rectales inferiores 6, 29
- rectales mediae 6
- rectalis superior 6, 8, 28, 31
- sigmoideae 31
Ätiologie 52
Australian Clinicopathological Staging System (ACPS) 57

B

Ballaststoffe 59
Bariumperitonitis 66
Beckenrezidiv 85
BED (Biologische effektive Dosis), Berechnung 163
Bellyboard-Lagerungshilfe 168
3-D-Bestrahlungsplanung 167
Bethesda-Kriterien 54
Betreuung, psychologische 137
Biopsie 64
Blase
- hintere Grenzlamelle 22
- vordere Grenzlamelle 22
Blasenfistel, suprapubische 115
Blasenfunktionsstörungen 75, 141
Blasenkatheter, transurethraler 115
Blutgefäße, Entwicklung 7

C

Ca 19-9 72
Capecitabine 159, 178, 186
Cavum Retzii 22
CEA (Carcino Embryonale Antigen) 71
CEA-Wert 181
Chemotherapie 149, 184
- Dauer 159
- Durchführung 170
- Nebenwirkungen 170
- niedrigdosierte 179
Cholesterin 59
Chorda 9
Clinic-Home-Interface-Konzept 137
Colitis ulcerosa 52, 62
Colles'sche Faszie 21
Colon pelvinum, Lymphgefäßsystem 38
Columnae rectales 13
Computertomographie (CT) 79
- Lebermetastasierung 68
Corpus cavernosum recti 13, 19
CT-Angioportographie 69
CTV (s. klinisches Zielvolumen)

D

Darmvorbereitung 97
Defäkationsstörungen 74
De-novo-Karzinom 55, 65
Diagnostik, präoperative 51
Diarrhö 170, 187
Differenzierungsgrade (G) 57
DNA-MMR-Gene 52
Doppelkontrasttechnik 67
Downstaging 177
Drainage 126
Dref, Referenzdosis 167
Ductus Mülleri 9
Ductus thoracicus 10
Ductus Wolffi 9
Dukes-Klassifikation 57, 59

E

Einlauf 64
Elektrokoagulation 176
Embryologie 1
Emesis 170
En-bloc-Resektion 114
Endorektalsonde (Endo-MRT) 70
Endoskopie 64, 79
Endosonographie
- Normalbefund 66
- Rektumadenom 66
- Rektumkarzinom 66
- Tumorinfiltrationstiefe 65
Entlastungsstomata, Fehler 120
Epidemiologie 51
Erlanger Magnetverschluss 133
Ernährung 59
Ernährungs- und Umweltfaktoren 52

F

Familiäre adenomatöse Polyposis 53, 62
Familienanamnese 52
FAP (s. Familiäre adenomatöse Polyposis)
Fascia (-ae)
- Buck'sche 22
- Campers'sche 7
- Colles'sche 7
- Denonvilliers'sche 7, 24, 26
- - Potenzschonung 27
- diaphragmatis pelvis inferior 21, 23
- diaphragmatis pelvis superior 18, 21, 23
- pelvina visceralis 22
- Scarpa' 7

- transversalis 14
Feedback, negatives 51
3-Felder-Boxtechnik 167
Fistelkomplikationen 121
Flat-adenoma-Syndrom 65
Floxuridine (FUDR) 182
Fluoropyrimidin 177
- Monotherapie 186
5-Fluorouracil (5-FU) 152, 178, 186
- Bolusapplikation 157
- Chemotherapie 177
- DNS-Synthese 152
- RNS-Processing 152
- RNS-Translation 152
- Thymidylat-Synthetase 152
Folinsäure 159
Frühkarzinome 55
Funktionsstörungen, postoperative 74
- Defäkationsstörungen 74
- urogenitale Funktionsstörungen 75

G

Ganglion pelvinum 32
Ganzkörper-PET 86, 87
Ganzkörper-Scan 81
Gardener Syndrom 53
Gastrografin 66
Glasspekulum, gefenstertes 127
Grading 149
Grenzlamellen 23
Griffith-Punkt 101
gross tumor volume (GTV) 169

H

Haemoccult-Test 60, 78
Hamartomatöse Polyposis Syndrome (HPS) 62
Harnblasenverletzung 139
Hartmann-Situation 109, 121
Hartmann-Stumpf 109
Hazard ratio = HR 150
Hemmungsreflex, rekto-analer 64
Heparin (LMWH) 170
Hereditäre Karzinome, Familiäre adenomatöse Polyposis 53, 62
- Gardener-Syndrom 53
- Hereditary Flat Adenoma Syndrome 53
- Hereditäres kolorektales Karzinom HNPCC 53, 62
High-grade-Karzinome 64
Histopathologie 56
Hughes Querfalten 4
Hyperthermie, regionales 178

I

i.v.-Pyelographie 72
Ileus, akuter 108
Immunszintigraphie 71, 83
Immunszintigraphie
- Anti-CEA-Szintigraphie 83
- Radioguided Operation 84
- SPECT-Technik 83
Impotenz 141
Irinotecan 159, 177
- Nebenwirkungsprofil 187

J

J-Pouch, kolo-analer 98

K

Kaplan-Meier-Schätzungen 150
Karzinogenese 52
Karzinom, kolorektales 51
- adeno-squamöses 56
- Altersgipfel 51
- DNA-MMR-Gene 52
- Inzidenz 51
- kleinzelliges 56
- Lokalisation 51
- Metastasen 55
- Onkogene 52
- Plattenepithelkarzinom 56
- Siegelringzellkarzinome 56
- sporadisches 54
- Suppressor-Gene 52
Kernspintomographie 81
Klinisches Zielvolumen (CTV) 169
Kloakenregion 2
Kolo-analer J-Pouch 98
Kolon-Endosonographie 66
- Bariumperitonitis 66
- Gastrografin 66

Kolon-Kontrasteinlauf 61, 66, 67
- Doppelkontrasttechnik 67
- Tumorstenose 67
Kolorektale Adenome 52
Kolo-rektale Anastomose 99
Koloskopie 60
- virtuelle 68
Kombinationschemotherapie 177
Komplikationen
- intraoperative 138
- postoperative 139
Kontinenzfunktion
- unwillkürliche 43
- willkürliche 43
Kontinenzorgan
- Anatomie 11
- autonome Innervation 37
- Funktion 42
- Nervenversorgung 34
- Resektion 32
- somatische Innervation 37
- viszerale Innervation 37
Kontinenzorganerhalt, anteriore Resektion 94
Kontinenzprüfung 63
Kontinenzverlust 110
Kontrollendoskopie 59
Kryochirurgie 176

L

Laserabtragung 176
Lebermetastasen 89, 180
- CEA-Wert 181
- Prognosefaktoren 181
Lebersonographie 78
Leucovorin 179
Levamisol 159
Levatorfaszie 18
Lokal inoperables Rektumkarzinom
- lokalrezidiv 175
- metachronen Metastasen 175
- Primärtumor 175
Lokalexzision 176
Lokalrezidiv 86, 87, 175
- Behandlung 177
- Downstaging 177
- Kombinationschemotherapie 177
- lokale Hyperthermie 178
- Radiochemotherapie 177
- Radioresistenz 178
- Rezidivoperation 177
- Second-line-Therapie 178
- Third-line-Therapie 178
Lokich-Schema 158
Loop-Ileostomie 118
Low-dose-Bestrahlung 176
Lungenmetastasen 89
Lymphadenektomie, laterale (iliakale) 134
Lymphgefäßsystem
- Entwicklung 8
- Lymphknotenmetastasen 36
Lymphknotenmetastasierung 65, 68, 149
Lynch-Syndrome 53

M

Magnetverschluss, Erlanger 133
Magnet-Resonanz-Tomographie (MRT) 70, 80
Manometrie, anorektale 63
Marginalarterie 101
Mason Stadieneinteilung 63
Masson-Technik 126
Mastdarm, Blutgefäßversorgung 29
Mesorektum 6, 23, 24
Metastasierung 55
- Chemotherapie 184
- kein kurativer Ansatz 185
- kurativer Ansatz 180
- Lebermetastasen 180
- metachrone 175
- Nordlinger-Punkte 182
- Operation 180
- palliative Behandlung 184
- potentieller kurativer Ansatz 183
- R0-Resektion 181
- Strahlentherapie 184
- Therapie 89
Methyl-CCNU 157, 159
Mikrometastasen 157
Mini-De-novo-Karzinom 65
Minimal invasive Operationen 130
Missbildungen, anorektale 2, 4
Mobilisation, perineale 113

Morbus Crohn 52, 62
Musculus (-i)
- canalis ani 13
- coccygeus 17
- corrugator ani 13
- gemellus superior 36
- ileococcygeus 17
- levator ani 13, 16
- obturator 36
- piriformis 17
- puboperineus 17
- puborectalis 13, 17
- pubourethralis 17
- quadratus 36
- rectococcygeus 17
- sphincter ani externus 14
- sphincter ani internus 12, 13
- sphincter ani externus profundus 13
- sphincter ani externus subcutaneus 13
- sphincter ani externus superficialis 13

N

Nachsorge 76
Nausea 170
Nervensystem, Entwicklung 9
Nervus (-i)
- ancoccygeus 36
- coccygeus 36
- cutaneus femoris lateralis 36
- cutaneus femoris posterior 36
- femoralis 36
- fibularis 36
- gluteus inferior 36
- gluteus superior 36
- ischiadicus 36
- levatores 32, 33
- obturatorius 36
- pudendalis 32, 33, 36
- rectales inferiores 32, 33
- tibialis 36
Neurotoxizität 187
Neutropenie 170, 187
Nikotinkonsum 59
Nordlinger-Punkte 182
Notfalleingriff 110
Notfallsituation 108
Number needed to treat (NNT) 151

O

Obduzentengriff 102
Onkogene 52
Onuf-Kern 32, 35
Operationsproktorektoskop 127
Operationsverfahren
- allgemeine 93
- Fehler 106
- spezielle 126
Oviduct 2
Oxaliplatin 159, 177
- Nebenwirkungsprofil 187

P

Palliation
- Chemotherapie 184
- Strahlentherapie 184
- Überlebenszeit 187
Parks-Spreizer 126
Pathohistologie 72
Peritoneallappen, gestielter 122
Peritonitis 108, 118
Peroxidaseaktivität 60
Petzer-Katheter 118
Pfortader 32
Physiologie 1
Plexus
- coccygeus 36
- hypogastricus 32, 33
- pelvicus 33
- pudendalis 33, 36
Polypektomie 126
- prophylaktische 59
Polyposis 53
Positronen-Emissions-Tomographie (PET) 81, 135
Potenzschonung 27
Potenzstörungen 75
Prädisposition, erworbene 52
Präoperative Diagnostik 62
Präparatangiographie 74
Primärtumor 175
- Radioresistenz 178
- Biopsie 64
Proctodaeum 2
Prognose 96
- Kriterien 176

Proktodaealdrüse 13
Proktokolektomie, kontinenzerhaltende 59

Q

Querfalten, nach Hughes 4

R

Resektion 181
- additive Therapie 161
Radiochemotherapie 176, 177, 179
Radioguided Operation 84
Radioresistenz 178
Radiosensitizer 151
Referenzdosis Dref 167
Rekto-Sigmoidoskopie 60, 64, 79
- Primärtumorbiopsie 64
Rektumamputation 116
Rektumkarzinom, inoperables
- Low-dose-Bestrahlung 176
- Prognosekriterien 176
- Radiochemotherapie 176
- Strahlentherapie 176
Rektumresektion 93, 97
- abdomino-anale 96
- abdomino-perineale 96
- hohe anteriore 94
- nach Parks 107
- tiefe anteriore 94
- ultratiefe Anastomose 107
Rektumrezidiv 80
- Diagnostik 78
- Operation 177
- Planung 137
Resektionshöhe 96
Residual Tumor Klassifikation (R) 57
RIGS (Radio-Immuno-Guided Surgery) 70
- Antikörper, monoklonale 70
Riolan-Anastomose 41, 101
Risikofaktoren
- endogene 52
- exogene 52
Risikogruppen, Screening 61
Röntgen-Thorax 66, 78

S

Sinus urogenitalis 2
Schilddrüsenkarzinom 53
Schmerzzustände 178
Screening, Kolon-Kontrasteinlauf 61
Second-line-Therapie 178
Sentinel-Lymphknoten-Detektion 129
Shy-Drager-Syndrom 35
Siegelringzellkarzinome 56
Sonographie
- abdominelle 79
- Fernmetastase 65
- Lebermetastase 65
- Lymphknotenmetastasierung 65
Spatium praerectale 23
Spatium retrorectale 23, 102
SPECT-Technik 83
Sphincter ani internus 33
Sphinkterersatz
- Erlanger Magnetverschluss 133
- Muskelplastik 133
Sphinkterinsuffizienz 141
Stadieneinteilung nach Mason 63
Steinschnittlage, modifizierte 99
Stomatitis 170
Strahlensensibilität 149
Strahlenspätfolgen 169
Strahlentherapie 176, 184
- 3-D-Bestrahlungsplanung 167
- Ausblockung 167
- Bellyboard-Lagerungshilfe 168
- gross tumor volume (GTV) 169
- klinisches Zielvolumen (CTV) 169
- Kurzzeittherapie 169
- Nebenwirkung 169
- präoperative, biologisch effektive Dosis (BED) 164
- präoperative, Gesamtdosis 177
- Referenzdosis Dref 167
- Strahlensensibilität 149
- Strahlenspätfolgen 169
- Überlebenszeit 179
Stuhlfistel 139
Suppressor-Gene 52

T

Technik nach Masson 126
Third-line-Therapie 178
Thromboseprophylaxe 125
TNM-Klassifikation 57, 58
Totale mesorektale Exzision (TME) 46, 76
Tumor-Typisierung 56
Tumorexzision
- lokale 127
- gefenstertes Glasspekulum 127
- high-risk-Karzinome 128
- Indikation 128
- Komplikationsrate 129
- Langzeitergebnisse 130
- Letalität 129
- low-risk-Karzinome 128
- Masson-Technik 126
- Operationsproktorektoskop 127
- Parks-Spreizer 126
- Polypektomie 126
- Präselektion 128
- Sentinel-Lymphknoten-Detektion 129
- Zugänge 126

Tumor-Grading 56
Tumorinfiltrationstiefe 65, 149
Tumormarker 71
Tumor-Prävention 59
- Koloskopie 59
- Primärprävention 59
- Sekundärprävention 59

Tumor-Screening
- Haemoccult-Test 60
- Koloskopie 60
- Rekto-Sigmoidoskopie 60

Tumorsitz 96
Tumor-Staging 57
Tumorzellhypoxie 178
Tumorzellkontamination, intraoperative 162
Turnbull-Klassifikation 57
Tuschemarkierung 73
Tuschepräparat 114

U

Übergewicht 115
UICC-TNM-Klassifikation 57, 59
Unterbauch-Medianschnitt 97
Untersuchung
- digital rektale 63
- körperliche 62

Ureterverletzung 139
Urnierengang 2

V

Vena (-ae)
- cava inferior 32
- mesenterica inferior 32
- mesenterica superior 32
- rectales mediae 13
- rectalis inferior 13

Verlaufskontrolle 78
Vincristin 159
Virtuelle Koloskopie 68
Vitamine 59

Z

Zökostomie 118
Zökalpol 118
Zugänge 126
Zweitkarzinome, synchrone 67
Zystoskopie 72
Zytotoxizität, DNS-Synthese 152
- RNS-Processing 152
- RNS-Translation 152
- Thymidylat-Synthetase 152

FSC
www.fsc.org
MIX
Papier | Fördert gute Waldnutzung
FSC® C083411

Kolibri 360 GmbH
Ferdinand-Jühlke-Straße 7
99095 Erfurt, Deutschland
produktsicherheit@kolibri360.de